U0280315

儿科
叙事护理

主 编

莫 霖 李各芳

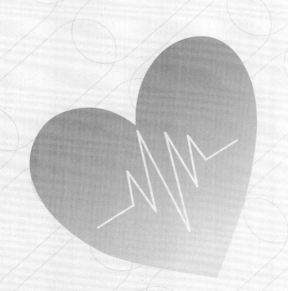

重庆大学出版社

图书在版编目（CIP）数据

儿科叙事护理 / 莫霖，李各芳主编. --重庆：重庆大学出版社，2024.11. --ISBN 978-7-5689-4870-8

Ⅰ.R73.72

中国国家版本馆CIP数据核字第2024PS2704号

儿科叙事护理

ERKE XUSHI HULI

主 编 莫 霖 李各芳

策划编辑：张羽欣

责任编辑：张羽欣　　版式设计：原豆文化

责任校对：谢 芳　责任印制：张 策

*

重庆大学出版社出版发行

出版人：陈晓阳

社址：重庆市沙坪坝区大学城西路 21 号

邮编：401331

电话：（023）88617190　88617185（中小学）

传真：（023）88617186　88617166

网址：http://www.cqup.com.cn

邮箱：fxk@cqup.com.cn（营销中心）

全国新华书店经销

印刷：重庆正文印务有限公司

*

开本：720mm×1020mm　1/16　印张：19　字数：289 千

2024 年 11 月第 1 版　　2024 年 11 月第 1 次印刷

ISBN 978-7-5689-4870-8　定价：58.00 元

编委会

序一
以心传心，照亮儿科护理的人文之光

在当今医疗技术日新月异的时代，儿科护理已不仅是一门严谨的科学，更是一门蕴含深厚人文关怀的艺术。我有幸提前翻阅了《儿科叙事护理》一书，深感其是一部不可多得的佳作。此书通过其独特的叙事手法，将儿科护理工作的温度与深度展现得淋漓尽致，令人动容。

此书通过精心挑选的五十多个生动且真实的案例，引领我们走进了患儿及其家庭的世界，使读者能够身临其境地体会到他们在面对疾病时的无助、坚韧以及对希望的执着追求。这些故事不仅仅是患儿与疾病抗争的记录，更是对爱、勇气与希望的深情颂歌。此书的编者们——那些长期奋战在儿科护理一线的医务工作者，凭借他们的专业知识与满腔热忱，向我们深刻阐述了叙事护理的核心理念：倾听、理解、共情与回应。

《儿科叙事护理》不仅是一本护理指导手册，它更像是一面明镜，映照出儿科护理工作中最为真挚的情感与最深远的思考。它启示我们，每一位患儿都是独一无二的个体，他们的感受、需求乃至梦想都应得到充分的尊重与倾听。透过这本书的字里行间，我更加坚信，优秀的儿科护理绝非单纯的技术堆砌，它更是一种心灵的交汇，是医务人员与患儿及其家庭共同编织的生命叙事，充满了温情与共鸣。

我由衷地推荐此书给所有儿科医护人员、护理教育者，以及所有关心儿童健

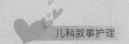

康的社会各界人士。它不仅能够提升我们的专业技能，更重要的是，它能唤醒我们内心深处的人文关怀，使我们在繁忙的医疗工作中，不忘初心，以更加温暖和细腻的姿态，陪伴每一个小生命健康成长。

崔璀

2024 年 10 月

序二
探索儿科护理的深层价值

在儿科护理领域，每一次触摸、每一次交流，都蕴含着非同寻常的意义。《儿科叙事护理》一书，凭借其深刻的洞察力和细腻入微的情感描绘，为我们开启了一扇窗，使我们得以窥见儿科护理工作中那些鲜为人知却又感人至深的瞬间，以及由此带来的深刻启示。

本书的作者团队汇聚了一群经验丰富的儿科护理专家，他们不仅拥有扎实的专业知识，还兼具敏锐的观察力与深刻的洞察力。凭借长期的临床实践与研究，他们积累了丰富的经验与独到的见解，并将这些宝贵财富倾注于本书之中。作者团队精心遴选了五十多个覆盖儿童成长各阶段的护理故事，从初生的婴儿到罹患罕见病的儿童，每一个案例都蕴含着医务人员对生命的无上尊重与深切敬畏。这些故事不仅是护理实践的真实记录，更是对人性光辉的崇高颂歌，它们生动展现了在病痛与挑战面前，医患双方如何携手并肩，共同谱写出生命的奇迹篇章。

《儿科叙事护理》巧妙地运用叙事手法，将原本复杂的医疗过程转化为易于理解且情感丰富的叙述，使读者深刻感受到叙事护理的力量——它不仅能够促进患儿的心理康复，还能增强医患之间的信任与理解，进而提升整体护理质量。书中对于叙事护理理念的深入阐述与核心技术的细致展现，为儿科护理实践提供了宝贵指导与深刻启示。本书不仅是对儿科护理实践经验的总结与提炼，更是对未来儿科护理发展方向的深刻思考与前瞻展望。它激励我们突破传统技术的局限，以更加全面、更具人性化的视角来审视儿科护理工作，将护理的关怀之手延伸至患儿及其家庭的心灵深处。我相信，通过阅读本书，每一位儿科工作者都能从中获得灵感与力量，更加坚定地踏上这条既充满挑战又满怀希望的儿科护理之路。

我诚挚地向所有投身于儿科护理事业的专业人士推荐《儿科叙事护理》，这本书无疑将成为你职业生涯中不可或缺的珍贵指南，引领你迈向更加卓越的护理实践之路。

王富兰

2024 年 10 月

前 言

在儿科护理领域中，我们面对的是一个个脆弱而珍贵的生命，他们或刚刚降临人世，或正经历着病痛的折磨。作为儿科医务人员，我们肩负着守护孩童生命与健康的重任，不仅要有精湛的医疗护理技术，更要怀着一颗谦卑、尊重与理解的心，走进孩童及家长的内心世界，去聆听他们的声音，感受他们的恐惧、痛苦和期望，分享他们在治疗过程中展现出的勇气、坚强和乐观。

本书汇集了医务人员与患儿及其家庭共度的真实瞬间，以儿童成长旅程的每一个关键阶段为核心脉络，从新生儿的希望之光，到移植患儿重生的勇气、血液肿瘤患儿不屈的抗争、罕见病患儿的独特旅程，以及慢性病患儿日常中的坚持与成长，精选了53个真实案例。我们以医务人员的视角，运用叙事护理的理念与核心技术，分享在照护过程中的经验、策略、体会和启示，旨在引导读者深入患儿的内心，用更加细腻的视角感知生命的律动。每一个故事背后都蕴含着深刻的意义，它们不仅是患儿和家庭的治愈之旅，也是医务人员的成长之路，能帮助读者更好地理解儿科护理的精髓，进而提高临床护理质量和效果。

本书是一本关于生命、爱与希望的书籍。我们希望通过这本书，能够唤起更多人对儿科护理的关注和重视，为患儿和家庭带来更多的温暖和力量。让我们一起用叙事护理的方式，为每一个患儿和家庭搭建起心灵的桥梁，共同守护他们的身心健康。

本书的编写团队来自于重庆医科大学附属儿童医院的护理同道，包括叙事护理专家、儿科专科护士和临床护理骨干。叙事护理专家负责书籍的整体规划，儿

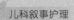

科专科护士把控专业儿科知识，临床护理骨干则提供实际操作的技巧指导，保证书籍内容丰富、科学，从多个维度为家庭照护者提供叙事护理知识，同时，也为同行开展儿科叙事护理工作提供全面参考。

在本书编写过程中，我们得到了重庆大学出版社的鼎力支持和指导，在此谨表深切感谢！

由于编写时间仓促，以及叙事护理知识的日益更新，书中难免有欠妥之处，敬请读者批评指正。

莫霖 李各芳

2024 年 10 月

目 录

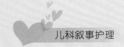

209 ▶ 第五章
驱散父母心灵的阴霾

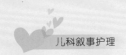

儿科叙事护理的起源、发展与应用

本章详细介绍了儿科叙事护理的的起源、发展、应用及其在临床护理中的重要性。

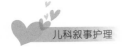

📖 引言

在当今医疗护理领域，随着医学模式的不断演变与人们对健康需求的日益提升，一种新兴的护理模式——叙事护理，正逐渐崭露锋芒，并在儿科护理领域展现出其独特的应用价值与巨大潜力。本书将引领读者跨越科学的界限，深入一系列多元化的真实故事之中，生动展现叙事护理如何在儿童医院中因地制宜地灵活展开。

接下来，我们将深入探讨儿科叙事护理的实践应用、发展历程及未来展望，希望助力读者构建起对儿科叙事护理的整体认知，理解其在临床实践中的重要意义。

🖼 叙事护理的起源与发展

叙事护理的起源可追溯至 20 世纪 80 年代的美国，彼时，一些学者开始关注患者在疾病历程中的情感体验，倡导"人本主义"的护理理念。2001 年 1 月，美国内科医生丽塔·卡伦（Rita Charon）首次提出了"叙事医学（narrative medicine）"的概念，她强调，医生应通过倾听、理解和回应患者的故事，为患者提供更加人性化的医疗服务。同年 10 月，卡伦发表文章，正式拉开了"叙事医学"运动的序幕。作为叙事医学不可或缺的组成部分，叙事护理也随之获得了越来越多的关注与深入研究。

我国叙事护理的发展起步较晚，可追溯至 21 世纪初。随着医学模式的转型与人文护理理念的兴起，人们逐渐认识到心理健康和社会因素在疾病治疗与康复过程中的重要性。叙事护理，作为一种重视患者生命历程、情感需求及心理状态的护理模式，开始被引入医疗护理领域。它倡导以尊重、谦卑和好奇的态度面对生命，通过耐心倾听并深入理解患者的疾病故事，深切感知患者的情感世界、真实需求与内心困惑，进而提供更加精准、个性化的护理服务。叙事护理是将后现代心理学中的叙事治疗理念与方法融入临床护理之中，所形成的一种新型心理护理模式与方法，旨在治愈患者因病痛而引发的心理创伤。这种护理方式不仅关注患者的身体健康，更高度重视其心理健康，致力于为患者提供全面而细致的关怀与照护。

儿科叙事护理的兴起与背景

儿科作为医疗护理领域中的一个重要分支，其护理对象具有独特性：患者正处于生长发育的关键时期，心理与社会因素对其健康状况和疾病进程的影响尤为突出。因此，儿科护理工作不仅要关注患者的身体健康，还要关注其心理状态、社会环境和文化背景，以提供更加人性化、有效的护理服务。

儿科叙事护理正是在这一背景下应运而生。它根植于叙事医学的理念，通过倾听患者的疾病故事，深入理解患者的心理状态、社会环境和文化背景，进而提供更加精准、人性化、有效的护理服务。在儿科护理实践中，儿科叙事护理扮演着至关重要的角色。它不仅能够帮助护士更好地理解患者的病情，还强调倾听并重视家庭的声音，通过提供人文护理服务，有效增强了患者及其家庭对护理工作的信任感与安全感。

儿科叙事护理的临床应用

在儿科叙事护理的临床实践中，护士扮演着至关重要的角色。他们不仅是医疗技术的执行者，更是患者心灵的倾听者和支持者。通过与患者及其家庭的深入交流，护士能够发掘患者故事中的积极元素，激发患者的主观能动性，促进其现实态度与行为的积极转变。

倾听与理解：护士耐心倾听患者及其家属细述疾病经历，深切理解他们的感受和需求。在这一倾听过程中，护士能够敏锐捕捉到患者及其家属言语之中蕴含的情感诉求与实际需要，为制订更为贴心的后续护理计划提供了重要依据。

故事叙说与问题外化：护士鼓励患者及其家属叙述自己的故事，将问题外化为与患者本身分离的元素，协助他们从一个更为客观的角度来审视疾病，从而减轻心理负担，增强对抗疾病的信心。

支持与陪伴：护士借助叙事护理的方式，为患者及其家庭提供持续不断的支持与陪伴，不仅悉心照料患者的身体健康，更高度重视其整个家庭的心理与情感需求。当患者及其家庭遭遇困境与挑战时，护士会及时伸出援手，给予鼓励和帮

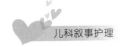

助，使他们感受到关怀与力量。

家庭参与与共同决策：在儿科叙事护理的实践中，家庭是不可或缺的一部分。护士鼓励家庭成员积极参与到患者的照护过程中，共同商讨并制订个性化护理计划。这种共同决策的模式，不仅增强了患者家属的责任感和参与感，还有效提升了护理工作的整体效果。

个性化护理与人文关怀：儿科叙事护理注重个性化护理与人文关怀。护士会根据患者的独特需求及其家庭的文化背景，提供量身定制的护理服务。这种以人为本的护理模式，有助于提升患者及其家属的获得感与幸福感。

儿科叙事护理对临床护理的积极影响

儿科叙事护理对临床护理产生的积极影响是多维度的，它不仅显著提升了护理服务的品质，还有力促进了护患关系的和谐融洽，为患者及其家庭带来了更加人性化的护理体验。

提升护理质量：通过耐心倾听并深入理解患者的疾病经历，护士能够更精确地评估患者的需求和困惑，进而制订出更具个性化的护理计划，提供更为精准且有效的护理服务。叙事护理能够激发患者的主观能动性，促使其更加积极地配合治疗和护理。在这一过程中，患者的心理负担得以有效减轻，这对于其身体的恢复与健康状态的改善大有裨益。

增强患者信任感：叙事护理重视与患者及其家属的深度沟通，致力于构建一种基于尊重、共情与理解的护患关系，从而加深双方之间的信任和理解。这种牢固的信任感，构成了患者积极配合治疗和护理的重要前提。

促进患者健康成长：叙事护理不仅关注患者的疾病治疗，还重视其健康成长与全面发展。通过实施个性化的护理服务，叙事护理能够助力患者更好地应对疾病所带来的种种挑战，有效缓解其焦虑情绪和心理压力，促进身心健康发展。

推动护理教育与发展：叙事护理的应用与发展促进了护理教育领域的改革与创新。通过培养具备叙事护理技能的专业护士队伍，我们能够显著提升整体护理服务的质量，进而推动护理学科的持续进步与发展。

📖 儿科叙事护理的未来

随着医疗技术的不断进步及民众健康需求的不断提升，儿科叙事护理将迎来更为广阔的发展空间和前景。展望未来，儿科叙事护理将在以下几个方面取得进一步发展。

个性化护理：针对不同患者的特点和需求，制订个性化的护理计划和方案。通过深入了解患者的疾病经历、心理状态、社会背景及文化环境等信息，为患者提供更加贴心、有效的护理服务。

跨学科合作：叙事护理横跨心理学、社会学、人文学等多个学科领域，需要来自这些不同学科的紧密合作与全力支持。展望未来，儿科叙事护理将更加注重跨学科合作，以此推动其理论体系的完善与实践应用的深化。

国际交流与合作：随着国际交流的增多，儿科叙事护理将逐渐走向国际舞台。通过分享成功案例与感人故事，儿科叙事护理将推动该领域在全球范围内的发展与合作。

护理教育与培训：优化叙事护理培训体系，制订培训计划和教学大纲，以确保培训的高质量和高成效。医疗机构通过强化护理教育与专业培训，培养更多具备叙事护理技能的优秀护士，以此全面提升整体护理服务的品质。

✒️ 结语

叙事护理作为一种新兴的护理模式，在儿科护理领域正扮演着愈发关键的角色。它深入探究患者的疾病经历、心理状态、社会背景及文化环境等多元信息，旨在为患者及其家庭提供更为精准、人性化、有效的护理服务。展望未来，随着医疗技术的日新月异与民众健康需求的持续提升，儿科叙事护理无疑将拥有更加广阔的发展前景。本书细腻讲述了53个患者的真实故事，为读者呈现了一个全面且系统的认知框架。我们衷心期望，本书能成为读者在儿科叙事护理领域学习与实践中不可或缺的参考指南，为他们的专业成长与实践探索提供有益的启迪与助力。

第一章

漫长移植之旅，见证生命奇迹

本章精选五则故事，展现了护士如何化身为患者及其家属心灵的灯塔，引导他们勇敢面对疾病的挑战，携手共克时艰。从"生命的礼物"到"永不熄灭的灯"，每个故事都是爱与坚持的颂歌，深刻诠释了儿科叙事护理的力量。

护士感悟：每一次的倾心陪伴，都让我愈发深切地体会到，爱与支持的力量是无穷的。

1.

生命的礼物

案例简介

王阿姨，女，56 岁，亲体肝移植供肝者。儿童肝移植手术是治疗终末期肝病唯一有效的方法，具有手术难度大、术后并发症多、供肝者同样面临手术风险等特点。

患者母亲画像

年龄偏大，身材微胖，齐耳短发，略带愁容，内向，不善言辞。

问题描述

王阿姨曾痛失 17 岁的大儿子，这让她对小儿子的健康状况深感忧虑，担心小儿子会重蹈覆辙，这种不确定性让她内心充满自责与恐惧。

叙事经过

王阿姨 14 岁的儿子关关患有肝豆状核变性，需要做亲体肝移植手术，她作为亲体肝脏供者和孩子一起住在医院。在完成了各项术前检查，准备安排手术的前几天，我看到了如下的情景。

王阿姨孤独地坐在走廊的椅子上，她的双眼紧紧凝视着地面，泪水如断了线的珠子般滑落，周围人来人往，却似乎与她无关。那一刻，她仿佛被隔绝在一个只属于自己的世界里。

我注意到了这一幕，轻轻走到她身旁，递上一张纸巾，柔声问道："王阿姨，你怎么了？是什么让你如此难过？"她缓缓接过纸巾，眼中闪过一丝惊讶，慢慢拭去眼角的泪水，但依旧沉默不语。

我轻轻抚摸着她的肩膀，试图给予她一些安慰："阿姨，你这次的手术都准备得很充分了吧？如果有什么困难或顾虑，不妨告诉我，我们一起面对。"

她抬起头，眼中闪过一丝犹豫，最终缓缓开口："唐护士，我现在……真的很害怕。"我紧紧握住她的手，试图传递给她一些力量："我明白，面对手术，每个人都会感到害怕。其实，我之前也做过手术，手术前一天我也害怕得几乎想逃跑。"

听到这里，王阿姨似乎找到了共鸣，她抬起头，与我四目相对。我坚定地看着她，双手紧紧握住她的手，继续安慰道："阿姨，你可以告诉我你心里的想法吗？或许说出来，我们会更容易找到解决问题的方法。"

她再次低下头，声音带着一丝颤抖："我感觉自己就像走在一条永无止境的隧道里，无论怎么跑都看不到尽头。我渴望走出这个隧道，重见光明，但当我以为自己快到达尽头时，却发现自己站在了悬崖边上。"

我："那你的感受是什么呢？"

王阿姨："往前一步是万丈深渊，往后回头是暗无天日，我的大儿子 17 岁，和小儿子关关是一样的病，17 岁，他离开了我们，我是一个失败的妈妈，我没有及时发现他的病，无知让我失去了大儿子！我不能让小儿子再发生同样的悲剧。"她停了下来，像是对自己说，也像是对我说，她的手也握紧了我的手。

我："儿子 17 岁离开，对任何一个妈妈都是煎熬。"

王阿姨："那段日子真的很艰难。我们总觉得他之前的发病症状只是小问题，没想到会这么严重。大儿子走后，我们全家都很痛苦，后来有了关关，但当关关也出现同样症状时，我们才知道这是病，而且必须及早治疗。"她眼中满是悔恨和自责。

我："但你知道吗，你已经给予了两个孩子无尽的爱。每个母亲对孩子的爱都是无私的，你不必过于自责。"

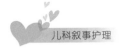

王阿姨："哎，我们山区交通不便，信息闭塞，当初没有及时带他到大医院看病。我真的很后悔。"

我："你带着关关翻山越岭到我们这儿，可真是太不容易了！这一路，想必是经历了不少波折和辛苦吧，真是让人心疼。你真是太有毅力了！"

王阿姨："我们从家里背着他翻山越岭，坐中巴再转大巴才到了重庆，然后又找到你们医院。我和他爸爸轮流背着他。虽然路上很累，但为了给孩子一个治病的机会，我们什么都愿意做。我们不能让他重蹈他哥哥的覆辙，绝对不能！手术马上就要进行了，我这次真的很害怕。我已经竭尽全力了，如果关关……如果关关还是像他哥哥那样，我真的不知道该怎么办了。"说着，她的眼泪不禁滑落。

我轻轻握住她的手，安慰道："作为母亲，我们都在尽自己所能陪伴孩子成长，努力帮助他们变得更好。关关现在这个情况，接受移植手术就有治愈的希望。我们医院是全国排名第三的儿童医院，你不辞劳苦地带他来这里治疗，甚至还决定为他捐献肝脏，让他有机会接受换肝手术，是你给了他重生的可能。你已经为他付出了全部努力，是一位非常负责任的母亲。你真的已经尽力了，这点我们都看在眼里。"

王阿姨："从我下定决心要带他出来治病的那一刻起，我就告诉自己，无论付出什么代价，只要有一丝希望，我就不能放弃。我不能让关关重复他哥哥的悲剧，那种悔恨和自责我至今都无法忘记。只要能救他，我愿意倾尽所有，不惜一切代价。"

我："我理解你的决心和勇气，医学虽然是一门科学，但也需要我们共同的努力和坚持。我们医院会竭尽全力，运用最先进的医疗护理技术，为关关争取最大的生存机会，我们也会和你一起，竭尽所能。有你这份坚定的母爱，我相信关关一定能够挺过这一关。当然，如果结果不如我们所愿，也请你平静面对，因为你已经做到了一个母亲能做的所有事情，没有遗憾了。其实许多身患终末期肝病的孩子们，他们的家庭正经历着与你相同的艰难抉择。选择手术，不仅是为了孩子的健康奋力一搏，更是选择了一份重获新生的希望。而放弃手术，则可能意味着这份希望的消失。"

王阿姨："嗯，这几天专家们也给我详细介绍了关关的病情和肝移植手术的风险与益处。我也已经接受了全面的身体检查，知道亲体移植会首先保证我的安全，所以我并不担心自己。只是，我真的很害怕关关的手术结果不如预期，谢谢你，唐护士，谢谢你愿意听我倾诉。我想，我能做的就是全力配合医院和医生，完成这次手术。我相信医学，相信专家们的判断，即使手术结果不尽如人意，我们也理解，对关关来说，我们问心无愧，现在我想通了，感觉好多了。"

我："我很高兴听到你这么说，那我们一起去看看关关吧！在手术前，为你们这对勇敢的母子拍一张合照，留下这个特殊的时刻。"

王阿姨："好的！"

最终，经过亲体肝移植手术，关关和王阿姨都成功康复出院，他们重新回归了正常的生活。看着关关健康快乐的笑容，所有的付出和努力都变得值得。

⚙ 叙事过程解析

● 外化

在本案例中，王阿姨的恐惧、担忧和自责被外化为"走在永无止境的隧道里""站在悬崖边上"等形象化描述。这些描述帮助王阿姨将她的内心感受具体化，便于她自己和护士一起讨论和理解。

● 解构

在本案例中，王阿姨深藏的失败感和对大儿子离世的沉重自责被解构出来。护士帮助王阿姨重新审视了这些情感。王阿姨逐渐认识到，虽然她无法改变过去，无法阻止大儿子的离世，但她在关关身上已经付出了所有的爱和努力。

● 改写

在本案例中，护士强调了王阿姨为家庭尤其是为关关所作出的努力和牺牲，并肯定了她作为母亲的责任和担当，让她意识到自己已经是一个极其负责任的母亲，帮助王阿姨重新找回了自信和力量，让她更加坚定地面对未来的挑战，为关

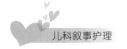

关的健康和康复持续努力。

● 外部见证人

在本案例中，护士作为外部见证人，不仅认真倾听了王阿姨的故事，还通过肯定她的努力和牺牲来强化她的故事。这种外部见证让王阿姨感到被理解和支持，从而减轻了她的心理压力。

● 治疗文件

在本案例中，王阿姨与护士对话、与小儿子的合照作为治疗文件，不仅记录了王阿姨的心路历程，也见证了她在面对丧子之痛和担忧小儿子健康的过程中的坚强与成长。

— 案例启示 —

本案例呈现了一位曾痛失大儿子的母亲，在为了拯救二儿子生命而毅然成为亲体肝脏供者后，于即将接受手术之际所经历的情感波动。在这一特殊场景中，护士用她充满关爱的眼神敏锐地察觉到王阿姨内心的情绪波动，随后主动走向她，运用叙事护理的技巧，耐心引导她敞开心扉并分享自己的担忧和想法。在倾听过程中，护士不仅帮助王阿姨清晰地认识到自己当前的心理状态，还协助她梳理出内心的真实需求。通过这一过程，王阿姨的害怕情绪被具体化，并且被鼓励勇敢地表达出来。护士运用叙事护理的沟通技巧，有效地改写了王阿姨的害怕情绪，将其转化为一种更加积极、正面的情绪，鼓励她勇敢面对即将到来的手术和潜在的风险。这种转变不仅让王阿姨感到更加安心和自信，也让护士深刻地体会到自己在患者及其家人生命旅程中的价值和意义，即在他们最需要关怀的时候，用自己的专业知识和关爱照亮他们生命中的至暗时刻。

本案例的启示：儿童亲体肝移植手术因其手术难度大、术后并发症多，使患者及照护者承受着巨大的身心压力。在此关键时刻，护士的专业知识、精湛技术和共情同理心成为了他们前行的动力。通过手术治疗、精心照护结合叙事护理，我们不仅为患者疗愈了身体上的痛苦，更为他们及照护者带来了心理上的安慰和力量。这种全方位的关怀与支持，不仅提升了患者的治疗效果和生活质量，也极大地增强了护士的职业价值感和成就感。

2.
人生第一次

李沁霞

案例简介

安安妈妈，女，30岁，原发性免疫缺陷病患者的母亲。这类病症合并感染难以治疗，症状不典型，病原体和感染源难确定，死亡率高。

患者母亲画像

青年女性，齐耳短发，眉头紧蹙，面容透露出忧愁。

问题描述

安安被诊断为原发性免疫缺陷病，频繁感染。有一次，安安妈妈因故未能亲自照料，孩子发生了严重感染，生命一度垂危，为此她深感自责。现在，安安即将接受造血干细胞移植，她内心充满了担忧，唯恐移植过程中发生感染，给孩子带来无法挽回的后果。

叙事经过

4岁的安安患有原发性免疫缺陷病，需要进行造血干细胞移植，安安妈妈作为陪护，在层流病房日夜照护着安安。自安安开始预处理起，我总是看到安安妈妈不停歇地擦拭地板、床头柜和传送舱，向舱内喷洒消毒液，时不时翻动孩子给他擦拭身体、测体温，极少看到她休息。这位母亲所展现出的坚韧与伟大，深深地震撼了我的心灵。她的每一个小举动，都仿佛在无声地诉说着无尽的母爱与力量。特别是她每天都会设置许多闹钟这一细节，引起了我的好奇与不解。终于，在一天的忙碌工作结束后，我鼓起勇气，满怀敬意与温柔，向她表达了自己心中的这份疑惑，希望能更贴近她的内心，理解她背后的故事。

我："安安妈妈，你为什么设这么多闹钟呀？"

安安妈妈："没什么，我容易忘事。"

我："确实，入住层流病房后，你作为陪护需要忙的事情特别多。我看你一直在忙，有什么是我能帮忙分担的吗？"

安安妈妈看了看我，没有做出回应。我看她拿出消毒湿巾，又开始擦拭床头柜，此时的安安在床上哭闹不止，安安妈妈面露难色。我轻轻走过去，细声对她说："你先专心安抚安安，床头柜的消毒就交给我吧。以后有任何需要帮忙的地方，都请尽管开口，我们会尽力协助你的。"

安安妈妈："我自己可以照顾好安安，不用麻烦你们。"

我："我完全理解你想自己照顾安安的心情，可有时候多一个人帮忙，你也能轻松一些。你已经做得很好了，但也需要适当休息，这样才能更好地照顾安安。我们在这里，就是希望能给你提供一些帮助，让你和安安都能更舒适地度过这段时间。"

安安妈妈："我做的事都是为了预防安安感染。这么多年，我被这该死的感染整怕了！"

我："感染是不是让你感觉像是有个无形的重担，一直压在心头，让你特别担心会失去我们可爱的安安呢？"

安安妈妈："是啊，感染对我来说，就像是一个永远摆脱不了的恶魔，它让我每天都生活在恐惧之中，生怕一不小心，安安就会被它夺走。"

我："对免疫缺陷患者而言，控制感染是护理的重中之重，如果护理不当，感染可能带来严重后果。现在，你们选择进行移植手术，也是为安安提供一个战胜恶魔的机会。但是，在安安重获健康的路上，我们绝不希望以牺牲你的健康为代价，如果你有任何需要或困扰，请随时告诉我们，让我们共同努力，好吗？"说完，我紧紧握住了安安妈妈的手，给予她坚定的支持。

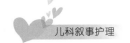

安安妈妈哽咽道："从他确诊的那一刻起，我们全力以赴配合治疗，但这个过程对我而言，简直是无尽的煎熬。为了严防他感染，无论是在医院还是在家中，我事无巨细地照料他，从衣物的消毒洗晒，到饭菜的烹制，每一个细节都不敢马虎。我尽力隔绝他与外界的接触，生怕稍有不慎就让他陷入危险。然而，那次我因家事不得不离开，将孩子托付给孩子婆婆照顾。婆婆心疼他，傍晚带他出去和小朋友玩了片刻，不料回来后不久孩子就感染了肺炎。他高烧不退，呼吸急促，脸色通红，那模样让我心如刀绞。看到他那么小，却全身插满了输液管，最后被紧急送入 ICU 治疗，医生一次次下达病危通知，我简直无法承受这样的打击。"

我："那你是怎么挺过来的呢？"

安安妈妈回想起那段艰难的日子，泪眼婆娑道："每天巨额的医疗费用，一次次的病危通知，几乎让我失去了继续治疗的勇气。安安第一次和我分开这么久，无法亲自照料他，我心急如焚，不断向医护人员打听他的情况。他们不仅从未表现出不耐烦，反而时常安慰我，分享照片和趣事让我安心。每次探视时，安安总是干净整洁，我担心的感染问题也从未发生。"

"安安告诉我，他喜欢里面的叔叔阿姨，他们虽为陌生人，却用专业的照顾和百般的疼爱守护着他，帮助他一天天好起来。医生告诉我，移植可能是治愈安安的最后希望，我自然不愿错过这宝贵的机会。但我也深知，移植后感染是最大的挑战，一旦感染，后果不堪设想。因此，我下定决心要做好一切准备，不能有丝毫疏忽。所以，我才设置了闹钟来提醒自己需要注意的事项。"

我："安安妈妈，能否让我看看你的闹钟设置呢？"

安安妈妈随即拿出手机，解锁后递给我。

我注意到她的闹钟设置，从早到晚几乎每隔一小时就有一个，甚至凌晨四五点也不例外。

我轻声说："安安妈妈，我理解你对安安的关爱与担忧。感染确实是移植过程中的艰难挑战，我们所有人都非常重视预防和控制感染。但你也需要关注自己的健康，合理安排休息。我看到你前几天已经开始用咖啡提神，这表示你的身体可能已经超负荷了，没有充足的休息，你的照顾质量也会受到影响，这对安安并不利。"

安安妈妈叹息一声："我也知道，但我就是怕疏忽了哪一点，安安就感染了。"

我安慰她："其实，安安现在住的环境非常安全，是层流区域，有持续的洁净空气流入，为他提供了一个很好的保护。而且，清洁阿姨每天都会对整个病房进行彻底消毒，确保环境的清洁。另外，安安的粒细胞也在回升，这意味着他的抵抗力正在增强。"

安安妈妈点点头："嗯，我注意到了，安安确实很少发烧了。看到清洁阿姨打扫得确实很仔细，但我就是怕你们开门等操作会污染了环境。"

我连忙解释："这个你不用担心，我们进入病房有严格的流程，先洗手，再消毒物品，并且我们都会穿戴好隔离衣、帽子、口罩、手套和鞋套。我们非常注重隔离措施，确保安安的安全。"

安安妈妈松了一口气："原来是这样，我确实没注意到这些。听你这么说，我放心多了。"

我："安安妈妈，关于移植后的植入综合征，其中发热是常见症状。上次安安发热后，我们及时使用了糖皮质激素，植入综合征得到了有效控制。你看，安安是不是没有再发热了呢？而且，安安有心电监护仪，我们会定时监测，确保他的安全。我想强调的是，安安感染并非你照顾不周所致，骨髓移植本身也会导致孩子抵抗力减弱。你的坚持与不放弃，以及我们专业团队的精心照护，让安安渡过了 ICU 难关，获得了这次宝贵的移植机会。我们一定不会辜负你对我们团队的信任，所以让我们一起努力，制订一个更完善的照护计划，让安安远离感染，同时你也能够充分休息，好吗？我们会全力以赴，不仅因为你的信任，更为了安安的健康。咱们一起努力，为安安的未来加油。"

安安妈妈："真不知道怎么感谢你们。在选择医院前，我多方咨询了其他病友和免疫缺陷移植方面的专家，他们都非常推荐你们医院。虽然我已经形成了一些打扫习惯，但长时间下来也确实感到疲惫。如果有更合理的计划，我非常愿意

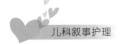

尝试。"

随后，我们共同商讨出了一个周详的计划，不仅确保了安安的健康和安全，也让安安妈妈得到了充分的休息。在大家的共同努力下，安安成功度过了移植后的关键时期，最终顺利出院。

⚙ 叙事过程解析

● 外化

在本案例中，护士并未将安安妈妈过度清洁和频繁设置闹钟的行为简单地视为焦虑或强迫症的表现，而是理解这些行为背后的深层原因，即对儿子健康的担忧和对感染风险的高度警惕。

● 解构

在本案例中，护士通过与安安妈妈的深入对话，逐步揭示了她行为背后的多重原因。一是原发性免疫缺陷病的严重性和治疗的复杂性导致她对儿子健康的过度担忧，二是安安因感染而病危的创伤经历导致她对感染的极度恐惧。

● 改写

在本案例中，护士帮助安安妈妈认识到，除了不断地清洁和警惕，还有其他更有效的方式来确保安安的健康。护士强调了医疗团队的专业水平和层流病房的安全环境在预防感染方面的重要性，鼓励安安妈妈信任医疗团队并依靠他们的专业指导。通过这种改写，安安妈妈逐渐放下了过度的担忧和警惕，开始更加理性地看待儿子的治疗过程。

● 外部见证人

在本案例中，护士作为外部见证人，不仅提供了医疗团队的专业知识和经验来支持安安妈妈的治疗决策，还通过分享其他患者的成功案例来增强她的信心和希望，帮助安安妈妈更加客观地看待自己的处境并作出更明智的选择。

● 治疗文件

在本案例中，护士和安安妈妈共同制订的照护计划作为治疗文件，不仅为安安妈妈提供了具体的指导，也进一步强化了整个叙事治疗的效果，帮助她更加积极地面对未来的挑战。

— 案例启示 —

　　本案例呈现了一位原发性免疫缺陷病患者的母亲，因孩子频繁感染而极度忧虑的特殊场景。我们深切体会到照护原发性免疫缺陷病患者的艰辛。长时间应对患者的特殊需求，并承受由此带来的外界的误解与忽视，加之移植后感染的高风险，给患者及其家属带来了巨大的心理压力与焦虑情绪。此时，医护团队敏锐地发现并关注这类特殊患者，运用叙事护理的技巧，有效地将患者的焦虑转化为积极应对困难的动力，不仅缓解了他们的强迫症状，还显著提升了其生活质量。

　　本案例的启示：患者与家属的由衷感激，对我们而言是莫大的慰藉与认可。这份感激，不仅肯定了我们的工作，更是对我们努力的最好回馈。它强化了我们的信念：只要全心投入，真诚聆听每位患者的故事，我们便能给予他们希望和力量，携手共战疾病。

3.
护口行动，从"齿"开始

潘小容

案例简介

浩浩，男，13岁，白血病两次复发，现处于造血干细胞移植预处理期。该阶段是造血干细胞移植成功的关键，尽早及时干预预处理期的并发症可改善患者预后。

患者画像

青春期男性患者，头发稀疏，眼神疲惫，面容憔悴，嘴角皲裂，皮肤干燥。

问题描述

浩浩已接受了数十次化疗，几乎每次都会发生不同程度的口腔黏膜炎。他现在正处于造血干细胞移植预处理期，由于过去的经验，他认为此次必然会再次发生口腔黏膜炎，因此心生畏惧，焦躁不安。

叙事经过

浩浩，年仅13岁的少年，正面临着他生命中的严峻考验。白血病两度侵袭，如今他正接受造血干细胞移植，这是他抗击病魔的最后防线。然而，连续的挫折让他疲惫不堪。

在某个宁静的夜晚，我巡视病房时，发现浩浩独自躺在病床上，身体微微颤抖，他的眼睛睁开着，仿佛在黑暗中寻找着什么。微弱的灯光映照着他苍白的脸庞，他的眼神流露出极度的疲惫。

我轻声推开玻璃门，试探着问："浩浩，你怎么了？"他紧皱眉头，紧咬嘴唇，伴随着一阵咳嗽声转向了另一侧。"预处理已经进行5天了，你哪里不舒服吗？"见他沉默不语，我穿上隔离衣，走近他身旁，轻声说："如果你有话难以启齿，可以用文字或图画来表达。"我把笔和纸放在他的枕边。浩浩犹豫片刻，最终还是坐起身，拿起了笔和纸。他沉思后开口："阿姨，我现在好紧张，一闭眼就会想起之前口腔长满溃疡，被剧痛惊醒的场景。"泪水顺着他的脸颊滑落，他眼神空洞地望着天花板，那种痛苦的记忆让他心生恐惧。

我目光坚定地注视着他，温柔却又不失力量地轻拍他的肩膀说："浩浩，能不能跟阿姨详细描述一下，当时的具体情况是怎样的呢？"

浩浩坦言："每次吞咽都如同刀割般剧痛，让我心生畏惧。护士阿姨们送来的漱口水和药物，我都不敢轻易尝试。每当医生要检查我的口腔时，我总会不由自主地紧张到手心冒汗。我特别害怕医生会发现什么异常，更害怕又要经受那种无法忍受的疼痛和不适感。"

我用充满理解的眼神注视着他，引导他回溯过去的经历："那么，每次化疗都会导致严重的口腔黏膜炎吗？"浩浩陷入回忆，缓缓开口："好像不是每次都这样，我记得最严重的一次，感染特别严重，还伴随着高烧，好几天都吃不下东西。在病房里，我看到其他小朋友上化疗药，他们的口腔并没有出现什么问题，而我却溃烂得一塌糊涂，甚至连喝水都变得异常困难。"他的神情凝重，内心的不安与困惑在眉眼间流转。我拉过他的手，安慰道："当时你感染严重，营养也未及时跟上，导致免疫力下降，口腔黏膜因此变薄，就更容易感染并引发口腔黏膜炎。"我进一步追问："后来是如何恢复的呢？"浩浩的眉毛渐渐舒展："我爸妈只有我一个孩子，他们拼命赚钱给我治病，把所有精力和心思都放在我身上，奶奶也日夜照顾我。我不想让他们担心，就学着护士阿姨教的方法，每天坚持早晚按时用软毛刷正确刷牙，每次饭后用温和的漱口水漱口，不吃刺激性或太烫的食物，使用化疗药物之前、之时、之后我都口含冰块或冰水，按照医生的建议吃容易咀嚼营养丰富的食物，并配合适度的口腔训练，就慢慢好起来了。"

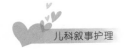

我由衷地称赞道："你的表现真是太出色了！你已经完全掌握了预防口腔黏膜炎的关键技能，能够有效地应对口腔黏膜炎的风险。考虑到你现在的身体状况还不错，再加上你的不懈努力和坚定信念，以及医护团队的密切关怀，我坚信你有足够的能力克服移植过程中的所有挑战。因此，我们不应该认为化疗就一定会导致口腔黏膜炎，我们要携手努力，坚决杜绝口腔黏膜炎的发生，共同守护你的健康。"

浩浩眼神坚定，声音铿锵地表明决心："嗯！接下来我会更加积极地配合治疗，我盼望着有一天能够摘下口罩，自由自在地与小伙伴们嬉戏玩耍。"他的眼神中闪烁着超乎年龄的成熟与坚毅，仿佛在告诉我们，无论前方有多少艰难险阻，他都有足够的勇气和决心去面对。深受感动的我们，与浩浩一起录制了一段表决心的小视频。在镜头前，他再次重申了自己的信念，声音虽然还带着些许稚嫩，但每一个字都充满了力量。我们将这段视频发送给了他的父母，希望他们能看到浩浩的坚强与勇敢，也相信在所有人的共同努力下，浩浩一定能够战胜病魔，迎接美好的未来。最终，浩浩下定决心，他将勇敢面对即将到来的移植手术以及可能出现的口腔黏膜炎等并发症。他的这份勇气和决心，不仅激励着自己，也给了我们所有人无尽的希望与力量。

后来，在移植期间，浩浩仅发生了轻度口腔黏膜炎，最终康复出院，回归正常生活。他的故事激励着每一个人在面对困难时保持坚强和勇敢。

⚙ 叙事过程解析

● 外化

在本案例中，浩浩的恐惧和焦虑被外化为具体的表达。通过与护士的交流，他将内心的担忧和恐惧以语言形式表达出来，使这些情绪成为可以观察和处理的实体。例如，他描述了对于口腔黏膜炎的极度恐惧，这种外化的过程有助于他更好地理解和处理自己的情绪。

● 解构

在本案例中，护士引导浩浩对过去的口腔黏膜炎经历进行了详细回顾和分析。

护士通过提问引导浩浩解构他的恐惧来源，让他回顾并讲述之前的口腔黏膜炎经历，以及他是如何恢复的。这个过程帮助浩浩认识到，口腔黏膜炎并非不可避免，而且他有能力通过正确的护理方法来预防和应对。

● 改写

在本案例中，护士帮助浩浩重塑对口腔黏膜炎的认知。护士通过肯定浩浩之前成功应对口腔黏膜炎的经历，以及强调他当前良好的身体状况和医护团队的全面关怀，成功引导他将原本的恐惧和消极态度转变为对未来治疗充满积极期待和坚定决心的状态。这种心态的改写对他的治疗和康复至关重要。

● 外部见证人

在本案例中，护士作为外部见证人，见证了浩浩从恐惧不安到积极面对治疗的心态转变，并通过鼓励和支持来强化他的决心。此外，浩浩的父母和奶奶也是重要的外部见证人，他们的爱和关怀为他提供了坚实的后盾。

● 治疗文件

在本案例中，浩浩与护士的口头交流、我们共同录制的小视频等作为治疗文件，记录了浩浩的治疗过程和心态变化，对他的治疗和康复具有重要的参考价值。特别是录制的小视频，不仅展示了浩浩的决心和勇气，也成为了他康复过程中的宝贵资料。

── 案例启示 ──

本案例呈现了一位历经白血病两次复发，在化疗中多次发生严重口腔黏膜炎的患者，当他面临即将到来的造血干细胞移植手术时，内心充满了恐惧，担心过去的痛苦经历会再次重演，自己却无法应对。在这关键时刻，护士主动靠近患者，巧妙运用叙事护理的方法，耐心引导患者吐露心声，并肯定他每一次的抗争与努力都值得尊重。护士通过细腻剖析并鼓励患者表达内心的恐惧与不安，成功缓解了患者的紧张和焦虑，为他树立了战胜口腔黏膜炎的信心与决心。

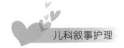

　　本案例的启示：即便疾病凶猛，它也不能完全掌控一个人的命运。我们应视每位患者为拥有独特生命故事和经历的个体，把疾病和患者本人区分开来，全面关注他们的过往经历和情感需求。通过倾听他们的声音，深刻体会他们的痛苦、迷茫与期待，帮助他们为疾病经历赋予新的意义，从而显著改善他们的心理状态，增强他们对治疗的配合度，使他们能更从容地面对疾病及其带来的各种挑战。在这一过程中，护士不仅为患者带去了心灵的慰藉，自身也在实践中得到了成长与提升。

倾听，走近您！搭把手，感动您！

张世群

案例简介

茗茗妈妈，女，28岁，慢性肉芽肿病患者的母亲。慢性肉芽肿病是一种少见的原发性免疫缺陷病，感染率及病死率高，在合适配型下，接受造血干细胞移植是免疫重建的唯一方案。

患者母亲画像

青年女性，中等身材，头发凌乱，面容憔悴，情绪易激动。

问题描述

自茗茗出生起，一家人便踏上了四处求医的漫漫长路，历经曲折，终于在多方探寻之后找到了一家能够接纳并治疗孩子的医院。虽然茗茗爸妈深知治愈的希望十分渺茫，但内心的恐惧与不甘却时常驱使着他们对医院和医护人员提出过高的要求，将绝望的情绪转化为对治疗的渴望与期待。

叙事经过

1岁多的茗茗患有慢性肉芽肿病，需要进行造血干细胞移植，茗茗妈妈随孩子一起住进了层流舱。一转眼，茗茗住院已2月余，现为术后40天，病情危重，每天腹泻10余次，呼吸急促，各种并发症一拥而上。某天上午10时，呼叫铃响起，茗茗妈妈大声、焦急地呼喊："护士，快来，我儿子拉血了！用了这么多药，为什么还没有好转？"听到她急促的呼叫声，我和医生飞奔过去，只见茗茗妈妈

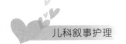

双手紧紧握住孩子的小手，指甲深深地陷入掌心，头发散乱，面带怒色，瘫坐在冰冷的地上。

她蜷缩着身体，脸上写满了焦虑和担忧。我拿起纸巾，为她轻轻拭去眼角的泪水，并搀扶她坐到凳子上，轻声劝慰道："茗茗妈妈，你先别急，医生正在给宝贝做检查，很快就知道是怎么回事了。"然而，我的安抚却被她粗暴地推开："别碰我！你们得想尽一切办法救我的孩子，我不能就这样看着孩子……"话未说完，她已经泣不成声。医生查看后发现，茗茗肛周有个小裂口，由长期的大便刺激引起，只要涂抹抗感染的药膏并加强清洗就会好转。听到这个消息，茗茗妈妈紧绷的神经稍微放松了一些，但她的双眼仍然紧紧盯着茗茗那苍白的小脸，生怕错过任何变化。我深吸一口气，努力平复自己的情绪，温和而坚定地对她说："茗茗妈妈，我能理解你现在的心情，你心急如焚，我们也同样心疼茗茗。但请你相信，自从茗茗入舱，我们整个医护团队都在全力以赴地救治他。每一个治疗方案都是经过深思熟虑和反复讨论的，我们从未有过一丝松懈，也绝不会放弃任何一线希望。"她听了我的话，身体微微一颤，仿佛回过了神。她抬头看着我，眼中闪烁着泪花："张护士，我知道你们已经为孩子做了很多，但我现在真的好害怕，好不甘心啊！"我轻轻搂住她的肩膀，试图给予她一些安慰："茗茗妈妈，能告诉我你究竟在害怕什么吗？"她此刻已经疲惫不堪，无力再哭泣。她的眼神不时地飘向远处，仿佛在那扇玻璃门后，她的孩子正在与病魔进行着一场殊死搏斗。她生怕自己一眨眼，孩子就会离她而去。她紧锁着眉头，嘴唇微微颤抖着说："这些日子，我们带着他四处求医问药，足迹几乎遍布了半个中国。我们去了好几个省份的大医院做检查，但始终没能找到病因。就在我们几乎要放弃的时候，了解到你们医院在这方面很权威。于是我们看了专家门诊，做了各种基因检测，最终找到了病因，这让我们重新燃起了一丝希望。"

我轻声问道："茗茗妈妈，你还记得当时医生具体是怎么说的吗？"

茗茗妈妈沉默了片刻，然后缓缓开口："医生说，茗茗患的是一种罕见的原发性免疫缺陷病。想要彻底根治，唯一的途径就是进行造血干细胞移植。但移植并不是一件简单的事情，不是说做就能做的。茗茗没有兄弟姐妹，所以我们需要在中华骨髓库中寻找合适的供体。而且，因为茗茗的病情已经拖延了一段时间，感染情况也比较严重，他能否承受移植前的大剂量化疗还是未知数。如果选择不进行移植，那我们就只能进行感染控制，并让他长期服用各种药物来预防反复的细菌、真菌等感染。但这样的话，茗茗可能只能多活几年。"

我温和而郑重地说道："选择移植，成功率也是个未知数，你们有可能会面临极大的经济压力和风险，甚至可能最后人财两空，但如果不移植，就相当于放弃了救治茗茗的机会，这真是一个非常艰难的决定。从你们一直以来的坚持和努力中，我看到了什么是真正的父母之爱。我相信，无论你们做出什么决定，都一定是经过了深思熟虑的，我们都理解你们！"

茗茗妈妈站起身来，眼中闪烁着坚定的光芒。她紧咬牙关，说道："是的，我和他爸爸都不愿意轻易放弃。哪怕只有一线希望，我们也要紧紧抓住。"

我看着她，语重心长地问："你明白移植的风险有多高吗？你们是否已经做好了应对移植并发症的各种准备？"

她点点头，回答道："在入舱前，移植专家已经详细地和我们讲解了整个移植过程、可能的并发症以及后期的康复情况。我们已经做好了心理准备，只是没想到并发症会来得这么快，这么猛烈。"她望向病床上苍白如纸的茗茗，声音哽咽："你看他现在的样子，呼吸微弱，身体被各种管线和监测设备包围着。每当他的情况有细微变化，我的心都会跳得特别快，总是担心是不是我哪里没做好，或者医护人员哪里没有观察到位，用药是否准确及时……"说着，她的双手紧紧捂住脸，泪水从指缝间滑落。她的身体不由自主地前倾，仿佛失去了所有的支撑力量。

我继续安慰道："茗茗妈妈，你真的已经非常细心地在照顾茗茗了。你看，你的记录本上密密麻麻地记满了各种数据，包括血常规、生命体征，还有你的观察心得。你甚至会轻轻触摸茗茗小手上的每一个细小针孔，生怕有任何红肿或感染的迹象。你的付出，我们全体医护人员都看在眼里，也非常感动。"

我顿了顿，继续说道："茗茗现在的情况确实很严峻，但请相信，我们会一

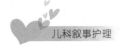

直与你们并肩作战。自从茗茗入舱，医生每天都会来查房，仔细检查孩子的面色、瞳孔，用听诊器倾听孩子的心肺音。护士们也是全天候关注着孩子的生命体征、出入量、意识状态等。我们一直在尽我们最大的努力，为茗茗提供最好的医疗照顾。"小李听后，眼中闪过一丝感激的光芒，她说道："我相信你们的专业和判断，也感谢你们为茗茗付出的每一分、每一秒。张护士，跟你诉说后，我心里舒服多了，也明白了很多。非常感谢你的开导与理解。"

我微笑着握住她的手，说道："你能开始理解我们，真的是太好了。现在，让我们一起为茗茗换上干净的尿不湿，整理好被子，确保他能在温暖和舒适的环境中度过每一刻，好吗？"

茗茗妈妈点了点头，坚定地回答："好！"

尽管我们竭尽了全力，但很遗憾，茗茗最终还是没能挺过这一关。面对这突如其来的悲痛，茗茗妈妈逐渐接受了孩子离开的事实，并对之前因情绪失控而对医护人员做出的无理行为表示了深深的歉意。

⚙ 叙事过程解析

● 外化

在本案例中，茗茗妈妈将内心的恐惧、焦虑和担忧通过语言和行为表达出来。例如，当她发现茗茗出现血便时，她大声、焦急地呼喊护士，这反映出她内心的极度担忧。此外，她的肢体动作，如紧紧握住孩子的小手、瘫坐在地上等，都是她内心情绪的外化表现。

● 解构

在本案例中，护士帮助茗茗妈妈从不同角度审视问题，从而增强其面对困境的勇气。例如，当医护人员向她解释茗茗的病情和治疗方案时，他们实际上是在帮助她解构对疾病的恐惧和对治疗方案的疑虑。通过解构，茗茗妈妈能够更全面地了解孩子的病情，以及治疗可能带来的各种风险。

● 改写

在本案例中，茗茗妈妈因孩子的病情而深感恐惧和不安，但通过护士的耐心疏导，她逐渐接受了现实，并将原本的消极情绪转变为积极态度，全身心参与到茗茗的护理中。

● 外部见证人

在本案例中，医护人员作为外部见证人，为茗茗妈妈提供了另一个视角，帮助她确认自己的感受并非孤立无援的。同时，在医护人员的专业建议和支持下，她获得了面对困境的力量。

● 治疗文件

在本案例中，茗茗妈妈记录了孩子的各种数据和观察心得。这些记录不仅帮助她更好地了解孩子的病情，也成为她与医护人员沟通的重要工具。此外，这些记录还可以作为茗茗妈妈回顾和反思这段经历的重要资料，帮助她在未来更好地应对类似的困境。

— 案例启示 —

　　本案例呈现了一个患者家庭在面对慢性肉芽肿病的挑战时所经历的种种困境与情感波折，这不仅仅是一个关于疾病与治疗的故事，更是一个关于希望、失望、接受与坦然面对现实的心灵旅程。茗茗妈妈的故事，虽有其特殊性，但医院每天都会有类似的情感挑战在不同的家庭中上演。它启示生活中总有一些无法改变的现实，而坦然接受这些现实并不意味着放弃或逃避，而是一种勇敢面对和尊重生命的态度。

　　本案例的启示：茗茗妈妈的故事是一个关于生命教育的案例，提醒我们珍惜生命，尊重每一个生命个体的存在和意义。我们作为专业的医护人员，在面对无法逆转的病情时，除了提供高质量的医疗服务，还需要给予患者和家属心灵上的慰藉与支持。

5.
永不熄灭的灯

马滇瑜

案例简介

希希，女，14岁，被诊断为重型再生障碍性贫血。再生障碍性贫血是一种骨髓造血功能衰竭性疾病，有出血和感染风险。异基因造血干细胞移植是目前最主要的治疗方式，但移植相关并发症的发病率和致死率较高，严重影响患者生活质量。

患者画像

青少年女性，身材矮小，形态消瘦，皮肤黝黑，行动迟缓，沉默寡言。

问题描述

在即将接受造血干细胞移植的前夕，希希因长期受疾病折磨以及免疫抑制剂的副作用影响，身体外形发生变化。这些变化不仅让她身心俱疲，更使她丧失了求生意志，陷入了绝望和无助之中，害怕并拒绝进行移植手术。

叙事经过

希希，14岁的花季少女，本应充满活力和创造力，对生活饱含热爱，对未来满怀期待。然而，命运却对她开了一个残酷的玩笑，她被确诊为重型再生障碍性贫血，长期接受治疗却未见好转。此次，她因"拟行造血干细胞移植"而入院，我作为责任护士，负责为她进行抽血化验，以评估她的整体健康状况。

清晨，城市尚未完全苏醒，我端着治疗盘走进那间弥漫着消毒水味的病房。

我轻声呼唤："希希，姐姐来给你抽血了哦！"然而，她并无回应。我掀开帘子，发现她静静地躺在床上，瘦弱的身躯在白色被褥下几乎看不出轮廓。她的双眼紧闭，脸上毫无生气，原本朝气蓬勃的脸庞如今黯淡无光。

我弯下腰，轻轻握住她的手，试图给予她一些温暖和力量。我再次尝试打破这种沉重的氛围："希希，我知道你已经睡醒，在想什么呢？能和我说说吗？"她沉默了一会儿，然后缓慢地睁开双眼，眼神中透露出绝望和疲惫。她声音微弱地说："姐姐，我不想做移植了，我想回家。"

我心头一紧，尽管有些诧异，但仍保持着温柔的笑容问道："找到合适的供者，能够进行移植不是你期待已久的吗？能告诉我为什么会有放弃的想法吗？"

希希的眼泪在眼眶里打转，她说道："打针、吃药、抽血、测血压，每隔几天就要输血。听说移植后，这种机械性流程也不会减少，还有各种免疫抑制剂、激素的应用，我会变得越来越胖，全身毛发也会增多、变粗。你看，吃了几个月的环孢素，我的背上和脸上都长满了痤疮，红红的疙瘩布满皮肤。我总忍不住用手去抓挠，然后就是青紫的瘀斑，好难看啊！"

我轻轻为她擦去眼角的泪水，安慰道："的确，这些药物会给你的形象带来一些变化，让你很不好受。但是，这些药物能让你的身体快点好起来。只有健康了，我们才能去做更多想做的事情，追求更多的美呢。"

简短的话语似乎触碰到了希希内心一直隐藏的梦想。她小声地说道："姐姐，告诉你个小秘密，我有一个化妆盒。只要身体状况允许，我就会坐在病床上，对着小镜子，用那几支有限的化妆刷反复练习。以前在学校举办活动时，我总是第一个报名为同学们化妆。哪怕需要在课间匆忙准备，我也从不抱怨，满心欢喜地为大家打造出独特的妆容。"她的眼神变得专注而坚定，仿佛手中的刷子正在脸上轻柔地舞动起来，描绘着未来的蓝图。

我轻声说道："有梦想的孩子眼中都有光芒，那是对未来的期待，对未知的勇敢探索。在这个追梦的过程中，你是否遭遇过什么挫折呢？"

希希微微低头，回忆道："有的，有一次，被同学们抱怨妆容效果不理想，

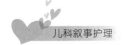

我伤心极了，心中满是失落和自我怀疑。我默默地收拾好化妆工具，回到家把自己锁在房间里。但是，第二天清晨，我被第一缕阳光唤醒，看着镜子中红肿着眼睛的自己，我暗暗下定决心，不能就这样放弃。我重新翻开那些视若珍宝的时尚杂志，看到一个个光彩照人的模特妆容，心中再次燃起了热情。在生病前的几次学校活动中，同学们都对我精心设计的妆容表示感谢和赞美。那一刻，我知道自己离梦想又近了一步。"

我温柔地鼓励她："希希，你真了不起，即便遭遇挫折也永不言弃。从你的身上，我看到了一种别样的美。其实，疾病只是你人生中的一个小插曲，你不等于疾病，疾病才是疾病。只要勇敢接受这些考验，你就能战胜疾病。"

尽管希希的脸色依旧苍白，但她的眉眼间多了一份坚定。她咬了咬那苍白干裂的嘴唇，问道："真的会好起来吗？我上网查了些资料，说这个病移植的并发症多，成功率低，而且移植后整个人会变得面黄肌瘦，弱不禁风。"

我坚定地回答："的确，移植有很高的风险，也有很多并发症。但我们医护人员都会根据每个孩子的特殊性，制订最合适的治疗方案，每一步都慎之又慎。在这个时候，咱们能做的就是把自己放心地交给医生们。那些特殊化疗药和免疫抑制剂导致的身体外在形象改变是暂时的。只要把排异反应控制好，免疫功能重建后，随着药物的减量甚至停用，你又会变成大美女的。"

听到这里，希希的嘴角微微上扬，露出一个难得的微笑。她紧紧抓住我的手，点了点头，声音带着一丝颤抖说道："谢谢姐姐，我明白。在接下来的治疗中，我一定会好好配合你们，完成移植前的各种准备工作。"

此时，病房里的气氛变得轻松起来，希希的恐惧和绝望逐渐被希望和勇气取代。我真诚地鼓励着她："这就对了，希希。我们一起加油，用最好的状态去迎接挑战，打败它。那我们现在开始抽血，好不好？"

希希爽快地回答："好的，好的。"

抽完血后，希希还不忘给我展示她的"高超化技"，给自己化了个美美的妆容，并邀请我一起合照留念，然后才舒服地躺下休息。在柔和的灯光下，我看见希希闭上了眼睛，紧绷的小脸终于放松下来。我知道，她心中的那盏希望之灯已被点燃。这是为了梦想全力以赴的姿态，更是人生画卷中最绚丽的色彩。

⚙ 叙事过程解析

● 外化

在与希希的对话中，护士尝试将她的疾病及外在形象变化与她本人分开，即"问题外化"。护士明确指出："疾病只是你人生中的一个小插曲，你不等于疾病，疾病才是疾病。"通过这种方式，护士帮助希希意识到她本人并不等同于她的疾病状态或外在形象变化，从而避免了她自我认同的负面标签化，增强了她面对疾病的意愿和能力。

● 解构

在本案例中，护士引导希希回忆并解构她遭遇挫折的经历，特别是那次妆容被同学抱怨的事件。通过让希希详细讲述并反思这一过程，护士和她共同探索了挫折对她的影响以及她是如何克服的，这不仅帮助希希找到了问题的根源，还让她意识到即使面对困难，她也有能力找到解决问题的方法，为她后续的治疗和康复奠定了积极的心理基础。

● 改写

在鼓励希希面对移植手术的过程中，护士强调移植后的恢复和可能的积极变化，用这些积极事件建立的支线故事来改写当前因疾病和外在形象变化而发生的消极主线故事。通过改写，希希开始看到新的可能性，重新构建了自我认同，增强了对移植手术治疗的信心。

● 外部见证人

在本案例中，护士作为外部见证人，不仅让希希感受到自己的价值感和存在感，还给予了她面对挑战的动力和勇气。

● 治疗文件

化妆盒、护士与希希的合影作为治疗文件，不仅是对希希个人经历的珍贵记录，也是对她成长和进步的见证。在希希感到沮丧或恐惧时，这些文件可以作为

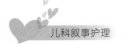

她力量的源泉，提醒她曾经的坚持和努力，以及未来所蕴含的无限可能与希望。

— 案例启示 —

　　本案例深刻呈现了一位 14 岁花季少女在面临疾病折磨和移植手术前所经历的情感波澜与挑战。我们不仅见证了希希如何逐步走出阴霾，更深刻体会到叙事护理在帮助希希应对身心困扰、激发内在力量、增强面对挑战的信心和勇气方面所发挥的重要作用。最终，希希顺利完成了移植前的相关检查。在无移植禁忌的情况下，她转入层流病房继续进行下一步的治疗。

　　本案例的启示：在临床护理实践中，应重视患者的个人经历和成长价值，每一位患者的经历、情感和成长过程都是独一无二的。我们应将患者作为一个整体看待，不仅关注患者的生理状况，更要深入了解和关注他们的心理、社会需求。让他们在疾病的阴霾中找到希望与光明，实现身心的全面康复。

第二章

和癌细胞周旋的日子

　　十段真实的抗癌经历深刻揭示了癌症家庭在抗癌路上的艰辛与无助，护士们运用叙事护理技巧，助力他们直面生命的挑战，重燃对抗疾病的希望之火。为自己插上"生命之翼"，迎接"破晓之光"，每个故事都满载生命力量，致敬护理工作的温暖与坚韧。

　　护士感悟：在与癌症的顽强斗争中，每一丝微小的进步都值得我们用心铭记与庆祝。让我们共同致敬生命，厚爱生命。

1.
母亲的执念

郭小利

案例介绍

涵涵妈妈，女，35岁，离异，小学文化，与女儿涵涵相依为命。涵涵11岁，被诊断为急性淋巴细胞白血病7年，复发1年，此次住院是二次复发。二次复发的急性淋巴细胞白血病缓解率低，且涵涵伴多器官功能衰竭，治愈希望渺茫。

患者母亲画像

健康状况欠佳，身材消瘦，面容憔悴，性格急躁。

问题描述

涵涵妈妈刚刚经历了父亲患癌后拒绝治疗并很快去世的打击，现在她极度担心女儿的预后。长期陪伴女儿经历化疗的痛苦过程，她深感自己没有照顾好女儿，内心充满了愧疚。尽管化疗已无意义，但她仍然坚持要求为女儿进行化疗。

叙事经过

涵涵是家中独女，乖巧懂事。一年前，当她的疾病首次复发时，涵涵妈妈与丈夫在是否继续给女儿治疗的问题上产生了分歧，最终导致他们的婚姻破裂。为了全心全意照顾女儿，涵涵妈妈毅然辞去工作，独自承担起沉重的经济负担。如今，面对女儿病情的复发，她感到无助与绝望。

深夜11点，涵涵妈妈孤独地坐在护士站前的等候椅上，面容疲倦，眉头紧锁，不时发出沉重的叹息。我走过去，在她身旁坐下，并轻声问道："涵涵妈妈，这么晚了，你怎么还不休息呢？"

这句话似乎打破了她的沉思，她叹了口气，眼中闪烁着泪光："我怎么能睡得着？医生说涵涵这次复发，化疗已经没有意义了。但我不甘心，不化疗就等于放弃她，我做不到。"

我："你还想继续给涵涵化疗吗？"

涵涵妈妈抬起头，眼神坚定地说："是的。白血病都是要化疗的呀，从第一次诊断到一年前复发，化疗都成功把疾病控制住了。为什么这一次，我们还没尝试就说不行呢？"说完，涵涵妈妈摇了摇头，眼神中充满了痛苦和无助。

我："涵涵妈妈，我明白你的担忧与决心，但你为什么觉得不化疗就是放弃她呢？"

涵涵妈妈深吸一口气，缓缓地说："因为我见过我爸爸的例子。他得了肺癌，因为怕拖累我而拒绝治疗，结果痛苦地离世了。要是我当时再坚持一下，让他去做化疗，说不定他现在还活着。这种遗憾，我真的不想再经历一次了！"

我："涵涵妈妈，你的心情我完全可以理解。你爸爸的去世让你深感自责，害怕同样的遗憾发生在涵涵身上。但是涵涵的情况与你爸爸是不同的，目前涵涵的病情已经到了化疗无法控制的阶段，而且她的身体状况也比以往更差，继续化疗不仅不能改变结果，还可能给她带来更多的痛苦。你也希望涵涵在最后的日子里能够过得轻松一些吧？"

涵涵妈妈眼眶泛红，声音颤抖："你说的这些，我怎能不明白呢？每当看到她痛苦的样子，我就回想起陪她走过的抗癌之路，无数的扎针、抽血、骨穿、腰穿，连她最喜欢的长头发也全都掉光了……都是我不好，没能彻底治好她的病，反而让她承受了太多的折磨。但是不化疗又能怎么办呢？我无法接受就这样放弃她，她还这么小，连死亡的真正含义都不懂……"

我扶住涵涵妈妈的肩膀，安慰道："涵涵妈妈，化疗虽然是治疗疾病的一种方式，但考虑到涵涵现在的身体状况，继续化疗只会让她承受更多的痛苦。我们选择不进行化疗，并不意味着我们放弃了涵涵，而是想给她提供一种更温和、更

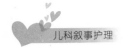

人性化的治疗方式——舒缓治疗。"

涵涵妈妈疑惑地问："舒缓治疗是什么？"

我解释道："舒缓治疗是以疼痛控制为主的症状管理，目的在于帮助涵涵缓解身体、心理和精神上的痛苦和不适，简单来说，就是让涵涵生命的最后时光过得更舒适、更快乐。"

涵涵妈妈听后，眼中闪过一丝希望："快乐？我的涵涵已经很久没有真正快乐过了。只要能对她好，我都愿意尝试。"

在接下来的日子里，医护团队与涵涵妈妈一起为涵涵制订了舒缓治疗的方案。我们联系了志愿者，为涵涵找到了一项用真人头发制作的假发，让她重新拥有了长发。当涵涵戴上假发的那一刻，她苍白的脸上露出了久违的笑容。看着涵涵戴上假发的样子，我们都仿佛看到了那个生病前活泼可爱的小姑娘，涵涵妈妈紧锁的眉头也渐渐舒展了一些。

随着时间的推移，涵涵的症状得到了有效的控制。她不再受到疼痛的折磨，开始享受起这难得的轻松时光。她吃到了想念已久的炸鸡和薯片，脸上洋溢着幸福的笑容，涵涵妈妈紧绷的神经也渐渐松了下来。

我："涵涵妈妈，看得出来，这几天涵涵过得很开心呀，你功不可没！连隔壁床的妈妈都夸你像变了个人似的，比之前更有精气神了。"

涵涵妈妈勉强地笑了笑说："是啊，她的时间不多了。我只希望她最后的日子里能够开心，不留遗憾。看到她开心满足的样子，我也没那么难受了，希望我的决定没有错。"

我："嗯嗯，每一位父母在做决定时，都是出于对孩子无私的爱，总想把最好的一切都给他们。涵涵还有没有什么特别的心愿呢？"

涵涵妈妈："她最喜欢白雪公主了，每次看到其他小女孩穿着白雪公主的公主裙，她都会羡慕得不得了。但你也知道，那种公主裙价格不菲，一套就要几百块，所以我一直没舍得给她买。"

我默默把她的话记在了心里，也积极地准备着。然而，涵涵的病情仍然不容乐观，我深知她的时间不多了。

几天后，我再次找到了涵涵妈妈。她虽然很难过，但是仍然在孩子面前努力表现得平静。

我："涵涵妈妈，你有和涵涵谈起过她的情况吗？"

涵涵妈妈："其实我很纠结要不要跟她说。我特别害怕，我怕她受不了，我也不知道怎么跟她说。"

我："涵涵这几天有什么特别的言行吗？"

涵涵妈妈："今天早上她突然对我说，让我像抱小宝宝一样紧紧抱住她，我问为什么，她说她怕有一天我再也没有机会那样抱她了。"说完，她眼泪止不住地流了下来。

我握住她的手："涵涵是一个非常懂事和坚强的孩子。她可能已经感知到了一些东西，所以她在用她的方式来表达她的担忧和害怕，或许她在等一个答案。"

涵涵妈妈有些怀疑地说："真的可以吗？"

我："嗯！我可以陪着你。"

我陪着涵涵妈妈回到病房，涵涵妈妈克制住自己悲伤的情绪，尽量平静地跟女儿说了她无法治愈的事实。出乎意料的是，涵涵并没有大哭大叫，反而安慰起妈妈，这让涵涵妈妈也松了一口气："我真的很感激你能陪我一起来面对这个艰难的时刻。我真的很害怕涵涵无法接受这个事实，但她的表现让我感到很意外。"

我："涵涵真的很棒！她的话语充满了爱和勇气，这是非常宝贵的。作为母亲，你给了她一个表达的机会，这让她感到被理解和支持。你们之间的信任和理解将会是你们共同面对未来的力量。"

涵涵妈妈："嗯嗯，是的。还好听了你们的建议，这段时间是涵涵这几年以来过得最轻松的时候，我的决定是正确的。我和涵涵都准备好了，珍惜现在的每一分、每一秒，创造更多美好的回忆，等待着那一刻的到来。"我再次握紧了涵涵妈妈的手，希望能给予她鼓励和支持。

最后，涵涵在妈妈温暖的怀抱中安详地离开了这个世界。她的离去，被妈妈

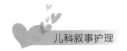

的爱和温柔紧紧环绕。涵涵妈妈为她戴上假发，换上她喜欢的白雪公主裙装，这不仅是对涵涵纯真灵魂的至高敬意，更是对她那如童话般美好生命的深切缅怀。

涵涵妈妈红着眼圈，哽咽着对我说："谢谢你们为涵涵所做的一切，她走得很安详，没有遗憾，谢谢！"我抱了抱涵涵妈妈，然后把提前准备好的涵涵的成长相册和视频留言交给了她。涵涵妈妈颤抖着点开视频。画面里出现了涵涵的样子，传来她稚嫩的声音："妈妈，我走了，你不要担心我，到了天上，外公会照顾我的……妈妈，谢谢你！这段时间我过得很开心，你也要一直乐观下去哦，爱你的涵涵！"

涵涵妈妈早已泪流满面，顿了顿，如释重负地说："谢谢你们，涵涵不怪我，还这么理解我，我心里的石头终于可以落地了。"涵涵妈妈坐在床边，翻看着涵涵的成长相册，每一页都记录着涵涵的笑容和成长足迹。那些过去的时光仿佛就在眼前，涵涵妈妈深情地抚摸着照片中的女儿，仿佛在诉说着自己的心里话。她享受着这最后的亲子时光，将涵涵的笑容和记忆深深地刻在心里。虽然涵涵已经离开了这个世界，但她将永远活在妈妈的心里，成为妈妈生命中最珍贵的回忆。

⚙ 叙事过程解析

● 外化

在本案例中，疾病被外化为一个独立的、可以被面对和处理的"问题"。例如，当涵涵的病情复发时，护士引导涵涵妈妈将复发看作是一个需要共同面对和解决的挑战，而不是涵涵或她"失败"的标志。

● 解构

在本案例中，通过解构涵涵的病情和治疗的复杂性，护士帮助涵涵妈妈理解继续化疗可能带来的痛苦和无益，以及舒缓治疗可能带来的好处，鼓励涵涵妈妈在考虑涵涵的生命质量和舒适度的前提下，重新评估她的选择。

● 改写

在本案例中，涵涵妈妈经历了治疗观念转变。她最初认为化疗是救治涵涵的唯一途径，但通过护士的耐心引导，她逐渐领悟到舒缓治疗所具有的更人性化、更关注涵涵生活质量的优势。这不仅彻底改变了涵涵妈妈对治疗手段的固有看法，更在深层次上影响了她与涵涵在生命最后阶段的相处方式。原本充满悲剧的叙事，被重新改写成一个充满爱和温暖的告别。

● 外部见证人

在本案例中，护士作为外部见证人，为涵涵妈妈提供了关于舒缓治疗的信息和支持，帮助她作出更明智的决定。同时，他们也见证了涵涵与妈妈之间的深厚情感，以及她们共同面对困境的勇气。

● 治疗文件

在本案例中，假发、公主裙、成长相册和视频留言作为治疗文件，记录了涵涵的纯真笑容、成长脚步以及她与病魔抗争的点点滴滴，成为了涵涵妈妈心中无价的回忆和精神的慰藉。通过这些治疗文件，涵涵妈妈不仅能够更好地面对女儿的离世，还能在这些珍贵的记忆中，长久地感受到涵涵的存在和她那温暖的爱。

— 案例启示 —

　　本案例呈现了一位癌症晚期患者的母亲，在面对治疗选择时的复杂心境。尽管母亲清楚地知道，常规的治疗手段已无法挽回孩子的生命，但她依然坚定地选择继续治疗，这背后透露出母亲对孩子无限的关爱。同时，这一选择也反映了在生命尽头，人们常常会陷入的无助与挣扎。

　　本案例的启示：在临床医疗护理实践中，我们必须全面关注患者与家属的个性化身心需求，为他们提供多元化的治疗方案，涵盖症状控制，确保患者的舒适度；满足患者的心愿，提升其生活质量；同时，为家属提供专业的心理与情感支持，帮助他们更好地陪伴患者度过艰难时刻。

2.

生命之翼，勇敢前行

姚娟

📖 案例介绍

霖，男，16岁，被诊断为急性淋巴细胞白血病。

👤 患者画像

青少年，身高163 cm，体重43 kg，体形微瘦，长期戴着帽子、口罩，稍内向，平时愿意与医护人员主动沟通，并积极配合治疗。

✏️ 问题描述

霖在12岁时目睹父亲离世，这给他留下了心理阴影。每当提及死亡，他就会感到无比恐惧，甚至身体出现麻痹的症状。最近，他奶奶又因突发心梗而生命垂危，这一连串的打击让霖的内心更加惶恐不安。

📖 叙事经过

半年前，16岁的霖被诊断出急性淋巴细胞白血病，这迫使他较长时间留在医院接受治疗。某个午后，阳光透过窗户洒进病房，然而一阵激烈的争执声突然响起，打破了这份宁静。

我匆忙从护士站赶去，只见霖面带愠怒，对着面前的饭菜大发雷霆："这菜难吃死了，快拿走！"他焦躁地别过头。霖妈妈柔声劝慰："霖，你尝尝这块牛肉，以前不是很喜欢吗？"但霖的怒火并未因此平息，反而更盛，他猛地将饭菜打翻在地，场面令人心痛。霖妈妈眼中含泪，蹲下身准备收拾残局。我扶起她，走向阳台，轻声询问："霖平时很温和，今天怎么了？"她哽咽道："奶奶突发心梗，昏迷不醒，可能随时会……霖知道后非常难过。"我关切地问："那要不要让霖去看看奶奶？"霖妈妈急忙摇头："不行，这正是他发脾气的原因。"她解释道："霖 12 岁的时候，他父亲在高速公路上出车祸去世了，从那以后，霖就特别害怕面对死亡。"我听后震惊不已，难以想象年少的霖经历了怎样的痛苦。我安慰了霖妈妈后，决定尝试与霖沟通。

　　我走到霖的床边，轻轻呼唤他的名字。他转过头，瞥了我一眼，又迅速转回。我轻拍他的肩膀，问道："霖，听说奶奶生病了？"他转过头，眼眶微微泛红，点点头。我试探着问："奶奶现在怎么样了？"霖忍不住泪流满面："我不敢问，我害怕，呜呜呜……"我紧握住他冰凉的手，试图传递给他一些温暖。"霖，你很爱奶奶，为什么会害怕去问呢？"他紧拽着衣角，目光呆滞地盯着自己的手，沉默不语，片刻后他小心翼翼地开口："我一直记得爸爸满脸是血的样子……我害怕亲人离开我，不能提'死亡'二字。那个词对我来说就像一种预示，很晦气。我只希望他们都能好好的。"说到最后，霖浑身战栗不停。

　　我有节奏地拍打着他的手背，试图打开他的心扉，与他深入交流："的确，有亲人陪伴在身旁，那份温暖和幸福是无可替代的。但你有没有想过，我们避而不谈死亡，是否就意味着它真的不存在了呢？"霖深吸了一口气，然后缓缓吐露心声："其实，我也不知道。我总觉得提及那个词会带来不祥，仿佛只要不说，就能暂时阻挡它的脚步。"说到这，他情绪有些激动，用力捶打着自己的胸口，仿佛这样能稍微缓解内心的痛楚。我细声引导他继续回忆："当初你父亲被送进医院时，你们之间有没有提过那个词？"霖黯然摇头："没有，我们都没有说。我每天都在惊慌中等待消息，但最终还是等来了那个我不愿接受的结果。我以为，只要不去提及，那个可怕的结果就不会来临，但爸爸还是永远地离开了我们。"

　　我继续追问："那段艰难的日子，你是怎么一步步走过来的？"霖的眼中闪过一丝哀伤，他开始回忆："回到家里，每一处都充满了爸爸的影子。那些我们一起挑选的水杯、共同玩耍过的游戏机、他在我书本上留下的批注，还有我们未

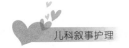

完成的旅行计划版图……在很长一段时间里，我甚至害怕坐车，因为那会让我想起和爸爸一起出行的日子。很多个夜晚，我都期盼着爸爸能出现在我的梦中，让我再次感受他的拥抱。"

我："旅行版图？是你们一起旅行留下的记录吗？"

霖："是的，每去一个地方，我们都会在版图上做个标记，并一起写下旅行日记。只可惜，还有好多想去的地方没去。"

我："我相信你爸爸对那些未曾涉足的地方也充满了遗憾。生命其实就像四季更迭中的花朵，在春天悄然绽放，在夏天热烈盛开，在秋天优雅凋落，在冬天归于沉寂。这就是生命的轮回，就像我们的人生一样。"

霖："你说得对，从出生、成长到衰老、死亡，每个阶段都是生命不可或缺的一部分。"

我："你爸爸肯定非常爱你。如果我们能珍惜并深刻感受每一份爱，那么当提及离别时，或许我们会更加坦然，不再那么害怕。"

霖："原来死亡并不是那么可怕，它其实是五彩斑斓生命画卷上的一部分。我一直害怕提及它，是担心陪伴的时间不够长，怕亲人一个个离我而去。但我没想过，在有限的时光里，我们可以创造更多美好的回忆。"

我竖起大拇指称赞，随即说道："霖，你现在想知道奶奶的病情了吗？"

霖："我想知道奶奶现在的治疗情况怎么样了。"

我叫来待在阳台的霖妈妈，让她告诉霖关于奶奶的病情："奶奶已经开始接受治疗了，暂时还没有醒来。"我紧握着霖的手，柔声且坚定地说："医生和护士们都会竭尽全力帮助奶奶的。"

霖的心情逐渐平复，他如释重负地说："虽然奶奶现在还在昏迷中，但我要给她录音，让爷爷在她耳边播放；我要带着奶奶最喜欢的栀子花去看她，让她能闻到花香；我还要捡起我的笔记本，记录下我和奶奶之间的每一个温馨瞬间。在奶奶生命的最后阶段，我要让她感受到家人无微不至的爱。"

我："你的计划真的很棒。我和奶奶的关系也非常好，能不能在你的录音中也给我留个位置呢？"霖微笑着点头答应："当然可以，娟阿姨。你说的话，我相信奶奶一定能听见。"于是，我们一起坐在录音设备前，满怀深情地录下了对奶奶的思念和祝福。爷爷将这段录音放在奶奶的枕边，循环播放，期盼着奶奶能在昏迷中感受到我们的爱和呼唤。而后，我将《生命的礼物》送给霖，希望他能从书中汲取更多的力量，更加勇敢地面对人生的起伏和变迁。

霖出院后，他毫不犹豫地前往医院探望昏迷的奶奶，没有一丝畏惧和忌讳，他站在奶奶的床边，轻声诉说着他们的故事。那年秋天，奶奶安详地离开了这个世界，霖摘下一朵洁白的栀子花，轻轻放在奶奶的棺材旁，他说："这朵美丽的花，就像奶奶一样，虽然离开了我们，但她的爱永远留在我们心中。"落叶归根，花儿静美，霖的眼中充满了对奶奶的思念和感激。

⚙ 叙事过程解析

● 外化

通过对话，护士帮助霖将内心的恐惧和不安外化，即让霖能够明确表达和认识到自己对死亡的害怕和对亲人离世的担忧。例如，当霖表达"我害怕亲人离开我"时，他实际上是在将内心的恐惧外化为具体的语言。

● 解构

护士通过与霖的对话，解构了他对死亡的固有观念，即"死亡是晦气的"和"不提死亡就能避免它发生"的想法。通过提出"避而不谈死亡是否就意味着它真的不存在"的问题，引导霖重新思考死亡的意义。霖在护士的引导下，开始再重新认识父亲去世和奶奶病情的事实，从忌讳谈及死亡转变为勇敢面对现实，并计划如何在奶奶生命的最后阶段给予她更多的爱。

● 改写

霖的故事原本充满悲伤和逃避，但在护士的帮助下，他开始改写自己的故事，将其转变为一个勇敢面对现实、积极创造美好回忆的故事。例如，他决定给奶奶录音，带她喜欢的花去看她，并记录与奶奶之间的温馨瞬间。

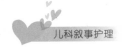

● 外部见证人

护士作为外部见证人，不仅倾听了霖的故事，还通过提问和引导帮助他重新审视自己的经历和情感。此外，护士还通过自己的经验和知识为霖提供了新的视角和解决方案。在霖决定面对现实并计划如何在奶奶生命的最后阶段陪伴她时，护士也表达了自己的支持和参与意愿，成为霖行动计划的见证人和参与者。

● 治疗文件

护士送给霖《生命的礼物》，这本书可以视为一种治疗文件。它不仅为霖提供了关于生命和死亡的更深层次思考，还给予了他面对困境的勇气和力量。此外，霖和护士一起录制的对奶奶的思念和祝福也可以看作是一种治疗文件。这个录音不仅帮助霖表达了对奶奶的爱和思念，还成为他未来回顾和缅怀奶奶的重要物品。

— 案例启示 —

本案例呈现了一位急性淋巴细胞白血病患者在目睹父亲离世后所经历的一系列情感波动。当他奶奶病危时，那些曾经的痛苦和恐惧再次被触发，他的内心被黑暗和不安所笼罩。然而，在护士的耐心倾听和叙事护理的引导下，他逐渐理解了死亡与生命是相互依存的，不是不提就不会发生。护士鼓励他在恐惧中找到爱的出口，让他意识到，虽然生命中有离别和失去，但爱是永恒的。

本案例的启示：我们每个人都是自己生命的作者，我们的故事都充满了情感和经历。通过倾诉和分享，我们可以更好地认识生命的本质——生老病死就像花儿的萌芽、开花、凋零一样，是自然规律。只有勇敢地面对死亡，我们才能更好地理解和珍惜生命，从而更加积极地生活，用我们的爱去温暖和影响他人。同时，本案例也提醒我们，不必回避或忌讳谈论死亡，通过正面引导，我们不仅可以帮助患者坦然面对当前的挑战，也可以让我们自己更加深刻地体会到生命的宝贵。这样的经历能增强我们的职业使命感和责任感，激励我们更加用心地关爱和照顾每一位患者。

3.
逆境中的爱与希望

申雪兰

案例简介

豆豆，男，16岁，被诊断为急性淋巴细胞白血病。急性淋巴细胞白血病是儿童时期最常见的恶性肿瘤之一，具有治疗过程痛苦、治疗周期长、治愈率高的特点。

患者画像

青春期男孩，高高瘦瘦，身着褪色黑色短袖，头发长且凌乱，性格沉稳内敛。

问题描述

一场车祸不仅夺走了豆豆挚爱的母亲，还使他的父亲身体残疾，这让豆豆的生活比同龄人更加艰苦。然而，命运似乎并没有放过他，现在豆豆又被诊断为急性淋巴细胞白血病，他担心自己的病情无法治愈，更害怕自己的离去会让已经遭受重创的父亲老无所依。这种深深的忧虑感和无力感，让豆豆对命运的不公感到绝望。

叙事经过

豆豆，一位来自大山的少年，两个月前开始出现小腿疼痛，经常从睡梦中痛醒。在当地医院，医生们倾尽所能，进行了一系列详尽检查，然而，豆豆腿痛的根源始终如同谜一般，无法解开。经过多方打听，豆豆和爸爸了解到我院在儿童疾病诊治方面比较权威，便踏上了长达8小时的火车之旅，渴望在我院得以治愈。

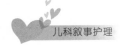

医生为豆豆做了骨髓穿刺，不久便揭晓了答案——他患上了急性淋巴细胞白血病。这一消息如晴天霹雳，让豆豆幼小的心灵再次承受了巨大的打击，他面对这突如其来的命运，眼中充满了绝望。

病房里，豆豆安静地躺在病床上。他的双眼，宛如两颗失去光泽的星辰，空洞而深邃，默默地凝视着头顶的天花板。任病房里其他小朋友怎么吵闹，豆豆也没有丝毫反应。我在巡视病房时注意到了，走到他的床旁，轻声地说："豆豆，你都看天花板两个多小时了，在想什么呀？"豆豆纹丝不动，仿佛没有听到我说话。于是我洗了手，走近一步，拍了拍豆豆的肩膀，说道："你有哪里不舒服吗？告诉申阿姨，申阿姨才能帮助你呀！"豆豆这才转过头看了看我，仍然没说话。我蹲下来，与豆豆对视，继续说："是不是觉得病房有其他小朋友，不方便说啊？要不你把想说的话写在申阿姨的笔记本上。"说完便从工作服里拿出笔记本和笔放在豆豆的手边。豆豆怔怔地看着我，努力不让眼里的泪水溢出来。他拿起笔记本，又放下，顿了顿，缓慢地开口对我说："我好端端的，怎么会得白血病呢？""我能理解你的心情，就像我之前得了甲状腺癌，我也是这种感觉。突然身患重病，每个人都会觉得难以接受，不敢相信，甚至开始怀疑医生是不是诊断错了。"他望着我，眼眶通红，我伸手捋了捋他快要挡住眼睛的头发："豆豆，可以和申阿姨说说心里话吗？"

他清了清有些哽咽的嗓子，说："其实我知道不会有错，我是得了白血病，可是我真的不能接受，为什么我的命运会这么坎坷？10岁的时候因为一场车祸，妈妈永远离开了我，爸爸也失去了双腿，当时我觉得天都塌了。好不容易重新振作起来，一切都慢慢在朝好的方向发展，我却生病了。虽然我不了解白血病，但以前电视剧里的白血病都是治不好的。我真的感到很绝望，这种感觉如同巨石般重压在我胸口，令我呼吸困难，仿佛要被压垮……"

我："小小年纪，经受了这么大的打击，你真是太不容易了。是我，我也会想不通。"

豆豆声音有些颤抖地说："真的想不通。我们班上有25个学生，其他同学的爸爸妈妈都健健康康的，他们想买球鞋就能买，想吃大餐就能吃，我却连想都不敢想。生活真的很难，有一次家里连交学费的钱都没有了，是我用轮椅推着爸爸，冒着大雨去找了好几家亲戚借钱，才勉强交上学费。家里已经过得这么艰难了，为什么我还偏偏生病了？老天到底有没有眼睛？"说完，豆豆的眼泪像决堤的洪水般顺着脸颊涌了下来。

我伸手紧紧抱着豆豆，说："这样的生活真的太难了，你是怎么熬过来的呢？"

豆豆："在经历了那场残酷的车祸后，妈妈永远地离开了我。每个夜晚，我都会陷入深深的思念之中，常常在梦里见到妈妈的笑容。然而，每当梦醒时，泪水总会湿透我的枕头。那段时间，我沉浸在失去妈妈的痛苦中无法自拔。直到有一天，在梦中，妈妈再次出现在我的面前，她微笑着告诉我，她会一直在我身边守护着我，并请求我好好照顾爸爸。妈妈的温柔话语和深情眼神，让我感受到了前所未有的力量。我意识到，我不能一直沉浸在悲伤中，我要为了妈妈，为了爸爸，振作起来。从那天起，我开始学着独立，帮助爸爸洗衣服、做饭，照顾他的日常生活。这场车祸导致爸爸双腿截肢，失去了行走的能力，但他并没有放弃，他学会了做簸箕、背篓，每天从清晨做到天黑，手上磨出了一个又一个的血痂，爸爸说他还要更加努力，争取攒够我的学费，让我安心读书。看着爸爸为了我，如此坚强、努力，我感受到了前所未有的责任。我知道，我不能辜负妈妈的期望，也不能让爸爸的努力白费。于是，我鼓起勇气和爸爸一起面对生活的挑战。"

我："你真是一个勇敢坚强的好孩子，爸爸一定会为你感到自豪。"

豆豆："每次提到我，爸爸脸上总是难掩骄傲的神情。但我不想爸爸一直都这么辛苦，所以我努力学习，在做完家务之后，每天都学习到深夜。我下定决心一定要考上大学，争取以后走出大山，在城市里找一份好的工作，让爸爸过上好日子。"说完这些，豆豆脸上一瞬间洋溢着幸福的笑容，仿佛这一天马上就会到来。但很快豆豆又沮丧了起来，说："可是现在说这些也没用，得了白血病，我也不知道还能活多久？万一我离开了，爸爸该怎么来面对这残酷的现实？"

我赶紧拉着豆豆的手，说道："豆豆，在面临家庭重大变故带来的艰苦生活

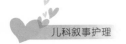

时，你能勇敢地和爸爸一起挑起生活的重担，还能兼顾学习，小小年纪，满怀抱负，真的很了不起，申阿姨都很佩服你。虽然白血病的治疗过程很痛苦，治疗周期也长达两年左右，但治愈率是非常可观的，像你这种疾病类型的治愈率更是高达 90%。不要灰心！"

豆豆的眼神仍然没有一丝光亮，说："我不怕吃苦，我怕治不好，之前的这些经历证明我是不幸的人，我一定就是治不好的那 10%。"

我："接受治疗就有治愈的希望，我不能向你承诺你一定可以治好，但我希望你能勇敢迈出第一步。以前那么艰难，你和爸爸都挺了过来，我相信这一次也不例外。你看今天到病房做志愿者的丹丹姐，她还送了隔壁床的小妹妹一顶自制的假发。她和你有着类似的情况，爸爸妈妈都是残疾人，在生病之后也和你一样对治疗效果以及父母未来的生活有深深的担忧。但她克服了这些心理问题，在政府及爱心机构的帮助下接受了治疗，取得了很好的治疗效果。如今，距离她结束治疗已经过去了整整十年。她成为了一名辛勤耕耘的老师，用知识和爱心点亮了更多孩子的未来。她也将自己的父母接到身边，共享天伦之乐。更令人敬佩的是，在周末的闲暇时光里，丹丹姐还会抽出时间回到病房，为这里的孩子们带来关爱和鼓励。"

豆豆认真思考了很久，说："谢谢你，申阿姨。我不能轻言放弃，更不应让悲观占据我的内心，我不能因还没尝试就否定治愈的可能。即使面对最坏的结果，我的努力也会是最宝贵的财富，相信爸爸会被我的勇气和坚韧所鼓舞，他也会勇敢面对未来的生活。我会像丹丹姐姐一样，积极配合治疗，争取早日康复。"

后来，在政府和学校的帮助下，豆豆凭借着坚定的信念顺利完成了白血病的全部疗程，取得了良好的治疗效果。如今，他重新回归正常生活，一边照顾爸爸，一边努力学习。

⚙ 叙事过程解析

● 外化

豆豆"绝望"的情绪被外化为"如同巨石般重压在我胸口，令我呼吸困难，仿佛要被压垮"，便于护士理解、共鸣。

● 解构

护士通过与豆豆对话，解构了他对白血病的恐惧和对生活无望的看法。豆豆的故事被分解成多个部分：对妈妈的思念、对爸爸的责任感、对学习的执着、对未来的憧憬，以及对疾病的恐惧。护士引导豆豆逐一探讨这些部分，帮助他理清自己的情感和想法。

● 改写

护士通过提供新的视角和信息（如白血病的高治愈率、丹丹姐的故事），改写了豆豆对疾病的看法和对未来的预期。这帮助豆豆从绝望中看到希望，重新建构了他对治疗和康复的信心。

● 外部见证人

护士作为外部见证人，通过倾听、理解和支持，帮助豆豆确认和表达自己的情感和经历；同时，通过分享丹丹姐的故事，提供了一个积极的参照点，鼓励豆豆勇敢面对疾病。

● 治疗文件

豆豆与护士的对话、丹丹姐的故事作为治疗文件，不仅记录了豆豆的思想轨迹，也记录了他在面对艰苦生活及担心疾病治疗效果过程中的思想蜕变。

— 案例启示 —

　　本案例呈现了一位少年在面对家庭变故致生活艰难、突患重病担忧治疗效果时的心路历程。护士凭借充满关爱的视线捕捉到了患者微妙的情绪变化，主动靠近，以叙事护理的细腻手法，轻柔地打开了患者紧闭的心扉，让他自由地倾诉深藏内心的忧虑与恐惧。护士深深地钦佩这位少年，他在逆境中展现出不屈的勇气，即便生活艰苦，也坚持求知，执着不懈。护士耐心帮助患者梳理思绪，将绝望的情绪具象化，并鼓励患者勇敢地表达出来。最终，她成功地帮助患者转变了绝望的情绪，建立了积极面对疾病的信心和勇气。叙

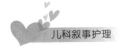

事护理的实践不仅为患者带来了心灵上的慰藉，也让护士深刻体会到，凭借自身的专业素养和无私爱心，能够为一个家庭带来希望，收获满满的职业成就感。

本案例的启示：面对白血病这类恶性肿瘤的治疗效果，患者往往背负着沉重的心理负担，甚至产生绝望的心理。然而，在这至关重要的时刻，我们凭借专业的医学知识、慈爱的目光和深厚的共情能力，成为了患者的坚强后盾。我们不仅应通过化学治疗努力攻克病魔，更要以无微不至的照料和叙事护理的方法，为患者带来身体与心灵的双重疗愈。这种全方位的呵护，不仅能显著改善患者的治疗结局，更让我们深切体会到了自身工作的价值和意义，从而进一步增强了职业认同感。

4.

一朵花的姿态——从枯萎到盛开

李婷婷

📖 案例简介

笑笑，女，13 岁，被诊断为急性 B 淋巴细胞白血病。

👤 患者画像

青春期女孩，头发稀疏，每天都要喊妈妈给她扎俩小辫，拒绝剪头发，平时开朗爱笑，抿笑时自带梨涡。

✏️ 问题描述

笑笑是一个从小爱美的女生，由于接受化疗，头发大量脱落，导致自我形象改变，从而产生低落、悲观的情绪。

📖 叙事经过

用唐代杜牧的"娉娉袅袅十三余，豆蔻梢头二月初"这句诗形容笑笑再合适不过了，十三四岁的少女姿态袅娜，举止轻盈美好，就像二月里含苞待放、初现梢头的豆蔻花。正值豆蔻年华的她不幸被确诊为急性 B 淋巴细胞白血病，在治疗过程中最困扰笑笑的事情就是她开始脱发了。每天早上醒来看到枕头上满是自己掉下来的头发，笑笑感到非常沮丧和悲观，特别是在这个似懂非懂的年纪，她对疾病和治疗过程产生了恐惧。

今天是儿童节，阳光明媚，我作为责任护士正在给每一位住院小朋友分发礼物，病房里每个角落都充满了欢声笑语。病房门口隐约传来一阵嘤嘤的啜泣

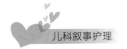

声，我走近一看，原来是笑笑，她一改常态闷闷不乐地坐在床上，低头玩弄她的贴纸。

我轻声问道："笑笑，收到礼物怎么还不开心呢？能告诉护士阿姨怎么了吗？"

她点点头，边抽泣边含糊不清地呢喃道："生不如死，老是掉发，一戳一戳地掉，就像是被除草剂侵蚀的'花朵'，一点点萎缩，直至变成光头，我觉得光头好丑啊！"

我："我们笑笑是个爱美的女孩子呐。"

笑笑："那是。我妈妈是发型师，以前每天都会给我扎不同款式的辫子，配不同风格的衣服，见到我的人都夸我每天像个公主一样。你再看看我现在都成什么样了。"

我表示理解，继续和她交流："外表并不是定义一个人价值的唯一标准，你的美丽不仅仅在于外表，你的笑容、善良、坚强都是无与伦比的美。况且失去头发只是暂时的，随着治疗进行，头发会再次长出来。"

笑笑哭得更伤心了，哽咽地说："可是，看见掉落的头发，我的心情就会更低落，枯萎的花就会出现在眼前。"

我又问道："笑笑，那这朵花是从什么时候开始枯萎的呢？"

笑笑："从入院后开始上化疗就出现了，我时常觉得没有食欲，恶心呕吐，头晕乏力，每天也没有精力画画了。我不知道自己为什么会得这个病，也不知道在治疗过程中还有多少磨难等着我。我就像霜打的茄子，枯萎的花儿。每天早晨醒来，枕头上一堆头发，头上的头发稀稀拉拉，一天比一天少，我都快变成裘千尺的模样了。"

我："笑笑你还挺幽默的，那你原来有见过花儿枯萎的时候吗？"

笑笑："小学一年级的时候祸不单行，我右手骨折，左脚烫伤，上下裹得像个木乃伊很丑，那个时候感觉花儿枯萎了。当时家里穷，妈妈刚领了生活费还没捂热乎就拿来给我治病，买猪蹄、排骨给我补身体，骑自行车接送我上下学，风雨无阻。"

我充满好奇地问道："你的手骨折了，那你上学怎么写字呢？"

笑笑抿了抿嘴，脸颊上露出两个漂亮的梨涡，自豪地说道："我刚开始的时候用左手先练习用筷子夹豌豆，再练习握笔写字，从最简单的一二三开始写，慢慢地，我的左手可以像右手一样行动自如了，那年参加学校书法比赛还得了一等奖呢。"

我："笑笑，你好棒呀！你在坚持用左手学习、生活的时候，还觉得花儿枯萎了吗？"

笑笑："最开始有，后来妈妈在我的右手石膏上画了美少女战士的星月杖，给我买了水兵月同款裙子，还特地在我左脚包裹的纱布上系了一个蝴蝶结，像极了美少女战士的战靴，我感觉花儿又重开了。"

我："我们笑笑手骨折了，脚烫伤了，怎么还会觉得花儿重开了呢？"

笑笑："因为我发现了别样的美，受伤了还玩了一把 cosplay，每天像变身的美少女战士一样，同学们都夸我的装扮好看，羡慕我有实体手办，以前右手写的字都歪歪扭扭的，变身以后字也写得漂亮了，还在书法比赛获了奖。"

我："你是一个坚强且善于发现美的孩子……"

我话音未落，笑笑坚定地说着："谢谢护士阿姨对我的赞美，美丽的花朵会让我积极向上，乐观生活。"

我："笑笑，虽然我们的头发掉了，但我们可以戴各种帽子、头巾和假发呀，天天都可以换自己喜欢的发型，做百变美少女战士，也可以很美呀。"

笑笑："好像是呐，我以前从来都没有尝试过短发。"

我："笑笑，你真是超级勇敢呢，阿姨也特别喜欢你，奖励你一顶美少女战士的假发，这顶假发只有最厉害、最勇敢的小朋友才有哦！"

笑笑戴上假发，终于喜笑颜开，满足地冲我点头，对那顶假发爱不释手。

我："笑笑，现在的花儿还是枯萎的吗？"

笑笑："它虽然还是有点蔫巴巴的，但已经是喝饱了水、正在苏醒的样子，一点点变得有生机了。我相信它会变成一朵鲜艳饱满的花儿，充满生机与活力。"

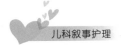

自此以后，笑笑敢于接受化疗带来的脱发副作用，重新变得开朗活泼，非常积极地配合化疗，疾病得到了控制。

⚙ 叙事过程解析

● 外化

为了帮助笑笑更好地理解和应对她因脱发而产生的悲观情绪，护士采用了外化的方法，将这种情绪比喻为被除草剂侵蚀的花朵，象征着她当前失去生机与活力的心境。为了唤醒这朵"枯萎的花"，护士提供了假发作为辅助，帮助笑笑在外观上恢复自信。更重要的是，这象征着给予花朵新的生命之光，让这朵枯萎的花重新变得鲜艳饱满，焕发出生机与活力。

● 解构

护士在探索和解构笑笑的心理状态时发现，笑笑的悲观情绪背后隐藏着自卑和自我形象紊乱的问题，她内心最看重的核心价值观是"女孩子要有个好的形象"。这一观念深植于她的心灵，很可能是受到了她妈妈从小对她的潜移默化的影响，因为她妈妈总是爱收拾打扮，认为女孩子要漂亮。

● 改写

护士通过引导笑笑回忆小时候骨折和烫伤的经历，帮助她发掘出新的自我认同，从而萌芽了新生的力量。这股力量帮助笑笑"改写"悲观情绪，产生了勇敢面对脱发、积极配合化疗的乐观心态。同时，护士给予了笑笑肯定和鼓励。

● 外部见证人

护士作为外部见证人，见证了笑笑接受戴假发的勇气以及积极配合治疗的乐观心态。

● 治疗文件

假发作为治疗文件，在笑笑化疗过程中起到了强化其乐观积极心态的作用。

—— 案例启示 ——

　　本案例呈现了一位青春期患者在面对急性B淋巴细胞白血病治疗过程中的心理挑战。笑笑因化疗导致的大量脱发，不仅改变了她的自我形象，而且对她的心理状态造成了显著影响。脱发作为化疗的常见副作用，对于像笑笑这样的青春期患者而言，是对自尊心和心理承受能力的严峻考验。在本案例中，护士的敏锐观察和细致沟通起到了关键作用。通过深入了解笑笑的内心恐惧和担忧，护士不仅为她提供了心理上的支持，还通过赠送美少女战士的假发，巧妙地帮助她重塑自我形象，进而重拾自信，积极面对治疗。

　　本案例的启示：我们在关注患者生理健康的同时，必须高度重视其心理健康。对于化疗患者，尤其是青春期患者，我们应尽力协助他们保持良好的自我形象，这不仅能提升他们的治疗积极性，还能显著提高他们的生活质量。此外，在面对患者出现心理困扰时，我们需要展现创新思维和灵活性，创造性地寻找解决方案，从而更有效地支持患者走过治疗的艰难旅程。

5.
温暖生命的最后一程

刘洋

案例简介

小蜜，女，8 岁，被诊断为急性髓细胞性白血病（高危）。

患者画像

学龄期女孩，天真无邪，乐观开朗，总带着灿烂的笑容，尤其喜欢玩旋转木马，但现在变得沉默寡言，经常默默流泪。

问题描述

小蜜白血病复发，全身多处瘀斑，担心自己死亡，每晚盯着天花板发呆，不能入睡。

叙事经过

小蜜，一位年仅 8 岁的女孩，命运对她并不宽容。她被诊断出患有急性髓细胞性白血病（高危），这让她成了我们病房的常客，需要反复接受化疗。每次治疗，她都表现得非常勇敢，积极配合，让大家都深深地喜欢上了她。然而，病魔并未因此放过她，小蜜的病情出现了恶化，全身转移的迹象已经出现，医生下达了病危通知书。

这时的小蜜，与往常有些不同。她变得沉默寡言，不再像以前那样积极配合治疗，经常深夜不睡觉，躲在被子里小声哭泣。我们问她，她也不说话，只是默默地承受着痛苦。看到这样的她，我们都感到非常心疼，但也无能为力，只能尽自己所能去安慰她。

某天深夜，我如常巡视病房，看见小蜜还没有睡觉，乖巧地躺在病床上，眼睛盯着天花板，仿佛在看一个我们看不见的世界，眼角挂着泪水。她苍白的脸在白炽灯照射下，更是显得没有一点血色，眼角布满了出血点，嘴唇上也满是血痂，手臂上更是布满了大大小小的瘀斑。我坐在她的床旁，一只手轻轻握住她的小手，另一只手抚摸着她的额头，温柔地问她："小蜜，怎么了？怎么还不睡觉呀？好好睡觉明天才有精神和其他小朋友一起玩呀。"

小蜜缓缓地转过头来，眼中闪烁着恐惧与无助："阿姨，我不敢睡。我每天都好怕，怕自己睡着了就再也看不到爸爸妈妈了。"

我心如刀绞，却仍努力保持声音的平静与温柔："小蜜，别怕。爸爸妈妈一直都在这里陪着你，你不会孤单的，也不会找不到他们的。"我紧紧握住她的小手，希望能将我的力量与勇气传递给她，让她在黑暗中也能找到一丝光明与希望。

小蜜听后陷入了短暂的沉默，随后她抬起头，眼中带着一丝迷茫和期待地问我："阿姨，人死了会怎样啊？我听到医生叔叔对妈妈说的话了。我是不是要死了？我死了会去哪里呀？"这一连串问题让我心中一紧，但我明白我不能回避或敷衍她。我深吸一口气，尽量让自己的声音听起来平静而温柔："小蜜，你知道吗？人死了以后，就会变成小天使。他们会挥动着翅膀，飞呀飞，飞到一个非常美丽的地方，那里叫作天堂。"

"天堂是哪里？长什么样？"小蜜充满好奇地问道。

我微笑着回应她："天堂，是一个位于云端之上的神秘之地。它的美丽超乎你的想象，有如梦似幻的魔法城堡，城堡里还有你心心念念的旋转木马。最重要的是，在天堂，小蜜会拥有一个全新的、健健康康的身体，再也不用忍受打针、吃药、输液的痛苦，再也不会感受到任何不适和疾痛。"

小蜜听后，眼中流露出期待，但又带着些许忧虑："那我在天堂会不会很孤单？是不是就见不到爸爸妈妈了？如果我想他们了怎么办？"

我轻声安慰她："如果你想念爸爸妈妈了，可以随时飞回来看望他们，甚至

还可以给他们打电话呢。而且在天堂，你会遇到许多可爱的小仙女，她们会陪伴你，让你不再感到孤单。"

"真的吗，阿姨？"小蜜的眼睛亮了起来，"去了天堂，我就再也不会生病了吗？我还可以遇到好多新朋友？再也不用打针、输液了？我还可以随心所欲地玩我最爱的旋转木马？那我一定会每天都非常开心的！"

我温柔地回应："当然是真的呀，小蜜。"听到我的回答，小蜜的脸上绽放出灿烂的笑容，她的眼神里再次充满了对未来的憧憬和希望。

为了让小蜜的愿望得以实现，我第二天特意为她准备了一个精美的旋转木马音乐盒。当她看到这个礼物时，眼睛立刻亮了起来。我告诉她，每次她想玩旋转木马时，都可以转动这个音乐盒。这个音乐盒不仅是一个玩具，还象征着她与爸爸妈妈之间的沟通桥梁。每当音乐盒响起，爸爸妈妈就会理解她的心愿，如果病情允许，就会带她去体验真正的旋转木马。

小蜜对这个音乐盒爱不释手，她总是轻轻地摇晃着它，仿佛已经置身于那梦幻般的旋转木马之上。她还兴奋地请求我为她和这个美妙的音乐盒合影留念。

两天后，好消息传来，小蜜顺利地输上了血小板，出血也止住了。出院那天，她亲手画了一幅画送给我。画中描绘了她在天堂与小仙女们一同玩耍的场景，旋转木马在画中显得格外醒目。她开心地告诉我，下次要和我一起玩旋转木马，还不忘摇摇手中的音乐盒，与我分享这份喜悦。

然而，命运并未眷顾小蜜，给她更多的时间。十多天后，我接到了小蜜妈妈的电话，电话那头的声音哽咽而颤抖。她告诉我，小蜜已经离开了这个世界，去往了那个没有病痛的天堂。

在离开之前，小蜜微笑着安慰妈妈："妈妈，你不要难过。我是要去一个没有疾病、没有痛苦的地方，刘阿姨说那里会有很多小仙女每天陪我玩旋转木马。你如果想我了，就转动这个音乐盒，我会飞回来看你的。"

听到这里，我的泪水夺眶而出。勇敢可爱的小蜜，就这样永远地离开了我们。但是她的笑容、她的坚强、她的勇敢，将永远留在我们的心中。

小蜜妈妈继续说："谢谢你，谢谢你对小蜜的鼓励和陪伴。是你让她在生命的最后时刻，依然保持着希望和快乐。她走得很安详，没有遗憾。"

我默默听着，心中充满了悲痛和怀念。小蜜，你在天堂还好吗？那里的小仙女们是不是都在陪你玩旋转木马？愿你在天堂一切安好，永远快乐无忧。我们会永远怀念你，可爱的小蜜。

⚙ 叙事过程解析

● 外化

在本案例中，小蜜的恐惧、无助和对死亡的疑问都得到了外化。当她问"阿姨，人死了会怎样啊？"时，她明确地表达了自己的担忧和对未知的恐惧。

● 解构

在本案例中，小蜜的病情变化、对治疗的反应以及对生死的思考，都可以被解构为对生命意义的探索和对死亡认知的发展。小蜜对天堂的想象和对旋转木马的向往，展现了她对无忧无虑生活的渴望。

● 改写

在本案例中，护士通过改写小蜜对天堂和死亡的认知，帮助她以更积极和乐观的态度面对生命的终结。护士将天堂描绘成一个没有病痛、充满欢乐的地方，让小蜜在生命的最后阶段依然保持希望和快乐。

● 外部见证人

在本案例中，护士员作为外部见证人，不仅理解了小蜜的恐惧和无助，还通过陪伴、安慰和鼓励，帮助她度过了生命中最艰难的时刻，让她感受到了温暖和关怀。

● 治疗文件

在本案例中，小蜜的画作和旋转木马音乐盒都可以被视为治疗文件。这些物品不仅承载了小蜜的美好回忆和希望，还成为了她与家人、医护人员之间情感连接的纽带。小蜜在离开前对妈妈说的话以及她对旋转木马的喜爱，都通过这些物品得以传递和延续。

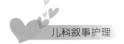

　　本案例呈现了一位白血病复发患者的情感波折与内心挣扎。小蜜身体上的多处瘀斑不仅是疾病的印记，更是她心灵上重负的象征。面对病情的复发和死亡的逼近，她的恐惧和不安可想而知。护士通过叙事护理，成功地引导小蜜正视生命的脆弱与不确定性，帮助她构筑起勇敢面对死亡的心态。最终，在医护人员的共同努力下，小蜜坦然接受生命的终结，以平静而安详的姿态离开了这个世界，也让她的家人在悲痛之余，感受到了医疗团队的温暖与关怀，心中没有留下遗憾。

　　本案例的启示：面对病患，尤其是重症或终末期患者，我们的医疗护理不应仅限于身体疾病的治疗，要同样重视患者的心理和情感需求。在医疗决策中，我们应充分尊重患者的自主意愿，帮助他们作出与其价值观相符的选择。通过这样的方式，我们可以为患者提供更具人性化、个性化的医疗服务，确保他们在生命的最后旅程中感受到尊严与关怀。

6

走出"黑暗"，做自己的"光"

谭家琪

案例简介

星星，女，11岁，神经母细胞瘤结束化疗1年后复发，现拟行再次化疗。

患者画像

学龄期儿童，头发乌黑，齐刘海，高马尾，双眼通红。

问题描述

星星因神经母细胞瘤结束化疗1年后复发入院，面对这一突如其来的打击，星星的心理状态急剧下滑，她表现出强烈的抗拒情绪，不愿再次踏上化疗这条艰辛的道路。她对未来充满了悲观与无望，担心自己的余生将无休止地耗在医院里，无法再像同龄人一样享受正常的学习和生活，仿佛自己已经被困在了一个"复发—化疗"的恶性循环之中。

叙事经过

阳光斑驳的周一午后，11岁的星星被妈妈紧紧牵着，踏入了住院部的大门。住院证上那冰冷的文字——"肿瘤复发，急诊入院"，如同沉重的枷锁，压在了母女俩的心头。星星妈妈的声音里满是无奈与心疼："本想着今天只是简单复诊，然后就能送你回学校,赶上那上午的最后两节课堂。可命运啊,总是爱开玩笑……"她的话语中夹杂着深深的叹息，眼神里满是对女儿现状的担忧，同时指了指远处科室门外静静站立的星星，"这孩子，倔得跟头小牛似的，怎么劝都不肯进来，

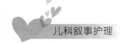

真是急煞人也。"

星星站在那里，身形似乎比上次住院时更加挺拔，齐刘海、高马尾，透露出小主人的细心打理与对生活的热爱。然而，那双发红的眼睛和微翘的鼻头，却无情地泄露了她此刻内心的波涛汹涌与难掩的悲伤。

见状，我作为星星的责任护士，轻轻走出科室大门，向她缓缓走去。我蹲下身，温柔地说："星星，你好呀，阿姨是琪琪，还记得我吗？"

星星低头不语，只是轻轻摇了摇头，眼中闪过一丝恐惧。"星星，告诉阿姨，你心里是怎么想的呢"我尽量让自己的声音听起来更加温暖和安抚。

星星终于开口，轻声地说："阿姨，我心头笼罩着乌云，黑暗里仿佛有只怪物，张着巨口等我。"

我紧握她的手，眼中满是鼓励："星星，你经历过的化疗确实艰难，但你也曾那么勇敢地面对过。那些痛苦的记忆，正是你成长的见证。每一次的挑战，都会让你变得更加坚强，更有力量去应对未来的困难。"星星的眼眶微微泛红，她轻轻点头，那些化疗的艰辛仿佛又浮现在眼前，但她也深知自己已非往昔。"星星，你已经在挑战中不断成长，未来，我们一定能够一起找到更多方法，让治疗的道路更加平坦，让你更加健康快乐地生活下去。"说罢，我紧紧地将她拥入怀中，给予她最坚实的支持与温暖。

星星用力点头，眼中闪烁着前所未有的坚定光芒："嗯嗯，阿姨，上次化疗让我收获了很多宝贵的经验。这次，我会更加充分地做好准备。当不适感袭来时，我会用深呼吸和听音乐来平复心情。医生叔叔也会给我准备止吐药和护胃药，帮助我减轻化疗的副作用。我还会戴上冰帽保护头发，用软毛牙刷细心刷牙，预防口腔感染等。这些我都牢记在心，我会尽力让自己在化疗过程中不那么痛苦。"

我竖起大拇指，满眼赞赏地看着她："星星，你看，你已经掌握了这么多应对化疗的技巧，你的勇气和决心真的让人敬佩。拥有这样的心态和准备，没有什么是你不能克服的。"

星星缓缓低下了头，声音里带着一丝不确定："阿姨，我真的还能好起来吗？

还能像以前那样回学校上课吗？我不想总是待在医院里，更害怕一次又一次复发和化疗。"

我轻轻握住她的手，给予她最坚定的回应："星星，阿姨完全能理解你的担忧，但请相信，经过治疗，你会恢复健康的，像以前那样充满活力。老师、同学、朋友，还有那些你热爱的活动，都在等着你回去。但记住，治疗需要时间和耐心，我们不能因为害怕复发就放弃希望。"

我微笑着继续鼓励她："你知道吗？病房里有很多像你一样勇敢的孩子，他们也曾经历过复发，但最终还是战胜了病魔，重新回到了校园。有的甚至开始怀念起生病时不用上学的日子，因为学习也有它的乐趣和挑战。阿姨相信，不久的将来，你也会笑着对我说，'哎，学习虽然累，但有时候还真怀念那段特别的日子呢'。"

我进一步解释："星星，你面对的是'神经母细胞瘤'，虽然听起来让人担心，但你是最坚强的小勇士，上次已经成功挑战过它了。这次，我们团队更加成熟，信心满满，会为你制订最合适的治疗方案。让我们一起勇敢面对，好不好？你的家人、医生、护士，还有所有关心你的人，都会是你最坚实的后盾，陪伴你直到彻底康复。"

星星听后，眼中闪烁着光芒。她紧握双拳，坚定地向前一挥，声音中充满了不可动摇的力量："阿姨，你的话让我更加坚定了！我不仅会好好吃饭，多喝水，还会全力以赴地配合每一次化疗，让自己的身体变得更加强大。我要用超越十二分的勇气和决心，向肿瘤发起挑战，直到将它彻底从我的身体里驱逐出去！"

我："星星真棒！阿姨刚刚得知，老师特意给妈妈打了电话，询问你的情况，多么温暖啊。而且，你的电话手表也在不停地闪烁，那是同学们对你的关心和挂念，对不对？所以，你不是一个人在战斗。医生护士、爸爸妈妈、老师同学，我们所有人都在陪伴你，我们会一起对抗这个大怪物，好吗？"

星星轻轻抬起手，优雅地比了一个"OK"的手势。那一刻，她仿佛已经准备好迎接所有的挑战。在接下来的化疗过程中，星星展现出了超乎寻常的勇气和

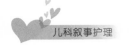
配合度，她的每一个行动都透露着强烈的康复意愿。

我特意为星星准备了一个精致的"星星"样式玩偶，递给她时，我温柔地说："星星，你这次的表现真是太棒了，就像以前一样，勇敢而无畏。阿姨送你这颗特别的'星星'，希望它能继续照亮你前行的道路，无论是在光明还是黑暗之中。记住，面对困难，我们可以恐惧，可以流泪，但绝不能退缩，不能放弃。更重要的是，永远不要忘记做自己的光，用那份坚韧和勇气，一直向前，就像你现在这样，好吗？"

星星接过玩偶，眼中充满感激与坚定。她坚定地说："我会牢牢记住的，阿姨。我要做自己的光，照亮这条治疗之路，直到胜利的尽头。"

至今，星星依然保持着那份积极与勇气，化疗过程中的每一次挑战，她都以超乎常人的毅力去面对。她常说："学校还在等着我，朋友们也在期待着我的回归，所以我一定要好起来，用我的故事告诉每一个人，无论遇到多大的困难，只要有勇气和希望，就没有什么是不可能的。"

⚙ 叙事过程解析

● 外化

护士帮助星星将内心的困扰（恐惧、悲伤）和疾病（神经母细胞瘤）视为外在的、可分离的元素，而非她自身不可分割的一部分。星星将内心的恐惧比喻为"心头笼罩的乌云"和"黑暗里的怪物"，这种表述方式使问题具象化，便于她以更客观的态度去面对和解决。

● 解构

护士通过询问星星的感受，引导她讲述自己的经历，从而解构出她内心的挣扎与成长。这一过程让星星更加清晰地看到自己的成长轨迹，增强了她的自信心和应对能力。

● 改写

护士帮助星星将负面的经历转化为积极的成长经验,赋予其新的意义和价值。护士鼓励星星将化疗的艰辛视为宝贵的经验,并强调这些经历让她变得更加坚强。

通过改写，星星开始以更加积极的心态去面对未来的挑战，将痛苦转化为成长的动力。

● 外部见证人

护士、家人、朋友、老师、同学作为外部见证人，见证了星星的成长与勇气，让她感受到来自周围世界的温暖和归属感。

● 治疗文件

护士送给星星的"星星"样式玩偶作为治疗文件，不仅代表了护士的关爱和支持，也见证了星星在治疗过程中的成长和变化。它将陪伴星星走过康复之路，成为她战胜困难的重要力量。

— 案例启示 —

本案例呈现了一位学龄期神经母细胞瘤患者面对疾病复发时产生的复杂情感波动与心理挑战。护士运用叙事护理的技巧，鼓励星星分享曾经的化疗经历，引入相同疾病的成功案例，引导星星主动思考并分享自己应对化疗的策略，最终让星星克服对再次化疗的抗拒，重拾勇气，积极接受治疗。

本案例的启示：肿瘤治疗后复发是常见现象，而复发恐惧则是患者面临的主要心理问题。我们应持续关注患者心理变化，敏感捕捉他们的情绪，并构建一个充满信任的沟通环境。同时，我们还应提供个性化心理干预，以帮助患者调整心态，积极面对治疗过程中的挑战。

7.

亲密伙伴，并肩作战

李雪

案例介绍

　　萱萱，女，10 岁，被诊断为急性 B 淋巴细胞白血病。该病是一种起源于淋巴细胞的骨髓增殖性恶性肿瘤，为保证化疗的连续性和安全性，护理人员通常会为患者置入经外周静脉穿刺的中心静脉导管（peripherally inserted central venous catheter，PICC）。

患者画像

　　小学四年级学生，皮肤白皙，光头，病前乐观开朗，善于观察，家庭经济状况好，平时周末喜欢和爸妈一起漫步森林，对自然科学类书籍情有独钟，现因病休学中，面带愁容。

问题描述

　　萱萱既往性格乐观开朗，但因病置入 PICC 后，产生了强烈的异物感并表现出明显的恐惧情绪。

叙事经过

　　这是 10 岁的萱萱记事以来首次住院的经历。她被诊断为急性 B 淋巴细胞白血病，因治疗需要，于 1 天前完成了 PICC 置管。

　　次日晨间交班时，我走到萱萱床边，轻声问候："早上好，萱萱，昨天给你置入了 PICC，你感觉怎么样？"然而，萱萱只是静静地躺在床上，目光紧盯着

PICC，眉头紧锁，眼中流露出深深的忧虑。她的手紧紧地按在 PICC 的位置，指尖因用力而显得苍白。我轻轻拍了拍她，关切地问道："萱萱，你怎么了？是哪里不舒服吗？"

萱萱怯生生地回答："李阿姨，我脖子不舒服，感觉这个 PICC 好像在往我的身体里面钻。"我正打算检查她的脖子，她却突然紧张地说："我觉得它快要钻进去了，我胸口也好难受！"说着，她按着 PICC 的手更加用力了，显然对这个新置入的导管感到十分恐惧和不适。

我握起萱萱的手，温柔地安慰她："萱萱别怕，可以给阿姨具体说说你的感受吗？"萱萱指了指 PICC，声音有些颤抖："我一整晚都害怕得睡不着，感觉它像一条蛇，尖尖的，长长的，在我的身体里爬来爬去，一会儿爬到我的脖子上，让我的脖子很痛，一会儿又爬到我的胸口上。它扭动着身体，让我不能呼吸。"

为了缓解萱萱的恐惧，我牵着她的手说："原来萱萱是在担心这个啊。李阿姨带你去深入了解 PICC，好吗？"说罢，我带着萱萱来到了办公室。我打开置管位置的胸片，向她详细解释："萱萱，你看，你的 PICC 位置放得非常好，刚好在上腔静脉这里。而且，PICC 的外端还有一个特别设计的'小飞机'固定器，它会确保 PICC 稳稳地待在你的血管里，绝对不会在你的身体里乱跑。"

看着萱萱一脸疑惑，我决定采用更直观的方式帮助她理解。于是，我拿来了 PICC 模拟穿刺模型，对萱萱说："萱萱，现在我们一起来模拟 PICC 穿刺的过程，好吗？这个蓝色的部分代表你的血管，而这根管子就是 PICC。你来摸摸看，它是不是软软的？"萱萱将信将疑地伸出手，轻轻摸了一下："嗯，是软的，而且它也不是我想的那样尖尖的。"

我趁机引导她："现在我们把 PICC 的一端穿进血管里面，另外一端露在外面连接'小飞机'固定器，我们再把露在外面的部分用敷贴固定好，它就成了我们战胜疾病的'小帮手'。萱萱你这么喜欢大自然，那你知不知道其实在大自然里，有很多生物都有它们自己的'小帮手'来帮助它们渡过难关？"

谈到感兴趣的大自然，萱萱好奇地抬起头："真的吗？它们也有'小帮手'

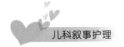

吗？"我点头确认，并举例说："当然啦！比如说大树。当大树生病或需要营养时，养护大树的叔叔阿姨们就会给它们插上管子，输入药物和营养素来帮助它们生长，过一段时间大树就会变得枝繁叶茂。"

萱萱若有所思地说："书上说那是在给大树治病。如果大树生病了或生长不良，人们就会用这样的方式来帮助它们。"我顺势引导："就是这样，大树也有'小帮手'。那萱萱的'小帮手'呢？"

萱萱思考了一会儿后说："李阿姨，你是说，PICC 就是我的'小帮手'吗？"我肯定道："对呀！萱萱就像一棵树苗，现在你的身体里面有一些坏细胞，叔叔阿姨们就用 PICC 来帮助你输注药物。它就像是一根小小的魔法棒，里面装满了神奇的药水。这些药水会帮助你的身体打败那些坏细胞，让你的身体变得更加强壮、更加健康。每当你感到害怕或不舒服的时候，想象一下你的 PICC 正在帮助你，它是你勇敢的好伙伴！"

听了我的话后，萱萱终于露出了笑容："李阿姨，听你这样一说，好像 PICC 也没那么可怕了。我会和我的'小帮手'一起努力消灭坏细胞！让自己变得更强大！"我微笑着拍拍她的肩膀鼓励她："很好，萱萱。我也会一直陪在你身边支持你。我们一起加油消灭坏细胞！如果你愿意的话，还可以给其他小朋友分享你战胜恐惧的经验，帮助他们克服对 PICC 的恐惧。"

萱萱自信地说："没问题！我可以帮助其他小朋友，让他们知道 PICC 也是他们的'小帮手'，是亲密的伙伴！"

我笑着回应她："好，那我们一起加油！"

案例过程解析

● 外化

护士将萱萱对 PICC 的恐惧和不适感外化，引导她将这些感受具体描述出来，比如"像一条蛇，尖尖的，长长的，在我的身体里爬来爬去"。这样做有助于让萱萱认识到这些恐惧只是她内心的感受，并非现实，从而开始面对和处理它们。

● 解构

护士通过详细解释 PICC 的位置和功能，以及展示 PICC 模拟穿刺模型，帮助萱萱解构了她对 PICC 的误解和恐惧。护士让她亲手触摸模型，感受 PICC 的柔软，从而消除她认为 PICC 是"尖尖的，长长的"这一错误认知。

● 改写

护士将 PICC 重新定义为萱萱的"小帮手"，是她战胜疾病的伙伴。护士通过讲述大树需要"小帮手"来帮助其生长的故事，引导萱萱将 PICC 看作是她自己身体需要的帮助者，而不是一个可怕的异物。

● 外部见证人

护士和其他小朋友是外部见证人。护士鼓励萱萱分享她克服对 PICC 恐惧的经验，这样不仅能够帮助其他小朋友减轻对 PICC 的恐惧，同时也能增强萱萱的自信和勇气。

● 治疗文件

在本案例中，萱萱的 PICC 尖端检查胸片结果和 PICC 模拟穿刺模型被视为治疗文件。护士让萱萱亲眼看到导管在胸片中的准确位置，亲手触摸导管的柔软材质，并亲自尝试模拟的导管穿刺过程，有效地解决了萱萱内心的疑惑和恐惧。这不仅增强了萱萱对导管的认可和保护意识，也为她后续的治疗奠定了坚实的基础，让她更加有信心面对接下来的挑战。

— 案例启示 —

本案例呈现了一位青春期白血病患者在 PICC 置入后的担忧、害怕、恐慌。护士通过展示胸片，让萱萱看清 PICC 在她身体内的位置，接着，利用 PICC 模拟穿刺模型，让萱萱认清导管材质。同时，护士运用叙事护理技巧，鼓励萱萱将 PICC 想象成她钟爱的大自然中的大树输液管，这样的比喻让她更容易接受 PICC 的存在。最终，萱萱欣然接纳了 PICC，并将其视为与自己并肩作战的伙伴。

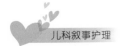

　　本案例的启示：青春期孩子充满好奇，自我意识强烈，我们在临床工作中要敏锐地发现此类患者的心理动向，充分调动医疗资源，结合患者的兴趣爱好与生活经历，引导他们消除疑虑与恐惧。恰当引导与深入沟通，不仅可以帮助患者建立治疗信心，也可以培养出潜在的同伴教育者，为同类患者提供有力的鲜活证明。此外，成功的引导不仅为患者带来更好的治疗效果和体验，而且增强了我们的职业价值感，还极大地促进了医疗过程的顺利进行。

8

破晓之光：失明小女孩的勇气之旅

陈祖佳

案例介绍

诺诺，女，6 岁 3 个月，被诊断为弥漫大 B 细胞淋巴瘤。该病的常见临床表现是无痛性淋巴结进行性肿大，或出现进行性增大的局部肿块，可累及全身多个脏器。诺诺因肿瘤浸润而双眼失明，目前仅左眼有轻微光感。

患者画像

身高 115 cm，体重 20 kg，齐耳短发，皮肤白皙，但两眼无神，不愿与人交谈。

问题描述

诺诺因双眼忽然失明，对黑暗的世界充满了未知的恐惧。病后，她变得不愿与人交谈，时常大喊大叫，面对陌生的环境，她严重缺乏安全感。

叙事经过

6 岁的诺诺两天前刚从眼科病房转过来，鼻腔肿瘤的活检结果显示为淋巴瘤。由于肿瘤浸润，她双眼失明，仅剩下轻微光感。诺诺原本脸庞小巧，五官精致，大大的眼睛配上长长的睫毛，像极了洋娃娃，但此刻眼中却失去了光彩。自入院以来，诺诺很少与人交流，稍不如意便会大声哭闹。

我刚走到病房门口就听见她的哭声和尖叫声，还有扔东西的声音。她不停地喊着："我不要在这里，我不要治疗，我要回家……"妈妈在一旁焦急而无助，眼眶红肿，眼泪止不住地滑落。

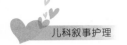

　　我轻轻地走到诺诺的身旁，拍了拍她的肩膀，轻声问道："我们的诺诺小美女，这是发生了什么啊？"诺诺听到我的声音，小脑袋微微转动，但随即又低了下来，紧紧抱着手中的芭比娃娃，没有回答。

　　我试探着问："让陈阿姨猜一猜，诺诺是不是不喜欢医院呀？"诺诺听后转身背对我，低头不语，将手里的芭比娃娃搂得更紧了。

　　我望向她手里的芭比娃娃，故作惊喜地说道："呀，这个娃娃真漂亮，可以让我看看吗？"

　　诺诺转过身来，犹豫了一下，然后好奇地问："这是芭比娃娃，你也喜欢它吗？"

　　我回答："当然喜欢，我还可以陪你一起给芭比娃娃梳辫子、穿衣服呢。"

　　我原本以为这样能让诺诺放松些，但听完后，她的头却缓缓垂下，轻声说："我生病了，眼睛看不见，再也不能玩芭比娃娃了"。

　　我立刻安慰道："谁说的呢？诺诺只是眼睛生病了，但你依然是那个勇敢、漂亮、可爱的诺诺，只要配合医生好好治疗，我们诺诺就会慢慢好起来的！"

　　诺诺低头沉思，泪水尚未干涸的脸庞流露出令人心疼的柔弱。当下四周安静，诺诺的小声嘟囔钻进了我的耳朵："可是我害怕！"

　　我："诺诺，你能告诉陈阿姨你害怕什么吗？"

　　诺诺："陈阿姨，我现在什么都看不见，一片漆黑，这让我感到非常害怕！"

　　我接着说："我明白了，那诺诺能描述一下黑暗中的东西像什么吗？"

　　诺诺思索后说："我也不清楚它们像什么，就感觉自己像被一个大箱子关起来，四周空无一人，但有许多的声音一会从这里冒出来，一会从那里冒出来。妈妈只会让我配合治疗，我知道她是为我好，我还听见妈妈偷偷哭了，但我就是忍不住感到害怕，陈阿姨，我是不是太胆小了！"

　　我忽然明白，诺诺其实是缺乏安全感。突如其来的失明让她陷入一片黑暗，她既恐惧又无助。在诺诺的世界里，她的感受无人理解，父母更多关注的是疾病治疗，忽视了她的心灵创伤，幼小的她只能通过尖叫和哭闹来表达内心的痛苦。

我轻轻地抱住诺诺，温柔地望着她："谢谢诺诺和我分享你的心里话，其实，每个人都会有害怕的东西，这并不意味着胆小。我小时候也很怕黑，甚至不敢独自睡觉。但只要我们逐步去接纳并了解它，你就能战胜心中的恐惧。陈阿姨陪你摸摸病房，一起找找你说的大箱子，好不好？"

诺诺回答："好！"

随后，我扶着诺诺，用一只手托起她的手，引导她感受病房的墙壁、走廊的护栏、护士站的电脑、爱心书架上的书籍、心愿墙上的贴纸和小朋友的画作……我一边领着她走，一边讲述这些地方的小故事。诺诺沉浸其中，享受着探索病房的过程。其间，有小朋友过来和我们打招呼，每到这时，诺诺的手会不自觉地抓紧我，但随着时间的推移，我发现她逐渐放松下来，并开始回应他人的问候。最后，我们回到病床上，我问诺诺："你摸到那个大箱子了吗？"

诺诺思索片刻，说："没有摸到，但我现在觉得大箱子不是黑色的，而是五颜六色的，有形状，有声音。"

我追问："那诺诺现在还害怕那个大箱子吗？"

她脸上绽放出久违的笑容："不怕了，谢谢你陈阿姨，其实大箱子也没那么可怕，我以后会更加勇敢的。"

我："那我们来做个游戏吧，如果诺诺坚持一周不发脾气，乖乖配合治疗，陈阿姨会奖励你一个芭比娃娃，让她陪我们勇敢的诺诺战胜大箱子，你愿意接受这个挑战吗？"

诺诺高扬着头，骄傲地回答："当然，我一定会做到的！"

下午，诺诺顺利地完成了骨髓穿刺检查，并在后续的置管和化疗过程中都非常配合。一周后，当我再次走进病房，诺诺一听到我的声音，就迫不及待自豪地说，"陈阿姨，我做到了，虽然打针还是有点儿疼，但我都没哭。我是不是很勇敢？"

此刻，我泪眼朦胧，轻轻抱着诺诺，这是多么懂事乖巧的女孩啊！我柔声对她说道："诺诺宝贝，我们都看到了，你成功克服了恐惧，真是太棒了！这是奖励你的芭比娃娃，它现在归你了。"诺诺欢呼雀跃，爸爸妈妈在一旁露出了心疼

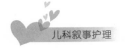

与欣慰的笑容。

随着诺诺积极配合治疗，她的疾病得到了控制，尽管视力仍未恢复，但是诺诺已经敞开心扉，逐渐接纳了自己眼中的新世界，不再尖叫哭闹。在诺诺逐渐恢复的日子里，我偶尔会在病房外静静地观察她。她有时仍显得缺乏安全感，但总会沿着我曾带她走过的路线在病房中漫步。我想，她可能是在通过那段回忆寻找力量吧。

诺诺，你知道吗？你总爱用手指划过病房墙壁的缝隙，并停留思索。我猜，作为孩子的你，一定对万物充满好奇。那些缝隙，如同你心中的"小伤痕"，虽然偶尔带来阵痛，却是光明照进来的地方。

⚙ 叙事过程解析

● 外化

在本案例中，诺诺最初不愿与人沟通。然而，经过细致观察和深入交谈，护士找到了突破其心结的钥匙——芭比娃娃，从而成功获得了她的信任。随后，护士逐步引导她，将她内心的恐惧具象化为"黑色的大箱子"，与她共情，体会她的害怕，最终协助她重塑了直面恐惧的勇气。

● 解构

在本案例中，诺诺心中的恐惧源于陌生的环境和眼睛无法视物导致的安全感缺失。这种不安让她感觉自己仿佛被禁锢在一个黑暗的大箱子中，因此她时常通过发脾气来宣泄情绪。尽管她意识到这种行为并不恰当，但她却不知道该如何克服这种恐惧。

● 改写

在本案例中，护士带诺诺熟悉病房环境和周围物品，并鼓励她接受别人的问候。护士通过将她害怕的"大箱子"具体化，让她直面心中的恐惧。这样的过程帮助诺诺改写了害怕的心理，让她与疾病本身剥离，增强了她要勇敢面对挑战、保护眼睛的信心。

● 外部见证人

在本案例中，护士和诺诺父母作为外部见证人，耐心观察并倾听了诺诺的想法，并通过带她感受病房环境，一同探索心中的"大箱子"，帮助她战胜了内心的恐惧和不安。

● 治疗文件

在本案例中，护士利用芭比娃娃和诺诺建立信任关系，打开她的心扉，倾听她的心声，帮助诺诺逐渐熟悉并理解心中的困扰与不安，让她感受到周围人的关爱与支持。

— 案例启示 —

本案例呈现了一位淋巴瘤患者因病双目失明，极度缺乏安全感而产生的情感波动。护士凭借敏锐的观察力和温暖的关怀，慢慢走入萱萱的内心，与之共情。随后，通过叙事护理的方法，护士鼓励萱萱表达内心的恐惧，并一同分析、探究她真正害怕的事物，使之具体化。利用叙事护理的沟通技巧，护士帮助萱萱打开心扉，重建信心，有效缓解了她的恐惧情绪，使萱萱能够积极面对后续治疗。

本案例的启示：本案例中的患者因眼部肿瘤浸润而双目失明，无论是患者还是其父母，都承受着巨大的心理压力。在这个关键时刻，我们护士通过精心护理和深切关怀，为患者打开了心灵的窗户，助其重拾战胜疾病的信心，确保了治疗的顺利进行。同时，这一过程也让我们感受到了满足和成就。我们的付出能够积极影响患者的生活，这无疑是护理生涯中极具意义的收获之一。

9.
从谈"化"色变到不在"化"下

颜余竹

案例简介

婷婷，女，14 岁，被诊断为急性 B 淋巴细胞白血病 L2 型。该病的主要治疗手段是联合化疗，化疗周期长，但治愈率较高，是目前儿童肿瘤疾病中治疗效果非常理想的一类疾病。

患者画像

青春期女孩，高挑的身材，白净的皮肤，忧郁的眼神，乌黑的长发如瀑布般垂在双肩，闪着诱人的光泽，但目光呆滞，常独自坐在窗边，摆弄衣角，向外张望。

问题描述

婷婷曾经看到自己最亲的人化疗后的样子，历历在目，内心充满了抵触和反抗，认为化疗是恐怖的，化疗会折磨人，改变人，甚至让人面目全非。

叙事经过

清晨，阳光透过窗户照进病房，照在孩子们的脸上，孩子们伸着懒腰，睁开朦胧睡眼，露出了阳光般的笑容，如同这寒冬的暖阳，给人们带来无尽的暖意与舒适。

晨交班结束后，我轻轻推开房门，开始了日常的晨间护理工作。随着一扇扇房门的打开，我逐一与孩子们打招呼，送上新一天的问候。然而，当我走进最后一间病房时，眼前的景象却让我停下了脚步。

婷婷，那位前几天刚入院的小姑娘，正静静地坐在窗边。阳光透过窗户洒在她身上，形成一片金色的光晕，这本是她这个年龄应有的明媚与活力。然而，此刻的阳光似乎无法驱散她脸上的那一抹忧郁。

我放下手中的工作，缓步走到她身边，轻声问道："婷婷，早上好，昨晚睡得怎么样？"她缓缓抬起头，眼中闪过一丝迷茫，随后又迅速低下头，用微弱的声音回应："还好。"虽然只有短短两个字，但我能感受到她语气中的沉重与无奈。

我缓缓屈膝蹲下，温柔地抚摸着婷婷的发丝，轻声细语地探寻她心底的忧虑："婷婷，阿姨想听听，你心里藏着的小秘密是什么呢？"她慢慢地抬起头，双眸中仿佛蕴含着无尽的思绪。

这时，婷婷的母亲轻步走来，轻轻拉起我的手，走到一旁低声细说。她告诉我，婷婷得知自己即将进行化疗，内心充满了抗拒和不安。她曾目睹外婆化疗后的模样，因此对化疗产生了深深的恐惧。她害怕自己会失去青春的光彩，变得像外婆那样虚弱无力，无法再追逐梦想，无法像从前那样充满活力地生活。

听完婷婷母亲的叙述，我再次走到婷婷身边，望着窗外明媚的阳光，轻声对她说："婷婷，你看这阳光多么温暖，它仿佛拥有洗涤一切烦恼的力量。你觉得，它能不能也带走你内心的忧虑呢？"

婷婷眼中闪过一丝怀念，她轻声说："是的，我一直都很喜欢阳光，尤其是在寒冷的冬天，它就像爸爸妈妈的怀抱一样温暖。那时候，我总是期待着周末的到来，因为我可以和爸爸妈妈一起享受阳光，那是最快乐的时光。"

我微笑着点头，接着说："家人的陪伴确实是最珍贵的幸福。虽然你现在生病了，但你的爸爸妈妈依然在你身边，他们比任何时候都更加关心你，更加爱你。你要相信，有他们的支持，你一定能够战胜病魔，重新找回那份快乐和活力。"

婷婷听后，轻轻地叹了口气，仿佛卸下了心头的重担。她抬头看向窗外，阳光依旧明媚，仿佛也在默默为她加油鼓劲。

我："婷婷，你真的很爱你的爸爸妈妈，他们的一举一动都牵动着你的心。你希望他们快乐，也希望自己能给他们带来快乐。"

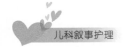

婷婷："是的，他们为了我付出了太多，他们那么辛苦地工作，就是为了让我有更好的生活和学习环境。如果我没有生病，我们一家人应该会很幸福吧。"

我："我们都无法避免生病，但生病并不代表绝望。只要我们积极配合医生治疗，就一定能够恢复健康。"

婷婷："昨天医生告诉我，我需要化疗。可是，我真的很害怕化疗，它在我心里就像一头可怕的猛兽。"

我："可以告诉阿姨，你为什么会觉得化疗这么可怕吗？"

婷婷："因为我外婆之前也做过化疗。化疗后的她，完全变了样。她骨瘦如柴，头发也掉光了，整个人没有力气，走路都需要拄拐杖。她再也不能像以前那样自由活动，甚至出门都怕感染。那样的外婆，和我记忆中的她完全不一样。尽管我们全力救治，但外婆最终还是离开了我们。一想到化疗可能会让我变成那样，我就感到无比恐惧。"

我："化疗确实可能带来一些副作用，但它也是帮助我们战胜病魔的有力武器。每个人的身体反应都不同，也许你的反应不会像外婆那么严重。而且，现在的医疗技术也在不断进步，我们会尽一切可能减轻你的不适。最重要的是，你还有我们，我们会一直陪伴在你身边，给你力量和支持。你看，旁边那两位可爱的小妹妹，她们虽然和你有着相同的病情，但经过几次化疗后，她们依然能够享受生活的美好。她们每天都会按时吃饭，画画，写作业，做手工，甚至还能和妈妈一起到病房外散步，享受阳光和微风。她们就像普通的孩子一样，在病房里找到了属于自己的小天地。对于你的情况，我们团队采用了国际上最新的治疗方案，这种方案对你这种类型的疾病治疗效果非常好，许多与你有着相同经历的大哥哥和大姐姐们，他们积极配合治疗，最终都战胜了病魔，现在他们有的已经步入大学校园，有的已经进入职场，还有的甚至已经结婚生子，过上了简单而幸福的生活。"

婷婷眼中闪烁着期待的光芒："真的吗？我真的可以像那些已经康复的哥哥姐姐们一样，重新拥有健康的身体和快乐的生活吗？"

我微笑着给予肯定的答复："当然可以，婷婷。阿姨不会骗你的。有这么多经验丰富的医护人员在你身边，还有爸爸妈妈无微不至的关爱和陪伴，只要你积极配合治疗，相信不久之后，你就能像其他孩子一样，无忧无虑地去上学，去追求自己的梦想，享受属于你的幸福生活。"

婷婷听后，脸上露出了坚定的神情："我要为了爸爸妈妈，为了自己的未来而努力。等他们老了，我会尽我所能去孝顺他们，陪伴他们，因为能成为他们的女儿，我真的很幸福。"

我点点头："婷婷，你真的非常棒！我听你妈妈说，你一直以来都是个懂事、听话、勇敢、坚强的孩子。你在学习上刻苦努力，成绩优异，从未让父母操心。在学校，你与同学们相处融洽，乐于助人，老师和同学们都喜欢你。你是爸爸妈妈的骄傲，这份骄傲从未因你的病情而改变。"

"现在，虽然你生病了，但请相信，我们有先进的医疗技术和科学的治疗方法。这么多经验丰富的医护人员为你制订治疗方案，他们会给你最大的支持。我坚信，你会很快康复，再次成为爸爸妈妈最骄傲的宝贝。"

"婷婷，你提到了你的老师和同学们经常给你打电话鼓励你，这真是一件很温暖的事情，他们的关心和支持是你战胜病魔的强大动力。"

"你说你的偶像是霍金，这让我非常感动。霍金先生确实是一个伟大的人，他的勇敢、坚强和拼搏精神值得我们每一个人学习。我相信，你也会像霍金先生一样，勇敢地面对困难，坚强地战胜病魔，成为一个对社会有用的人。"

"为了鼓励你，我提前为你准备了一份特别的'结疗毕业'礼物———一幅《七色花》的画作。七色花的每一种颜色都代表着一种美好的寓意：红色代表热情与积极，黄色代表希望与愉快，绿色代表青春与活力，蓝色代表理智与诚实，白色代表纯洁与神圣……我希望你在未来的日子里，无论是面对治疗还是面对生活中的挑战，都能保持勇敢、坚强、乐观和积极向上的心态，无畏风雨，不惧万难，绽放出属于你自己的绚丽之花。"

接下来，婷婷主动要求剃掉那头乌黑的头发，积极配合治疗。经过规范治疗，

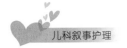

婷婷恢复得很好，顺利回归到正常的学习和生活中。

⚙ 叙事过程解析

● 外化

在本案例中，婷婷的恐惧、害怕被外化为"猛兽"，凶狠残暴，有攻击性，能摧毁人，让人变得面目全非。婷婷将对化疗的恐惧具体描述出来，便于护士帮助她分析、理解内心的恐惧，一起探讨和分析这种恐惧心理。

● 解构

在本案例中，婷婷的恐惧和害怕源于她亲眼所见的外婆患癌化疗后的不良反应。她害怕这些副作用也会发生在自己身上，担心自己会像外婆一样，发生巨大的变化，承受各种不舒适，难以维持正常的生活。

● 改写

在本案例中，通过与婷婷母亲的交流，护士了解到婷婷具备许多优秀品质，如听话、懂事、勇敢、坚强。护士随后在婷婷面前重提这些优秀品质，帮助她重新认识自己，找回战胜疾病的信心。护士引导婷婷表达自己的想法，帮助她再次清醒地认识到自己有能力克服困难，战胜疾病。

● 外部见证人

在本案例中，护士作为外部见证人，耐心倾听婷婷的内心感受，与她一起回忆曾经的自己是多么优秀，深得父母、老师和同学们的赞美与肯定。护士在婷婷面前再次强调她的优秀品质，让她相信这些品质将帮助她克服困难，战胜恐惧。

● 治疗文件

在本案例中，护士赠送给婷婷一幅《七色花》，既是对她坚强勇敢、克服恐惧心理的肯定，也是对她未来人生路的一种指引。我们在生活中总会遇到一些困难和坎坷，只有勇敢面对，迎难而上，才能开出人生的绚烂之花。

— 案例启示 —

　　本案例呈现了一位花季少女在面对白血病化疗时的心路历程。她曾目睹亲人因化疗而遭受的痛苦，因此产生了对化疗的强烈恐惧和抵触心理。这种心理反应并非个案，许多白血病患者在面对化疗时，都会因为对未知的恐惧和对不良反应的担忧而产生类似的抵触情绪。

　　本案例的启示：在临床护理工作中，一旦发现患者有异常反应，我们护士应积极主动地与患者及其家属沟通，了解患者的心理状态。通过耐心倾听和深入交流，我们可以挖掘出患者内心真正的恐惧，再运用叙事护理的技巧，帮助患者将抽象的恐惧具体化，让患者能够清晰地认识到自己的担忧，并找到解决的方法。

10.

骑行少年：从护具之悟到置管之勇

📖 案例简介

晨晨，男，12岁，被诊断为急性 B 淋巴细胞白血病，即将开始化疗。白血病患者的化疗疗程较长，且化疗药物输注对静脉通路的要求较高，因此患者通常需要置入 PICC 来保障用药安全。

👤 患者画像

小学五年级学生，单亲家庭，寸头伴少量瘢痕，皮肤黝黑发亮，眼睛大大的、炯炯有神，鼻梁高挺，笑起来十分阳光开朗，性格独立，爱好骑自行车。

✏️ 问题描述

晨晨是第一次住院，担心治病花费高，并害怕置管后不能参加自行车比赛。

📖 叙事经过

晨晨的骨髓穿刺结果出来了，确诊为急性 B 淋巴细胞白血病。这天，医生正在走廊上跟晨晨爸爸沟通后续化疗的方案，建议晨晨选择置入 PICC 以保证整个疗程的用药安全。经过慎重考虑，晨晨爸爸同意进行置管，但晨晨本人强烈拒绝。得知这个情况后，我来到床边了解情况。

我："晨晨，后面的日子我们就要一起战斗了哟。刚才爸爸跟医生阿姨沟通后决定给你置管，方便后续进行治疗，可以把你的手臂给阿姨看看吗？"

晨晨把手臂往背后藏，说什么都不同意："我心里烦着呐，我才不要置管！"

我停了下来，柔声问道"晨晨，你觉得置管很烦吗？"

晨晨："当然很烦啦，带管一点都不方便，我都不能畅快地骑自行车了。那个管子我看过，在手臂上就像一根长长的绳子，把我的手臂都捆住了！"

我："哦，原来是这样。晨晨，其实这根'绳子'并不是用来束缚你手臂的。后面有机会阿姨带你看看其他小朋友的'绳子'，好吗？阿姨想让你对'绳子'多了解一点。"

晨晨："好吧阿姨，我去问问旁边刚置管不久的哥哥，看他有什么感觉。"

我给晨晨介绍了几个年龄相仿的小朋友，他们的共同点就是都选择了 PICC 置管。通过与他们的相处，晨晨发现置管后的生活并没有他想象中那么不方便。

晨晨马上就要进行静脉化疗药物的输注了。

我走到床旁："晨晨，这两天感觉怎么样呢？我看你爸爸一直都陪着你呢。"

晨晨："对啊，我生病了，爸爸一直陪在我身边。以前爸爸总是忙于工作，我们很少能够像现在这样待在一起。爸爸挣钱很辛苦，每天都是早出晚归。我真的不想生病，治病又要花好多钱，我听到医生跟爸爸说这个管子安一根要上千元。"

我："所以你觉得置管是增加爸爸的负担，对吗？"

晨晨："是的。这些钱都够我们一个月的生活费了。"

我："真是个懂事体贴的好孩子！"

晨晨："我在网上查了，我生的这个病要花很多钱，还不一定能治好，我不想成为爸爸的负担。"

我："晨晨，你是你爸爸最亲最爱的人，我相信你爸爸最大的心愿就是希望你能健康平安。现在这个病的治愈率已经超过 80% 了，治疗效果非常好，你要有信心。只是这个病的治疗过程比较长，还需要使用一些特殊药物，这些药物对我们的血管损伤非常大。置入管子不仅可以免去反复穿刺的痛苦，还可以保证用药的安全。从花费上来说，多次穿刺留置针的费用并不比置入管子的费用低。"

晨晨："真的吗？"

我："千真万确！"

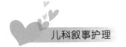

晨晨听了后，松了一口气，随后又犹豫了："可是我带着它，连最喜欢的事情也不能做了。我以前骑自行车可厉害了，经常参加比赛，得了好多次第一名呢。"

我："好厉害！你是个自行车高手呢！晨晨，你为什么这么喜欢骑车呢？"

晨晨："骑车的时候，我会感到很开心，迎面吹来的风似乎能吹走我的烦恼。后来，我无意中参加了一场自行车比赛，没想到不仅获得了名次，还赢得了奖金。我记得第一次拿到奖金时，我的手都在发抖，我终于可以成为爸爸的小帮手了。我用奖金给爸爸买了一件羽绒服，爸爸可高兴了，一直舍不得穿。后来，我一直努力练习骑车技术，争取在更多的比赛中赢得奖金。"

我："最开始练车肯定很不容易吧？我以前学自行车的时候可没少摔跤。"

晨晨："确实。我最开始学骑车的时候摔了好多次，老师建议我戴护具，但我觉得一套专业护具太贵了，没好意思让爸爸买。结果有一次，我摔得很惨，膝盖破了一道好长的口子，我和爸爸都吓惨了。当时，我缝了几十针，花了好多钱，还在家休息了一段时间。"

我："听你这样一说，感觉练习骑车还是挺不容易的呢。晨晨真是一个勇敢的男子汉！你在练习骑车的过程中克服了一次又一次的困难，那后来呢？"

晨晨："那次摔跤以后，爸爸给我买了一套护具，有了护具就安全多了。"

我："晨晨，你觉得骑自行车不戴护具和治疗不置管有什么相似之处吗？"

晨晨："阿姨，你的意思是说我不置管和骑车不戴护具是一个性质？同样危险？"

我："对呀。虽然佩戴护具比较麻烦，而且价格不菲，不买护具看似可以节省开支，但是一旦发生意外，不仅身体会受到伤害，治疗费用也会更高，还会让爸爸很担心。"

晨晨："好像是这样的，上次的医药费可以买几套护具了。"

我："骑车戴护具是为了保护我们的身体，置管同样也是为了保护我们的身体，只是应用的场景不一样而已。"

晨晨："可是阿姨，我出院后也要戴着这个管子，我就不能骑车了。"

我："这个病可能有出血风险，无论是否置管，出院后都不建议你进行容易引起外伤的运动。虽然不能骑车了，但你还有很多其他的运动项目可以选择呀。另外，康复后你就可以重新开始骑车了。在这段时间里，你可以多学习一些骑车技巧，就当是在闭关修炼！"

晨晨想了想，说："闭关修炼？好像也不错哈！"

我："嗯嗯，等治疗结束后，你依然是自行车高手哦！为了激励你，阿姨给你准备了一对帅气的护膝，希望你早日战胜疾病，重回赛场，让它可以见证你的光荣时刻！"

晨晨："谢谢阿姨送的护膝，为了早点发挥它的作用，我也要努力保护自己，好好接受治疗，尽快恢复健康。"

随后，晨晨同意进行 PICC 置管。很快，晨晨便成功置入了 PICC，并且顺利完成了化疗。

⚙ 叙事过程解析

● 外化

在本案例中，PICC 置管被外化为"捆住手臂的绳子"。这种描述将晨晨对 PICC 的感受具象化，便于护士和他一起讨论问题，解决问题。

● 解构

通过沟通，护士了解到晨晨不愿置管的主要原因：一是担心这会增加爸爸的经济负担；二是担心置管后无法参加骑车比赛赢取奖金，这可能会导致家庭经济负担的进一步加重。

● 改写

护士通过寻找与晨晨面临的困境相似的情景，即骑自行车不戴护具的风险，来类比治疗中不置管可能带来的后果。这样的沟通帮助晨晨主动认识到置管的重要性，并改变了他最初不愿置管的想法。最终，晨晨同意了置管。

● 外部见证人

护士作为外部见证人，见证了晨晨主动配合置管，积极进行功能锻炼，还将

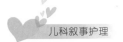

自己置管的感受分享给其他犹豫是否置管的小朋友，鼓励他们主动置管。

● 治疗文件

护膝作为治疗文件，引导患者接受置管，强化了叙事效果。

── 案例启示 ──

　　本案例呈现了一位 12 岁急性 B 淋巴细胞白血病患者在化疗前经历的置管情绪挑战。患者不仅忧虑置管带来的经济负担，还担心治疗后无法继续通过骑车比赛为家庭分担压力。护士运用叙事护理技巧，引导患者表达内心想法，探究其背后原因，并采用类比方法，以自行车护具为例，帮助患者转变观念，主动作出合理选择，建立对治疗的信任和配合。

　　本案例的启示：在临床护理工作中，大龄儿童因担心治疗费用高导致家庭负担加重而不配合治疗的情况并不罕见。这提示我们需要关注患者的身心状态和经济压力，通过有效沟通和适当引导，帮助他们理解和接受治疗方案，从而建立治疗信心，提高配合度。

第三章

转角遇见你，不罕见的罕见病

本章汇集了十个关于罕见病患者的感人故事。这些患者在与疾病的斗争中，经历了诸多困惑与痛苦。护士们凭借专业知识和温情关怀，细心引导患者及其家庭深入解读内心的真实情感，进而转变对疾病的认知与态度。从绝望到拥抱自我，每个故事都满载着对抗疾病的勇气和对美好生活的向往。

护士感悟：罕见病虽名为"罕见"，但每一位患者背后，都凝聚着无数人的默默支持与深切关爱。

1.

穿越迷雾，重燃希望之光

雍珊珊

📖 案例简介

萌萌妈妈，女，29岁，孩子被诊断为胆道闭锁。胆道闭锁是一种先天性结构畸形疾病，患者胆道发育不良，胆汁无法正常排出，进而出现黄疸进行性加重，甚至肝衰竭。因此，尽早诊断和及时手术是治疗的关键。

👤 患者母亲画像

青年女性，高校教师，皮肤白皙，扎一个低马尾，垂头丧气，双眼布满血丝，眼中闪烁着不安和焦虑。

✏️ 问题描述

萌萌妈妈因体质特殊，经历了诸多检查，尝试了多种备孕方法，历经艰辛才成功怀孕。然而，萌萌仅一个多月大时就被诊断出患有先天性胆道闭锁，需要住院手术治疗。面对这突如其来的打击，她感到前所未有的迷茫和无助。

📖 叙事经过

这天，我刚上班，就接到一个从基层医院转来的病例，是一个疑似胆道闭锁的孩子，被安排在了我负责的床位上。交接完毕后，我需要给孩子重新打留置针。于是，我带着萌萌和她妈妈一起来到治疗室。萌萌妈妈一直愁容满面，沉默不语。

我微笑着对她说："萌萌妈妈，我们现在要给萌萌找一下血管，重新打留置针。"然而，萌萌妈妈并没有马上回应我，只是默默地把孩子放在了治疗床上。

看到这个情形，我停下了手上的操作，关切地问道："萌萌妈妈，萌萌刚转到我们科室，之前她的情况怎么样？你可以和我说说吗？"

萌萌妈妈沉默了一会儿，然后慢慢地抬起头，声音中带着无奈："哪里还有血管嘛，都输一周液了。"

我安慰她说："萌萌还这么小，血管细细的，做穿刺的时候确实会有点难。我是专门负责萌萌的护士，看到你眉头紧锁，心里是不是特别担心萌萌的手术呀？"

萌萌妈妈忧虑地点点头："我是特别担心萌萌的手术，心里七上八下的。"

我试图更深入地了解她的感受，于是轻声问道："你心里是怎么想的呢？可以和我说说吗？"

她沉默了一会儿，然后缓缓地说："萌萌好不容易生下来，却得了这个病，搞不好还要做肝移植。我真的害怕失去她，这种感觉让我无法承受。"

我温柔地安慰她："我完全能理解你的心情，我们也会尽全力救治她。"

她抬起头，眼中闪烁着泪光，与我对视了一下，然后说道："雍护士，你知道吗？我备孕三年才生了萌萌。这三年里，我跑了很多家医院，看了很多医生，吃了很多药，打了很多针，一次次地复查，经历了无数的艰辛和煎熬，好不容易才有了萌萌。"

我感慨万分，对她说："那确实是一段非常辛苦、非常煎熬的时光。你能坚持下来，真的是非常不容易。你是怎么熬过来的呢？"

她深吸一口气，眼中闪过一丝坚定，然后说道："其实，我也多次想过放弃。我老公和婆婆看到我受了这么多苦，也支持我们当丁克。但是，我一直坚信医学这么发达，有问题就一定能解决。只要自己坚持，就一定能怀上孩子。所以，我坚持了三年，终于有了萌萌。"

萌萌妈妈声音哽咽，继续说："谁晓得，现在又是这个病。萌萌出生这一个多月，我就没有感受过当妈妈的喜悦。前段时间住在医院，我一直在问自己，我到底做错了什么。现在她受罪，我也很难受，我真的都不晓得自己该怎么办了，

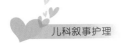

不知道什么是对，什么是错，感到非常迷茫。"

我温柔地回应她："萌萌妈妈，我能理解你的心情。你现在对萌萌的病情有一定的了解了吗？"

萌萌妈妈点点头，若有所思地说："算是了解吧。基层医院的医生怀疑是先天性胆道闭锁，建议我们转到你们儿童医院来做手术。可是一想到她这么小，就要经历这么复杂的手术，而且手术效果还不确定，我就感到心头一片迷茫。我看不到尽头，不知道未来还有多少针、多少痛等着她。"

说着，萌萌妈妈的眼泪不断落下。我赶紧递上一张纸巾，安慰她说："萌萌妈妈，你当初克服了那么多困难，才迎接萌萌来到这个世界。现在给孩子做手术，也是一样的道理。你要相信医学的力量，它一定能解决孩子的问题。对吧？就让我们一起为孩子加油吧！相信萌萌也能感受到爸爸妈妈对她的爱，她一定会挺过来的！你看，你说话的时候，她一直在看着你呢，她肯定能感受到你的温暖和鼓励。"

萌萌妈妈顿了顿，温柔地摸着萌萌的头，深情地看着她，眼神中充满了坚定："萌萌乖，妈妈爱你。我那么辛苦才带你来到这个世界，无论遇到什么困难，妈妈都会陪你一起扛，一起度过。"说完这些话，萌萌妈妈转向我，眼中闪烁着感激的光芒，真诚地说道："谢谢你，雍护士。这段时间，我像是陷在迷雾之中，心情很迷茫，甚至有过后悔生了萌萌的念头。但是，谢谢你听我说了这么多，你的话让我重新找回了方向。我现在很清楚，无论是胆道闭锁还是肝移植，这都是摆在萌萌和我们家庭面前的一道难题。但是，有问题就得去解决。既然我们已经来到了你们医院，我们就打算和这里的医生护士一起，陪伴萌萌共同面对这场挑战。真的非常感谢你，雍护士。"

我："萌萌妈妈，你能这样想真是太好了，在整个治疗过程中，我们团队都会和你一起为萌萌制订最佳治疗方案，我们会像你一样用心爱她、呵护她。今天是我和萌萌的第一次见面，我们以后就是一起战斗的战友啦！"

萌萌妈妈被我的情绪所感染，擦了擦眼泪，露出了一个坚强的笑容："好，重新出发，我们一起努力加油！"

接下来的日子里，我们团队与萌萌及其家人紧密合作，共同面对挑战。最终，萌萌顺利通过了手术，并在我们的精心照料下逐渐康复。出院的那一天，萌萌妈妈拉着我一起录制了一段视频，以此来记录这个充满爱与勇气的时刻。视频中，我们每个人的脸上都洋溢着幸福和欣慰的笑容，因为我们知道，是爱与坚持让我们共同渡过了这个难关。

叙事过程解析

● 外化

护士通过将萌萌妈妈的担忧和不安与她自身分离，帮助她认识到这些情绪只是暂时的，不是她本身的固有属性。例如，护士对她说："你心里是怎么想的呢？可以和我说说吗？"这样，她就有机会把内心的忧虑说出来，从而减轻心理负担。

● 解构

护士解构了萌萌妈妈的担忧和迷茫，让她意识到这些情绪来源于对未知的恐惧和对孩子病情的忧虑。护士通过询问她的想法和感受，帮助她逐渐理解并接受这些情绪，从而开始寻找解决问题的方法。

● 改写

护士鼓励萌萌妈妈重新诠释她的经历，从备孕的艰辛到面对孩子病情的挑战，让她看到自己已经克服了许多困难，有能力面对当前的挑战。例如，护士对她说："你当初克服了很多困难，才迎接萌萌来到这个世界上。现在给孩子做手术，也是一样的道理。"

● 外部见证人

护士作为外部见证人，见证了萌萌妈妈的坚韧和勇气，也见证了她的情感变化和成长。护士通过倾听、理解和支持，帮助萌萌妈妈感受到她不是一个人在战斗，而是有整个医疗团队和她一起面对困难。

● 治疗文件

出院时录制的视频作为治疗文件，记录了萌萌康复的喜悦和整个过程中的爱

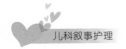

与勇气。这个视频不仅是对萌萌和她妈妈的一种纪念，也是对我们共同渡过难关的一种见证。

— 案例启示 —

本案例呈现了一位胆道闭锁孩子的妈妈，在孩子即将接受手术治疗以及后续复杂而漫长的治疗过程中，所经历的情感波折。从初闻病情时的震惊与不安，到对孩子未来治疗之路的深切担忧，再到对自我坚持与勇气的重新审视，这位妈妈的内心世界经历了巨大的起伏和变化。通过叙事护理，护士引导萌萌妈妈回顾了从备孕到当前治疗的全过程，让她感受到了自己作为一个母亲对孩子的深沉爱意，并重新体会到了爱的力量。

本案例的启示：在先天性胆道闭锁这类治疗周期漫长且充满挑战的疾病治疗过程中，家属的治疗意愿是否坚定、治疗态度是否积极，对孩子的后期治疗依从性以及治疗效果具有至关重要的影响。护士不仅要为家属提供情感上的支持，还要帮助他们更加冷静、理性地思考和应对治疗过程中遇到的各种问题，从而为孩子赢得良好的治疗效果。

2.

让罕见被看见，让爱不罕见

杨梅

📖 案例简介

可可，女，13岁，被诊断为法布雷病。法布雷病是一种罕见的 X 染色体伴性遗传溶酶体贮积病，最常见的症状为疼痛，表现为灼痛、刺痛或放射痛，可持续数分钟至数天，有时反复出现。该病可引起肾脏、心脏和脑血管等一系列脏器严重损伤，甚至危及生命，对患者的生活质量和身体健康造成严重影响。目前，阿加糖酶 α 酶替代治疗是治疗法布雷病的一线疗法，需要终身用药，但该药费用高昂，每个月预计要花费两万多元。

👤 患者画像

青春期女孩，有着高挑的身材、清爽的头发、白净的小脸、水灵的眼睛，面容略带愁容，步伐略显无力。

✏️ 问题描述

可可被诊断为法布雷病，对她来说，这是一次巨大的挑战。而高昂的医疗费用更是给她的家庭带来了沉重负担，导致可可内心产生了巨大波动，甚至萌生了放弃治疗的念头。

📖 叙事经过

初见可可，她那略带羞涩的笑容中透露出非凡的灵慧，令人不由自主地心生怜爱。然而，多年来，可可一直被病痛困扰着，如影随形，却始终未能找到确切

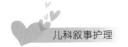

的病因。此次入院，她被确诊为法布雷病，这本该是希望的开始，但高昂的医疗费用却瞬间将她和她的家庭推入了深深的忧虑与无助之中。家庭经济本就拮据，这突如其来的经济压力更是让他们的脸上写满了沉重与疲惫。

我坐在可可床边，注意到她低垂着头，眼神中充满了忧虑与无助，双手不停撕扯着餐巾纸，这一行为让我感到格外异常。于是，我轻声询问："可可，这几天是有什么不高兴的事情吗？"

可可的声音低沉而无力："我爸爸妈妈这两天都不怎么说话，我知道他们在为钱发愁。"

我点了点头，温柔地鼓励她："可可，我们都相处了这么长时间了，杨阿姨一直都很喜欢你，把你当成我的好朋友。你有什么不方便给爸爸妈妈讲的话，都可以告诉杨阿姨。"

可可抬起头，眼神中既有对病痛的无畏，又藏着对母亲深深的疼惜与不忍："我觉得自己就像被囚禁在茧中的蚕蛹，永远都不能破茧而出。以前双脚和双手总是痛得像被烈火灼烧一般，这些我都忍下来了，但这一次我真的想放弃了。那个药实在是太贵了，这几年我和爸爸都生病了，家里已经一贫如洗，负债累累，哪有那么多钱给我治病，这会压垮妈妈的……"

听完这番话，我不禁有些哽咽。我温柔地拉起她的手，轻轻地告诉她："可可，我能深切体会你的感受。别怕，我们一起来面对，好吗？"

我突然想到我包里有一本蔡磊写的自传作品《相信》，于是拿出来问道："可可，你知道这个人的故事吗？他和你一样也患了一种罕见病，叫渐冻症，这种病会导致肌肉逐渐萎缩和无力，直至全身瘫痪，他面对的情况比你更艰难，目前没有可治疗的药物，但他选择了相信，选择了坚持。而你现在有阿加糖酶 α 这种特效药，如果你选择放弃，就真的成为囚禁在茧中的蚕蛹了。我们会和爸爸妈妈一直陪着你，医疗费用的事情我们会尽全力替你想办法。"

可可低声说道："杨阿姨，其实我觉得活着真的好难，要面对太多我们无法解决的问题。没找到病因的时候，我们四处寻医，好不容易找到病因了，又面临需要很多钱去治疗。是不是离开了就一了百了了呀？"

我连忙握紧可可的手，感受到她指尖传来的微微凉意，心疼地说："可可，你千万别这么想！活着，虽然有时候确实充满了挑战和不易，但正是这些不易，让我们的生命变得更加丰富多彩，更加值得我们去珍惜和奋斗。你想象一下，如果每一朵花都因为害怕风雨而不愿绽放，那世界该是多么单调和乏味啊。"

我停顿了一下，目光坚定地看着可可："至于医疗费用的问题，虽然现在看起来是个难题，但我相信，只要我们不放弃希望，就一定能够找到解决的办法。医保报销、社会援助、慈善机构……这些都可以成为我们的助力。更重要的是，随着科技的发展，未来一定会有更多、更好的药物被研发出来，让我们战胜病魔的可能性越来越大。"

她轻声地说："杨阿姨，谢谢你。你说得对，我不能轻易放弃。我要像蔡磊叔叔那样，勇敢地面对困难，积极地寻找解决办法。我相信，总有一天，我会破茧成蝶。"

我："可可，我把这本书送给你，希望你和蔡磊叔叔一样，相信《相信》的力量，无论面对再大的困难和挑战，都能有坚定的信念和坚持的勇气。"

可可微笑着看着我："谢谢杨阿姨，我一定会好好珍藏、好好阅读这本书的。"说完就上前给了我一个大大的拥抱，我能感受到这个拥抱的力量。

其实，可可一家的担忧并非没有道理。阿加糖酶 α 作为可可治疗道路上的关键药物，其高昂的价格确实令人咋舌。在此之前，重庆市还未有患者使用阿加糖酶 α 治疗法布雷病的先例，医保报销政策也尚未落地。面对这一困境，我们科室迅速召开会议，讨论并决定积极为可可联系药物，同时努力推动该药物纳入医保报销范围。此外，我们还协助他们申请了社会救助基金，以期为他们提供更多的帮助和支持。

经过一个月的不懈努力，我院领导、医保单位及医护人员多方协作，终于成功将阿加糖酶 α 送到了我们的手上。同时，医保报销政策也得以顺利落地，可可因此成为了重庆市首例使用阿加糖酶 α 治疗并纳入医保报销的患者。报销后，

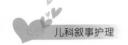

她的每月住院费用从原先的 20000 元左右大幅降低至仅需自费 2000 元左右。得知这一喜讯，可可一家激动得热泪盈眶，感激之情难以言表。我们也为能够减轻他们一家的经济负担，让可可获得更好的治疗机会，而感到由衷的高兴。

如今，可可每个月需要住院两次进行阿加糖酶 α 的输注治疗。再次住院时，她微笑着向我走来，俏皮地说："杨阿姨，我又来看你了。你知道吗？我加入了法布雷病友会，还交了好几个跟我年纪相仿的好朋友呢。你送给我的那本书，我也推荐给了他们，我自己也读了好几遍，真心觉得蔡磊叔叔太伟大了。所以，我现在特别想努力学习，将来争取考入医学院校，成为一名充满温暖的医生，去帮助更多需要帮助的人。"她的笑容中洋溢着乐观与阳光，仿佛能驱散世间所有的阴霾。

⚙️ 叙事结果解析

● 外化

可可的病痛和家庭的经济压力被外化为具体的实体，如"被囚禁在茧中的蚕蛹"和"高昂的医疗费用"。这种外化有助于可可和她的家庭将这些困境视为可以面对和克服的问题，而不是无法改变的命运。

● 解构

可可对于活着的困难和放弃的念头被解构。通过护士的鼓励和蔡磊故事的分享，可可开始意识到，尽管生活充满挑战，但这些挑战正是生命丰富多彩的部分，值得珍惜和奋斗。

● 改写

可可的故事被改写为更加积极和充满希望的版本。从最初的绝望和无助，到后来的勇敢面对和积极寻找解决办法，可可的心态发生了显著变化。这种改写不仅影响了可可自己，也激励了她的家庭和其他病友。

● 外部见证人

护士作为外部见证人，她的存在和行动为可可提供了重要的支持和希望。她不仅是一个倾听者，更是一个积极的参与者，帮助可可面对困境，寻找解决方案。

● 治疗文件

蔡磊的自传作品《相信》成为可可的治疗文件。这本书不仅提供了关于如何应对罕见病的信息，更重要的是，它传递了一种坚定的信念和坚持的勇气。这本书成为可可面对困境时的重要精神支柱。

— 案例启示 —

本案例呈现了一位青春期女孩在漫长疾病迷雾中的艰难历程，她曾饱受诊断无果的绝望与确诊后高昂医疗费用的重压。护士以叙事护理的魔力，缓缓开启患者心扉，引导其倾诉忧虑，并借助名人自传故事激发其战胜疾病的信心。在护士的悉心呵护下，可可重燃生活热望，找到人生方向，决心成为温暖医生。最终，在我院领导、医保单位及医护人员的共同努力下，费用困境得以解决，为可可及其家庭带来希望与光明。

本案例的启示：罕见病不仅治疗和护理难度大，而且患者及其家庭还面临着高昂的医疗费用负担。因此，在临床护理过程中，我们不仅要关注患者的生理状况，更要深入了解其家庭的经济状况，积极通过多种途径寻求解决方案，以减轻他们的经济负担。我们坚信，通过全社会的共同努力，罕见病患者的未来一定会更加美好，他们将有望获得更加全面、有效的治疗与护理。

3.

生而罕见，爱你不变

陈冬梅

案例简介

小杰妈妈，女，32岁，其孩子4岁，被诊断为黏多糖贮积症Ⅱ型。黏多糖贮积症是一种罕见病，遗传性疾病，出生时多表现正常，但随着年龄增长，"黏宝宝"的特殊面容和全身症状持续加重，严重者常在青少年时期死亡。

患者母亲画像

青年女性，身材高挑，戴眼镜，说普通话，长头发，面容憔悴。

问题描述

孩子出生时背部有大片青斑，但当时家人并没有在意。现如今孩子被确诊为罕见病，母亲内心充满自责与绝望。

叙事经过

小杰被确诊为黏多糖贮积症Ⅱ型，这个消息如同晴天霹雳，让全家人都陷入了深深的痛苦之中。我作为接诊护士，在对小杰进行入院宣教时，注意到小杰妈妈面容憔悴，眼神黯淡，只是频繁点头，一言不发。我能感受到她内心的煎熬和无助，仿佛整个世界都崩塌了。

第二天晚上，我在值班时发现小杰妈妈独自站在病房走廊的尽头，凝视着窗外的黑夜。她的身影显得那么孤独和无助，仿佛被无尽的黑暗所吞噬。我轻声询问她为何还未入睡，她却没有回应，只是面无表情地望着远方。我能感受到她内心的挣扎和痛苦，仿佛正在经历着一场无声的战役。

我迅速取来薄毯，轻轻披在她的肩上，希望能给她带来一丝温暖和安慰。这一细微的举动似乎触动了她，她微微侧首，向我道谢，眼中闪烁着泪光。我能看到她的眼眶已经湿润了，那是无助和绝望的泪水。

我轻轻地把手搭在她的肩上，询问她是否遇到了困难。小杰妈妈终于开口了，她用颤抖的声音讲述了小杰的病情和他们的心路历程。她自责没有早些发现小杰身上的青斑，现在却面临着可能失去孩子的痛苦。她的声音充满了悲伤和无奈，每一个字都像是从心底深处挤出来的。

我递过纸巾，紧紧握住她的手，默默陪着她。我能感受到她手心的冰凉和颤抖，那是她内心深处的恐惧和不安。过了一会儿，等她情绪稍微平静了一些，我告诉她，每个孩子都是妈妈的软肋，孩子生病了妈妈肯定心疼不已。

李女士感慨地说，小杰是她的唯一，她经历了很大的痛苦才要了这个孩子，试管做了几次才成功，每次打针前都忐忑不安，但是，她凭借着强烈的愿望和老公的支持与陪伴，最终坚持了下来。她还告诉我，她是一名小学五年级的班主任，一边要备孕，一边还要关心学生们的情况。她经历了无数的困难和挑战，但是都坚持了下来。现在小杰却患上了罕见病，让她感到撕心裂肺的绝望。

我听到这里，由衷地敬佩她。我竖起大拇指称赞她是一名优秀的教师，同时也是一位伟大的母亲。我问她认为自己是一个什么样的人，她思索片刻后说，她是一个不轻言放弃、勇敢、坚持的人。在整个过程中，她虽然有过放弃的念头，但内心强烈的愿望战胜了它。她时常告诉自己，眼前的困境只是暂时的，只要坚持下去就会有希望。

我告诉她，她的坚强和努力备孕的故事让人感动。她还有这么爱她的老公和听话的学生们，她是幸福的。现在虽然遇到了困难，但是医学进步了，黏多糖贮积症可以采用造血干细胞移植、酶替代治疗和对症治疗了，效果还不错。我鼓励她要有信心，相信医学的力量，一起加油！

小杰妈妈眼里闪着光，问我干细胞移植是否真的有效果。我坚定地告诉她是

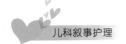

真的，并鼓励她不要放弃希望。我告诉她，小杰现在更需要的是她的陪伴和鼓励，让我们一起期待小杰的涅槃重生，我坚信只要我们共同努力就一定能够战胜病魔。

后来的日子里，我一直关注着小杰的病情和小杰妈妈情绪的变化。我休完夜班回科室上白班时，碰到小杰妈妈，发现她的气色好了很多，还主动和我讲话。我邀请她和小杰一起参加科室的患者绘画活动，希望能够让他们感受到更多的温暖和快乐。

小杰很认真地画了幅画，并开心地向我展示。我看到画中充满了生机和希望：有明亮的太阳、绽放的花朵、绿茵茵的草坪、欢快的小鸟，还有他和好朋友们在一起玩游戏的场景。我被这幅画深深打动了，它仿佛就是小杰内心的写照，充满了对生命的热爱和对未来的憧憬。

我建议把小杰的画贴到走廊的心愿墙上，让更多的人看到他的希望和坚强。小杰高兴地同意了，我们三个一起走向心愿墙。挂完画后，小杰妈妈主动拉起我的手感谢我。她说那天晚上我的陪伴和开导让她想通了很多事情。她决定不管以后小杰的治疗之路有多艰难，都要有信心配合医生和护士的治疗。她还说要用自己的坚强影响小杰，争取尽快治好他的病。

听到小杰妈妈真诚的感谢和决心的话语，我内心非常感动。我知道这段艰难的旅程对他们来说才刚刚开始，但是我也相信只要我们一直陪伴在他们身边给予他们力量和支持，他们就一定能够战胜病魔，走出困境。

后来，小杰接受了造血干细胞移植手术并顺利出院了。小杰妈妈发来了康复后的照片，照片中他们一家人笑得很灿烂，可以感受到他们对生活充满了希望和阳光。一段时间后，小杰的恢复情况很不错，之前的症状都得到了明显改善。现在，他已经如愿以偿地上学了，每天都充满着活力和快乐。我为小杰一家人感到由衷的欣慰和祝福。

叙事过程解析

● 外化

在本案例中，护士将小杰的疾病（黏多糖贮积症 II 型）从小杰和小杰妈妈的身份中外化出来，使其成为一个可以面对和抗争的实体。护士通过向他们介绍医学的进步和治疗方法，帮助他们将疾病视为一个可以积极面对和克服的挑战，而不是他们身份的一部分。

● 解构

护士解构了小杰妈妈对于疾病和未来的绝望观念，通过介绍造血干细胞移植、酶替代治疗和对症治疗的有效性，帮助她重新构建了对未来的希望和信心。

● 改写

护士通过与小杰妈妈对话，改写了她对自身经历的看法。从最初的自责和绝望，到后来的坚强和勇敢，护士帮助她认识到自己的力量和作为母亲、教师的伟大之处。这种改写有助于她以更积极的心态面对挑战。

● 外部见证人

在本案例中，护士和心愿墙作为外部见证人，见证了小杰和小杰妈妈的挣扎、希望与转变。护士的支持为他们提供了一个外部的肯定和鼓励；心愿墙上的小杰的画作，展现了小杰的坚强与希望，为所有看到它的人传递着力量和鼓舞。

● 治疗文件

在本案例中，小杰的画作成为了治疗文件。这幅画不仅表达了他对生命的热爱和对未来的憧憬，也成为了他和妈妈在治疗过程中的一个重要里程碑。

— 案例启示 —

本案例呈现了一位母亲在得知孩子罹患罕见病后的复杂心路历程。面对这一突如其来的打击，她瞬间感到治疗无望，作为母亲，她难以接受这一残酷现实，内心充满了绝望与恐惧，害怕失去心爱的孩子。护士借助叙事护理的技巧，主动倾听，深入理解，真诚共情，成功地帮助小杰妈妈重塑了生命叙事，让她重新燃起生活的希望，找到前行的方向。

本案例的启示：罕见病患者作为一个特殊的群体，他们及其家庭承受着常人难以想象的痛苦和沉重的经济负担。在临床护理工作中，我们的每一点

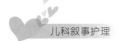

关爱都可能为一个家庭带来巨大的光亮和希望。我们应巧妙地运用叙事护理方法，深入家属内心，主动关心、关爱罕见病患者及其家庭，让他们感受到温暖和支持，不再孤单地面对病魔。我们可以帮助罕见病患者及其家庭更加积极地面对疾病，共同寻找战胜病魔的力量。

那些年，我们一起战斗的岁月

杨芸

📖 案例简介

小小，女，16 岁，被诊断为克罗恩病。克罗恩病是一种发生于胃肠道的慢性炎症性疾病。临床症状包括腹泻、便血、痉挛性腹痛、恶心、发热、食欲减退、体重减轻和乏力。该病是一种目前仅能缓解而无法治愈的终身慢性疾病。

👤 患者画像

青春期少女，身材消瘦，面容清秀，扎着高马尾，喜欢通过书信表达内心想法。

✒ 问题描述

小小 16 岁时被确诊为克罗恩病，她对这种终身不愈的疾病充满担忧，对未来感到迷茫。

📖 叙事经过

五年前的深秋，医院迎来了一位特殊的患者——面容略显消瘦的 16 岁少女小小。她因腹痛困扰了半年之久，入院后经过一系列检查，在第 25 天被确诊为克罗恩病。听到诊断结果的那一刻，她悄悄在手机上搜索起这个病名，当"无法根治""伴随终身""症状持续"等字眼映入眼帘时，她的心理防线瞬间崩塌，脸色苍白，眉宇间凝结着淡淡的忧愁，仿佛心头承载了无法言说的重压。

看见她在病床上蜷缩着强忍腹痛的样子，我心疼不已。她的病房里总是寂静无声，针落有声，她不愿意与任何人交流，甚至抗拒检查和治疗。

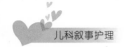

在一次晨间交班之后，我尝试与小小进行沟通。我关切地询问她今天的感觉如何，但她并不愿意多说话，眼睛一直盯着手机，脸上也看不到笑容，只是勉强挤出几个字："还好吧！"尽管我注意到她的气色相比之前已经好了许多，但她依旧闷闷不乐。于是，我进一步询问她是否有什么心事。

这时，小小终于开口了。她告诉我，她在网上查过自己得的疾病，发现它有一个俗称叫作"绿色癌症"，而且没有根治的办法，疾病将伴随她一生，意味着她可能一辈子都要在病痛中度过。她感慨地说："我的人生才刚开始，却得了这样的疾病。我甚至不知道我这一生能有多长，我都还没有去看过外边的世界。"

看着小小那茫然的眼神，我深感确诊这种疾病对于一个正值花样年华的少女来说无疑是沉重的打击。为了缓解她的情绪，我转移了话题，询问她的学习成绩是否优异。提到学习，小小的眼里闪现了些许光亮，她自豪地讲述起了自己如何努力学习，挑灯奋战，最终取得优异成绩的经历。

我跟着告诉小小，治病其实与学习一样，都需要坚持和努力。只要能够坚持规律治疗，她也一样能过上和以前一样的生活。接着，我给她详细讲解了目前克罗恩病的治疗方法，并鼓励她要有信心，因为医学在不断进步，说不定根治方法会比她想象中来得更早。

我还告诉小小，她并不是一个人在战斗，她的背后有父母、朋友、病友，还有我们所有的医护人员，都会一直陪伴着她，共同面对这个挑战。

慢慢地，小小紧锁的眉头舒展了，眼神从茫然变得充满希望，我悬着的心也稍稍放下了。

接下来的治疗都很顺利，小小的病情也得到了很好的控制。我每次去询问她的情况，都能感受到她情绪的转变，与父母、医护人员的交流也变多了。出院前，我把生活中需要注意的事项详细告知小小，叮嘱她一定要遵照执行。她笑了笑，点头说知道了。

后来，我一直与小小保持着联系。经过规律的治疗，她的状态很好，也过上了和以往一样的生活。然而，2022年的新冠疫情打破了这份平静。由于封控，小小无法按时来到医院接受治疗。她的母亲在"互联网医院"上焦急地寻求帮助，生怕病情复发，小小也担心因不能用药而复发。

我了解情况后便向科室反映，科室随即发起了"远程会诊"，对小小就诊的当地医院进行了用药指导。在多方努力下，小小如期用上了药物，病情得到良好控制。这场经历更加坚定了小小积极与疾病斗争的信念。与克罗恩病的斗争，不仅是对小小身体的考验，更是对她心灵的磨砺。

一天，阳光洒在医院的每一个角落，十余位家长和孩子齐聚一堂，参加克罗恩病病友会。在主持人的介绍下，小小作为患者代表登上了讲台。她手握话筒，目光坚定，分享了自己与克罗恩病的故事。她讲述了自己从一开始的不接受、不理解，到逐渐接受这个疾病的过程。她看着倾尽一切为她治病、总是包容她坏情绪、给予她无微不至关怀的父母，以及一直陪伴着她的医务人员，内心为之触动，并重新燃起了斗志。

小小真诚地分享道："不就是一个病吗，有什么大不了的？人生路漫漫，何曾有坦途？况且，我的人生旅途那么长，沿途还有很多美景等着我欣赏，为何要悲观？"她的坚强与乐观成为了病友及家属们的榜样。

至今，小小仍在规律用药治疗的路上。通过与她的交流，我能感受到她从容、坦然接受疾病的心态。她不再觉得自己是"特殊"的，而是一个对未来充满希望的普通青少年！

⚙️ 叙事过程解析

● 外化

小小的疾病被外化为"绿色癌症"，这使疾病成为了一个可以与之对抗的实体，而非小小自身的一部分。通过外化，小小和医护人员能够更好地将疾病与她的个人身份和情感状态分开，有助于她以更积极的心态面对治疗和生活。

● 解构

小小最初对疾病的认知是悲观和绝望的，认为它将伴随终身且无法根治。然而，医护人员通过解构这种观念，向她展示了医学的进步和多种治疗方法的可能

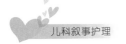

性，帮助她重新构建了对疾病的认知，从而减轻了她的心理负担。

● 改写

医护人员鼓励小小将治病看作与学习一样需要坚持和努力的过程，改写了她对疾病的无助感。通过改写，小小开始相信自己能够通过规律治疗过上和以往一样的生活，这种积极的改写有助于她树立战胜疾病的信心。

● 外部见证人

小小的父母、朋友、病友及医护人员都成为了她的外部见证人。他们陪伴她共同面对挑战，给予她支持和鼓励。这些外部见证人的存在让小小感受到自己并不孤单，增强了她的社会归属感和对抗疾病的信心。

● 治疗文件

小小的演讲稿作为治疗文件，不仅记录了她的情感转变和心灵成长，还成为她宣泄情感、重构自我认知的重要途径。同时，这份演讲稿也激励与鼓舞了其他病友和家属，为他们提供了心理支持和建议，辅助治疗与康复。

── 案例启示 ──

本案例呈现了一位青春期罕见病（克罗恩病）患者在治疗过程中的心路历程。面对无法治愈的疾病的沉重打击以及对未来充满迷茫的困境，护士巧妙地运用了倾听等沟通技巧，深入表达了对患者的深切理解与共情。通过悉心引导，护士帮助患者认识到自己的优点和潜力，从而引领患者逐步树立对生命及生活的坚定信心。

本案例的启示：面对青春期罹患罕见病的困境，患者不仅要承受疾病带来的心理重压，其家庭也要面对巨大的经济负担。护士以职业敏锐感及时发现并关注患者内心的困扰，通过引导患者倾诉并运用生动的沟通艺术，有效缓解了患者的担忧与迷茫，为患者重新点燃了生命的希望。在这一过程中，护士不仅成功引领患者树立了战胜病魔的坚定信念，也进一步升华了自己的职业荣誉感和使命感，彰显了医护人员在患者康复之路上的重要作用。

5.
绝望中的坚强

李平

📖 案例简介

小风，男，14岁，被诊断为糖尿病合并肺毛霉菌病。肺毛霉菌病发病凶险，病死率很高，预后极差，两性霉素B和外科清创术是目前的治疗手段。同时，积极地控制原发病也尤为重要。医生为小风拟定的治疗方案为：先静脉输注两性霉素B、头孢哌酮联合抗感染治疗，待感染控制后进行右下肺切除术。

👤 患者画像

青春期男孩，身材瘦高，头发凌乱，面无表情，眼神落寞。

✏️ 问题描述

小风在外接受了一个多月的治疗，但效果不佳，心情因此变得十分低落。他对于疾病给自己生活带来的巨大改变感到无助和绝望，于是来到了儿童医院寻求进一步治疗。

📖 叙事经过

14岁的少年本应如初夏的果实，洋溢着青春的热情与生命的活力。然而，当我初次遇见小风时，他的形象却与这美好的比喻大相径庭。他双眼深陷，空洞无神，透露出一种麻木与绝望的气息。他的面部表情僵硬，仿佛与世无争，头发因长时间未打理而凌乱不堪。他身着宽大的深蓝色睡衣，脚踏一双拖鞋，有气无力地倚在护士站的桌边，脸上还挂着氧气管。这样的他，让我心生怜悯，我决定

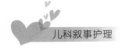

在闲暇时去找小风聊聊。

那天正好是我值夜班，夜深人静之时，我走在漆黑的走廊上，尽头处一抹微弱的人影引起了我的注意。起初，我以为是某位家属在那里偷偷吸烟，但当我悄悄走近，却发现竟是小风。

我轻声问道："嘿，小风同学，怎么大半夜不睡觉，蹲在这里干嘛呢？真是吓了我一跳。"

小风缓缓站起身，却没有看向我，而是将目光投向了病房走廊的另一端，那双空洞的眼睛仿佛在试图看清这深夜中隐藏的一切秘密。他小声回应道："一天到晚都在床上躺着，睡得太多了，就出来走走。"

我心疼地看着他，提议道："要不要到护士站来坐坐？那里暖和些。"

小风犹豫了一下，最终还是点了点头。

我巡视完病房回来时，发现小风正坐在护士站前，那盆生机勃勃的向日葵吸引了他的注意，他正轻轻地摆弄着。然而，当我走近时，他却沉默不语，只是静静地坐着。片刻之后，他发出了一声长长的叹息："唉……"

我关切地问道："看你每天都无精打采的，现在还唉声叹气，是不是心里有什么心事和顾虑？可以和阿姨说说吗？说不定我能帮上忙呢。"

小风犹豫片刻后，终于开口说道："嗯，生病这么久了，也不知道什么时候是个头？心里真的好烦，也好怕……"他的声音里充满了无奈和绝望。

我轻声问道："能具体说说你的感受吗？"

小风沉默了很久，几次嘴唇颤抖着欲言又止，最后终于缓缓地说道："自从生病，我再也没上过学。来这里之前，我爸妈已经带着我去了好多家医院，但结果都是一样的，肺坏死了，炎症很重，血糖控制不好，手术风险大……我应该是治不好了。本来我今年才上初一，刚认识一群新朋友，我们在学校里一起上课，一起打篮球，每天都开心极了。可这突如其来的疾病改变了这一切，我不得不辍学治病。篮球，我恐怕是再也不能打了吧！"

接着，小风抬起他的双手，继续说道："看看我的双手，全是针眼。之前打留置针输两性霉素 B，每次最多两天，我的血管就又红又痛。后来手上找不到血管了，就在脚上打，我真的都要崩溃了。"说着，小风的眼泪已经在眼眶里打转。

我看到他那满是针眼的双手，到处都是淤青，已经没有一根完整的血管。我能感受到他身体的痛苦和内心的煎熬。于是，我轻轻握住他的手，说道："小风，我能理解你的痛苦。但你已经比常人更坚强了，你的每一个针眼都是你与疾病抗争的见证。"

小风哽咽着说："可我就怕我坚持了，到最后还是一样的结局……"说完，小风彻底崩溃了，眼泪止不住地流。

我紧紧握住他的手，坚定地说："我知道你现在的心情非常糟糕，感到无助和绝望，但这一切都是暂时的。无论遇到什么困难，我们都要有克服它的勇气。小风，你不是一个人，你还有我们。我们会一直陪着你走下去。"

小风轻轻地点点头，眼中闪过一丝光芒。

我微笑着说："看得出来，你真的很喜欢篮球哦。我经常都看到你在看篮球比赛，那份专注和热爱，真的让人感动。"

小风的眼睛里仿佛有星星在闪烁："是的，我最喜欢的运动就是打篮球。那种肆意奔跑、挥洒汗水的感觉，真的特别爽。虽然我个子不算高，但我是我们初一篮球队的队长。新学期开学的时候，学校组织了一次篮球比赛。面对个头比我们高一大截的高年级学长们，我们并没有感到害怕。相反，这种差距激发了我们战斗的激情。每天放了学，我们都会在球场上反复练习，提高技艺，磨合队友间的默契。最后，我们胜利了！在公布比赛结果的那一刻，我们激动得都要哭了。因为只有我们自己知道，这个胜利来得有多么不容易。"

我感慨地说："你们真是太棒了！不惧困难，勇往直前。面对比自己强大的对手，你们并没有给自己寻找逃避的理由，而是化压力为动力，刻苦训练，不懈努力，最终战胜了强劲的对手。其实，小风，你现在面对的疾病就像你曾经面对的球场对手一样。它很强大，但只要我们拿出曾经的勇气和毅力，我们就有可能战胜它。"

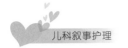
小风惊喜地问道："真的吗？我的病真的能治好吗？我还能回去上学吗？"

我坚定地说："小风，疾病不是生命的终点，它只是生命中的一个阶段。而爱和希望是永恒的。不要放弃，无论前方有多少困难，我们都会陪你共渡难关。调整好心态，勇敢面对。我们依然可以回到校园，和同学们一起学习，一起打篮球。阿姨给你讲一个励志的故事。"说罢，我递给他一本书——《医述：重症监护室里的故事》。我将书翻到第二章"百炼成钢"中的第3个故事"肺腑"。

这个故事讲述的是一位百草枯中毒少女的经历。小风一边看，一边问道："百草枯毒性很强吗？"

我解释道："是的，它会让人的肺无法正常工作，然后导致缺氧。但是，故事中的小雨却奇迹般地活了下来。"

小风表现出一副震惊的表情，然后继续低头看着书。一阵安静之后，他兴奋地说："她还活着！小雨她还活着！"

我点头说："是的，小雨在所有的人都快要放弃的时候，她没有放弃自己。她一步一步在无望中坚持着，最后她胜利了。所以，小风，勇敢面对，坚持下去，我们也一定能胜利的。"

小风眼中终于不再是无助和绝望，他点点头说："嗯，阿姨，我懂了。我要向小雨学习，永不放弃。"

我伸出右手示意他击掌，说："我们一起加油！"

小风也伸出他的右手，用力和我击了下掌，坚定地说："加油！"

后来，小风先后做了两次右下肺切除术。再见到他时，他消瘦了很多，但整个人充满活力。他迫不及待地将他右侧后背长长的手术切口给我看，仿佛那是他勇敢坚强的证明。

经过手术和一段时间的积极治疗后，小风终于出院了。那张帅气而阳光的脸，还有微笑时露出的两颗小虎牙都深深映入了我的脑海。

有一天，我收到他发给我的一张照片。照片中，一身白色球衣的小风单手炫着篮球，坐在球场边上对着镜头灿烂地笑着。他说："今天去打篮球了，虽然只能投进小号的篮球，但依然很开心。"

我也很开心，他终于回到了 14 岁孩子该有的样子。

⚙️ 叙事过程解析

● 外化

小风的疾病和绝望情绪被外化为具体的形象，如"空洞无神的眼睛"和"麻木与绝望的气息"。这种外化有助于将问题从个人身份中分离出来，让小风意识到这些问题是可以被面对和解决的，而不是他个人的一部分。

● 解构

通过对话，小风开始详细讲述他的经历和感受，包括生病的痛苦、治疗的艰辛以及对未来的恐惧。解构过程让他有机会重新审视自己的困境，理解自己的情绪来源，并开始意识到自己的坚强和勇气。

● 改写

护士利用小风打篮球获胜的艰苦经历作为激励，并讲述其他病人成功战胜疾病的故事，以此帮助小风重新构建对疾病的认知。特别是提到的百草枯中毒少女的故事，让小风看到即使在最绝望的情况下，也有希望存在。这种改写有助于激发小风的内在力量和希望。

● 外部见证人

护士作为外部见证人，见证了小风的痛苦、挣扎和成长。护士通过倾听、理解和鼓励，为他提供了一个支持和理解的外部环境，帮助他感受到自己并不孤单，有人在陪伴他共同面对困难。

● 治疗文件

《医述：重症监护室里的故事》这本书作为治疗文件，特别是其中的"肺腑"故事，为他提供了一个具体的、可借鉴的成功案例。这本书不仅提供了信息，还成为了一种激励，帮助小风找到了坚持下去的勇气和希望。

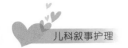

— 案例启示 —

　　本案例呈现了一位正值青春年华却身患罕见病的少年，其对疾病预后的未知感到绝望。不期而至的疾病颠覆了他原本的生活轨迹，年轻的心既迷茫又无助，以至于沉溺于"绝望"的幽谷。护士以职业敏锐感洞察到了患者的情绪，运用叙事护理的技巧，巧妙地引导患者抒发内心最真挚的情感，借助他人积极的故事帮助患者重燃希望的火花，勇敢与病魔抗争，并最终重返生活的正轨。

　　本案例的启示：肺毛霉菌病，是一种特殊罕见的疾病，其致死率极高。毛霉菌对肺组织的不可逆伤害，可导致肺功能永久受损，严重影响患者的生存质量。在目前病例不多、治疗经验欠缺的情况下，医护人员应鼓励患者树立信心，战胜恐惧，积极面对并战胜疾病。在这趟心灵救赎之旅中，护士不仅助力患者摆脱了困境，也学习了新的知识，深化了自我的职业价值与认同。

6

大脚妹妹的烦恼

杨鸽

案例简介

童童，女，10岁，左足患有先天性巨趾畸形，出生后左拇趾肥大，且随年龄增长而增大，现因脚趾过度肥大影响走路，需要入院接受手术。巨趾畸形，又称"巨趾症"，是一种与遗传无关、原因不明确的趾体生长过度的先天性畸形。

患者画像

青春期女孩，不爱搭话，总是用长长的刘海遮住眼睛，脚上穿着不对称的球鞋，喜欢玩偶。

问题描述

童童对即将到来的手术感到极度抗拒，内心充满了对手术结果可能不理想的恐惧，因此在住院期间表现出不愿配合治疗。

叙事经过

在护士站前，我看到一对夫妇缓缓走近，他们身后跟着一个小女孩——童童。她的脑袋微微低垂，仿佛承载着重重心事。在整个过程中，她一言不发，无论被问到什么问题，都只是沉默地四处打量，那双眼睛中透露出的不仅仅是好奇，还有一丝不易察觉的紧张与不安。我将她的这份异常默默记在心里，决定要为她做些什么。

为了能让童童更好地配合后续检查，我特意从她的妈妈那里打听了她的爱好。

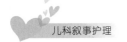

得知童童对玩偶情有独钟，家里的床上总是堆满了陪伴她入睡的玩偶后，我心中有了主意。我精心挑选了一个可爱的泰迪熊，希望这个柔软的小家伙能为她在陌生的医院环境中带来一丝温暖和安全感。

当天下午，尽管在爸爸妈妈的连番劝说下，童童好不容易完成了第一个检查，但她的情绪依然低落。正巧，她的父母临时有事，需要我帮忙看顾一下孩子。我意识到，这是一个与童童建立信任、好好聊聊的绝佳机会。于是，我带着那只特意为她准备的泰迪熊，轻轻走向了她。当我进入病房时，童童正独自坐在床上，低着头，婴儿肥的脸上挂着一个向下瘪着的小嘴，我站在门口都能感受到她的悲伤。

我缓缓走近她，轻柔地摸了摸她的小脑袋，温柔地问道："童童，你怎么了？看起来好像有些不开心呢。"她依然低着头，默默不语。

于是，我从身后拿出了泰迪熊，轻轻放在她的怀里，微笑着说："听你妈妈说，你是个玩偶迷，这个小熊就是特意为你准备的，希望它能成为你的新朋友。"童童在看到小熊的那一刻，眼睛里闪烁着惊喜的光芒，她伸出双手，迫不及待地抱起了小熊，脸上露出了久违的笑容："谢谢你，杨阿姨，我很喜欢这个小熊。这次住院我都没能把家里的娃娃带过来，有了小熊，它晚上就能陪我一起睡觉了。"

看着她渐渐放松的神情，我趁机问道："童童，那你现在愿意给你的新朋友说说你刚才为什么难过吗？我们都想要帮助你，让你感觉更好一些。"我满怀期待地看着她。

她停顿了片刻，眼眶渐渐泛红，带着哭声说："杨阿姨，我害怕！"

我心疼地握住她的小手，温柔地说："阿姨能理解你的心情，我之前也因为生病做过手术，做手术之前我也像你一样害怕得想要放弃，甚至想从医院逃跑。但是后来我发现，其实手术并不可怕，而且有很多人都在关心着我，帮助我渡过难关。"

听到这里，童童惊喜地看着我，仿佛找到了共鸣。我继续说道："童童，你可以把你心里的想法说出来，或许说出来之后，我们就能一起找到解决的方法呢。"

她直直地盯着我，眼神中透露出一丝犹豫和不安。我坚定地看向她，给予她鼓励的眼神。过了一会儿，她才出声："我现在就感觉像是有一个来抢熊的坏蛋在一直追着我跑，我好害怕他会把小熊抢走。"

我轻轻地握住她的手："那你现在的感受是什么呢？是不是觉得很无助、很害怕呢？"

童童的声音里带着哭腔："我赤手空拳，怎么打得过他呢？如果这次手术失败，我以后是不是就连路都走不了？我看了好多医生，有的说他们没见过这种病，有的说要把我的脚给截掉一截，还有的说即使做了手术，病情也可能还会再复发。杨阿姨，你说，我还有必要做手术吗？如果到最后只能截掉我的脚，那我是不是就不应该做手术呢？"说到最后，她的情绪彻底失控，激动得吼了出来。

我赶紧让她先喝点水，轻轻地拍着她的后背，安抚她，让她冷静下来。然后，我轻轻将她揽在怀里，温柔地说道："童童，这半年你真的受苦了，阿姨不知道你经历了这么多困难，你这样还能坚持下来，真是个勇敢、聪明、懂事的小女孩。如果我是你，我可能都坚持不到现在。但你做到了，你已经很厉害了！"

童童叹了口气，眼神中透露出一丝迷茫和不安："这里的医生阿姨给我和爸爸妈妈说了很多，也让我看到了希望。但是手术有成功就会有失败，不是吗？等我做完检查就要马上手术了，但我真的很害怕这次手术会失败，让我再也站不起来。"

我摸了摸她的小脑袋，坚定地对她说："童童，阿姨在这里看到了很多和你一样甚至比你还严重的小朋友，他们都通过手术改变了自己的人生。阿姨相信，只要我们一起努力，你一定能和其他选择在这里住院的小朋友一样，重获新生！"

"这里真的有很多像我这样的小朋友吗？他们现在都恢复正常了吗？"童童急切地看着我，眼神中充满了期待和希望。

我拿出手机，翻开相册里巨趾畸形患者的成功案例，一张张展示给童童看，并详细地讲述着每一个做了手术的孩子现在是如何快乐地生活。我告诉她，这个孩子术后成功穿上了和正常孩子一样大小的鞋子，走起路来特别自信；那个孩子

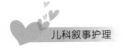

做完手术后，病情一直都没有复发，现在活蹦乱跳的；还有的孩子，经过一次手术后，肥大的患趾明显减小了，再进行第二次手术，双脚就变得更加美观了。

看着我手机里一个个鲜活的成功案例，童童的眼神越来越亮，她激动地问道："那我也可以和他们一样吗？"

"当然了！"我肯定地回答道，语气中充满了鼓励和信心。

"真好！"童童感叹道，"之前医生阿姨也告诉过我，她对这类手术已经很有经验了，但是手术也有失败的风险，我真的很害怕意外会发生在我身上。但是，谢谢你，杨阿姨，你告诉我，如果我坚持做手术，我也能像其他小朋友一样重获健康，这让我看到了希望。阿姨你说得对，我已经勇敢地坚持到现在了，现在只要我积极配合治疗，就离成功更近一步了。这既是帮助你们，也是帮助我自己。我应该相信你们，相信爸爸妈妈，也相信我自己！就算最后手术不成功，但我起码为自己努力过、尝试过，我不后悔！"

听到童童这番话，我感到非常欣慰。我摸了摸她的头，笑着说："阿姨很高兴你能这么想。为了纪念这一刻，我们一起拍一张合照好吗？"

"好的！"童童爽快地答应了。

最后，童童努力配合着每一次治疗和检查，于两天后成功手术。术中未发现神经异常，经过软组织修整及骨关节矫正，术后半年多，童童的足趾无明显增长，她的爸妈也对我科医护人员表示万分感谢。

🅾 叙事过程解析

● 外化

童童内心的恐惧和不安被外化为一个"来抢熊的坏蛋"，这使她的情绪和问题变得具体且易于理解。通过将内心的恐惧具象化，童童能够更清晰地表达自己的感受，而护士也能更好地理解她的处境，进而提供有针对性的帮助。

● 解构

在与童童的对话中，护士逐渐解构了她对于手术的恐惧和不确定性。护士分享了自己之前的手术经历，让她知道手术并不可怕，有很多人关心并帮助她渡过难关。这种解构有助于打破童童对于手术的固有印象，让她看到手术成功和恢复的可能性。

● 改写

护士通过讲述其他巨趾畸形患者的成功案例，改写了童童对于手术结果的预期，让她看到，和她一样甚至比她更严重的小朋友都通过手术改变了自己的人生。这种改写有助于激发童童的希望和信心，让她相信自己也能像其他小朋友一样重获新生。

● 外部见证人

护士作为外部见证人，向童童展示了手术成功的真实案例，并告诉她这些孩子现在都过着快乐的生活，从而增强了童童对于手术成功的信念，让她知道手术有可能带来积极改变。

● 治疗文件

在本案例中，泰迪熊、手术成功患者的照片以及护士与童童的合照，都被赋予了治疗文件的特殊意义。它们不仅记录了童童在治疗过程中决定积极面对手术、努力配合的重要时刻，更见证了童童与护士之间相互信任和情感连接。泰迪熊作为童童的安抚物，陪伴她度过了在医院的艰难时光；手术成功患者的照片则为童童提供了希望和动力，让她相信自己也能像其他小朋友一样重获新生；而护士与童童的合照，则定格了她们之间温馨的瞬间，象征着她们在共同面对挑战时建立的深厚情谊。

— 案例启示 —

　　本案例呈现了一位巨趾畸形患者在面对即将进行的手术时，所经历的心路历程。从最初的抗拒手术、害怕手术失败，到最终的勇敢面对，这一过程充满了挑战与转变。护士以敏锐的洞察力捕捉到了童童内心的害怕与无助，并运用叙事护理的沟通技巧，成功改写了她的害怕情绪，帮助她以更加积极和勇敢的态度面对手术的潜在风险。这一系列的努力不仅使童童挣脱了负面

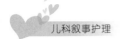

情绪的束缚，还让她坦然接受了手术，并最终取得了显著的治疗效果。

　　本案例的启示：面对未知的手术结果，患者常产生害怕情绪，且表达方式各异。我们作为护理人员，应细致甄别患者语言及行为中的害怕情绪，设身处地理解患者，差异化运用沟通技巧，让患者感到安全舒适，助其释放负面情绪，积极看待问题并从中获得动力。

7

疯狂的呼叫铃

曹坤梅

案例简介

玲玲妈妈，女，28岁，孩子被诊断为皮-罗综合征（Pierre-Robin syndrome）。皮-罗综合征严重影响患者的呼吸、进食功能。重症患者如不及时接受治疗，病死率较高。下颌牵张成骨术已成为皮-罗综合征患者的首选手术治疗方式，术后吞咽功能训练、下颌支架及伤口的护理尤为重要，需要家属积极配合并参与患者治疗。

患者母亲画像

新手妈妈，齐耳短发稍显凌乱，双眼微肿，饱含血丝，满脸愁容，总是显得手足无措。

问题描述

玲玲妈妈面对孩子术后置胃管，打着下颌钢架，不知如何照护，心中充满对胃管和钢架的恐惧。

叙事经过

白班时，我接收了一位新生儿科转科的患者，她的名字叫玲玲。小家伙身材瘦小，长长的鼻胃管从鼻孔蜿蜒而出，双侧下颌的钢架冰冷而突兀。我将玲玲安置在了单间1床房间的辐射台上，为她检查并固定好胃管，经胃管注食，更换了下颌钢架的药。随后，我向玲玲的妈妈和奶奶详细讲解了玲玲的护理注意事项，但玲玲妈妈神情紧张、精神恍惚。

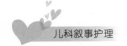

没一会儿，玲玲妈妈就开始频繁按床头铃呼叫，"1床呼叫，1床呼叫，1床呼叫……"她的呼唤声接连不断，有时是因为玲玲闹得厉害，有时是因为玲玲碰到了下颌的伤口，还有时是因为她担心胃管是否出了问题。由于玲玲妈妈频繁地按着呼叫铃，我们戏称它为"疯狂的呼叫铃"。我发现，每当玲玲奶奶有事离开，剩下玲玲妈妈独自照顾玲玲时，"疯狂的呼叫铃"就会准时响起。

有一天，玲玲奶奶出门买午餐，"疯狂的呼叫铃"再次响起，"1床呼叫，1床呼叫，1床呼叫……"这次呼叫铃响个不停，突然玲玲妈妈大吼一声："护士，护士，快点，快点！"我闻声一个箭步冲到玲玲房间，只见玲玲躺在新生儿辐射台上不断啜泣，四肢在空中挥舞挣扎，小脸憋得发青，胃管也脱出了半截。玲玲妈妈围着辐射台焦急地转圈，几次伸出双手又缩了回去，急得直掉眼泪。我连忙安慰她："玲玲妈妈，别着急，让我看看。"我迅速检查了情况，并请示了医生，决定拔出胃管，暂时不用。

玲玲妈妈见状自责道："都是我没用，我知道自己是一个烦人的妈妈，我自己不敢照顾我的宝宝，只有疯狂地按呼叫铃请求你们的帮助。"我温柔地询问她："你为什么害怕照顾宝宝呢？"玲玲妈妈回答道："我感觉玲玲鼻子中的胃管和下颌冰冷的钢架就像一只八角怪兽，它紧紧抓在玲玲身上，我拿它没有任何办法。"

我继续尝试沟通："玲玲出生时病情确实比较严重，因为下颌短小导致气道受压无法打开，而且喉软骨也未发育完全，所以她吸气和进食都非常困难。医生为了给玲玲的下颌骨提供支撑，就在她双侧下颌置了延长的钢架，这样可以使下颌骨变宽，从而撑开气道。只要下颌骨撑得足够宽，并且骨头长稳定了，一般3个月后我们就可以去掉支架。同时，医生还给玲玲安置了胃管，方便她进食并保证营养的摄入。现在医生说胃管暂时不用留置了，这也是个好消息。如果你觉得玲玲下颌的支架让你感到害怕，那我们就一起来给它们穿上柔软的外衣吧！"

说罢，我取来一块柔软的人工皮，修剪成合适的大小后贴在了玲玲的下颌部，并用棉垫包裹住了延长杆，以避免钢架压迫玲玲的皮肤。最后，我用纱布将钢架小心地遮挡并保护起来。

玲玲妈妈满意地说道："这样看起来好多了，我心里的害怕也少了一些。"

接下来，我们的主要任务就是训练玲玲自己喝奶。如果玲玲能够顺利进食，我们就不用再给她插胃管了。

玲玲妈妈有些担心地问道："她能自己喝奶吗？会不会呛到？出生那会儿，她喝不进去奶，还总呛奶，特别吓人！"

我安慰她："放心，我们喂的时候会特别小心，控制好奶的流量就没问题。"说着，我拿出了准备好的滴管奶瓶，递给她说道："这是我的法宝，送给你。"然后，我轻轻抱起玲玲，给玲玲妈妈做了喂奶的示范。小家伙配合地贪婪地喝着滴来的乳汁。

玲玲妈妈有些跃跃欲试地问道："我可以试试吗？"我肯定地回答："当然可以，你也可以像我这样给玲玲喂奶。喂奶的时候要注意观察玲玲是否有呛咳和面色青紫等情况，如果出现呛咳，就立即停止喂奶，并将玲玲的头偏向一侧，轻轻拍打她的背部，及时按呼叫铃，我会马上过来。"玲玲妈妈听了我的话后，顿时感到有了安全感，紧张的眉头也舒展开来。

我拍拍玲玲妈妈的肩膀鼓励道："要不你试一下。"玲玲妈妈小心地接过玲玲，用滴管顺着玲玲的嘴角一点点将乳汁滴到她的嘴里。玲玲两个小嘴唇有节奏地吮吸着甘甜的乳汁，样子可爱极了！喂完奶后，玲玲妈妈还轻柔地将玲玲趴在肩膀上拍着嗝，脸上露出了满意的微笑。

此后，玲玲没有再安置胃管，"疯狂的呼叫铃"也逐渐消失了，取而代之的是玲玲妈妈爽朗的笑声。她把玲玲照顾得很好，还经常去给有相同疾病孩子的妈妈传授照护经验。现在我们都亲切地称她为"能干妈妈"。3个月的钢架稳定期结束后，玲玲又接受了一次支架拆除术。玲玲妈妈终于彻底战胜了内心的恐惧和焦虑，成为了一个更加自信和坚强的母亲。

⚙ 叙事过程解析

● 外化

玲玲妈妈内心的恐惧和焦虑被外化为"八角怪兽"，使她能够更具体地认识

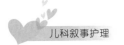

到自己害怕的对象并非玲玲本身，而是与玲玲病情相关的医疗设备和状况。

● 解构

护士向玲玲妈妈详细解释玲玲病情和治疗方案，解构了她对于病情和治疗措施的不确定和恐惧。通过了解下颌钢架和胃管的作用，以及它们是如何帮助玲玲的，玲玲妈妈开始理解这些医疗措施的必要性。

● 改写

护士给玲玲下颌部的钢架穿上柔软的外衣，改写了玲玲妈妈对钢架的恐惧印象，使她感到更加安心。同时，这也改写了她对于自己能否照顾好玲玲的看法，从自责和无助转变为有信心和决心。

● 外部见证人

护士作为外部见证人，见证了玲玲妈妈的成长和勇敢。同时，玲玲妈妈逐渐成为了其他有相同疾病孩子妈妈的外部见证人。她通过分享自己的照护经验，不仅帮助了其他母亲，也进一步巩固了自己的自信和坚强。

● 治疗文件

护士与玲玲妈妈的对话作为治疗文件，不仅成功建立了护士与玲玲妈妈的信任感，让玲玲妈妈勇敢面对困难，还对玲玲的治疗和康复也起到了积极的促进作用。

— 案例启示 —

本案例呈现了一位皮 - 罗综合征患者母亲的情感波折。面对女儿双侧下颌嵌入的钢架和鼻孔的胃管，玲玲妈妈深感恐惧与不安，害怕自己的不当操作会给玲玲带来伤害，甚至不敢轻易触碰她。经过护士的耐心指导和不断鼓励，玲玲妈妈终于成功地自己将"八角怪兽"（治疗装置）取了下来。她表示，现在她更加有信心和能力去照护玲玲了，也深深感激护士给予她的帮助和支持。

本案例的启示：罕见病儿童的护理充满复杂与挑战，在临床护理实践中，针对罕见病儿童的护理需要综合考虑生理、心理、社会等多方面因素。同时，强调多学科团队紧密合作的重要性，以确保为患者提供全面、专业的支持与服务。

8.

青春屏障，探秘心间

张誉千

▐▐▐ 案例简介

菲菲，女，16岁，被诊断为肾上腺肿瘤库欣综合征。肾上腺作为人体重要的内分泌腺，其肿瘤在儿童中的发病原因目前尚不明确。病情严重者可能出现内分泌功能紊乱，临床上表现为满月脸、水牛背、向心性肥胖、皮肤紫纹等症状，给处于青春期的患者带来生理与心理的双重困扰。

▣ 患者画像

青春期女孩，体型肥胖，满脸痤疮，满月脸，内向，不善言辞。

✎ 问题描述

菲菲患有肾上腺肿瘤，导致内分泌功能紊乱，一年之内容貌与体型发生了显著变化。面对身体的逐渐改变，菲菲陷入了容貌焦虑，日渐自卑，情绪低落，变得沉默寡言。

▭▭ 叙事经过

16岁的女孩菲菲，被诊断为肾上腺肿瘤库欣综合征。她与母亲一同前来办理入院手续时，我注意到了这位特别的女孩，她背着大包小包的行李，独自坐在病区的椅子上，头低垂着。路过的行人都因她的容貌而窃窃私语，菲菲听到后慌忙拨弄着自己的头发，试图遮挡住自己的面容。在那一刻，她内心的所有心酸和委屈都化作了止不住的泪珠，倾泻而下。

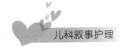

初见菲菲，我便立刻联想到了库欣综合征的典型表现。于是，我缓缓走到她身旁，递给她一张纸巾，并轻声细语地说："我是你的责任护士张姐姐，别难过了，这不是你的错。有什么委屈和难受都可以告诉我，我们一起面对，好吗？"

她缓缓抬起头，用那双已经哭红的眼睛望着我，轻轻擦拭着眼泪，略带抽泣地问道："护士姐姐，我为什么会变成现在这个样子？"

我温柔地回应她："你觉得自己现在是什么样子呢？"

菲菲低声说："我就像一个丑八怪，所有人见到我都害怕。"

我轻轻摇了摇头，安慰她说："不是的，菲菲。你之所以变成现在的样子，是因为你的身体里长了一颗小肿瘤，它让你的体内激素水平发生了变化，这不是你能够控制的。你能告诉我你内心的真实感受吗？"

菲菲低声道："我感觉体内有一个邪恶的吸血鬼，它不断吸食着我，让我一点一点地变丑，变得面目全非。"说完，她又将头深深埋进了胸口，抽泣起来。

我将手放在她的肩膀上，轻声安慰道："菲菲，姐姐非常理解你现在的感受。那你为什么不早点来医院呢？或许早点治疗，你就能早点恢复原来的样子。"

菲菲抬起头，眼中满是苦涩："我是学舞蹈的，平时住在学校。起初，我发现脸上开始长痤疮，以为是因练舞压力太大而长的青春痘，就没理会。渐渐地，我发现自己开始长胖了，特别是脸和肚子，皮肤上也开始出现大大小小的紫纹。室友都问我怎么了，甚至私下里悄悄议论我。走在路上，我感觉周围人都用异样的眼光看我，能听到他们窃窃的嘲笑声。我不敢给父母打电话说这件事，觉得他们供我学跳舞很不容易。渐渐地，我把自己封闭起来，不想与人沟通。大夏天我也穿着长衣长裤，戴着口罩和墨镜，觉得这样就可以掩盖住自己。可最终，老师还是发现了我的问题，给我的父母打去了电话，他们这才带我前来就医。"

我将菲菲轻轻拥入怀中，温柔地安慰着她："现在来也不算迟，只要我们积极配合治疗，早日进行手术，就能摘掉体内的'吸血鬼'，你的身体就会恢复原样。"

菲菲担忧地问："做完手术，我的样子就可以回到从前吗？手术是不是很恐怖？我怕我坚持不下来。"说完，她陷入了沉默。

我轻轻地拍了拍她的背，鼓励道："菲菲，你说你是学跳舞的，这不，过两天就是儿童节了，我们给病区的小朋友们准备了一个节目，可是姐姐们都不太会跳舞，你可以做我们的领舞吗？"

菲菲突然抬起头，略带吃惊地问道："我这个样子可以吗？站在前面会把小朋友们都吓哭的。"

我笑着摇了摇头："不会的，菲菲。你有舞蹈功底，没有人比你更合适了。试试看，好吗？"于是，我拉着她开始了排练。虽然是一个很简单的舞蹈，但菲菲跳得格外认真。

表演当天，菲菲出色地完成了领舞的任务。台下响起阵阵热烈掌声，菲菲笑得格外开心。那是我自她入院后，第一次看到她如此开心地笑。

我赞许地对她说："菲菲，今天你表现得非常棒！过两天就要做手术了，姐姐相信你一定可以的。"

菲菲感激地看着我："谢谢你，姐姐。之前我一度认为大家对我的样子只有敌意，没有善意。但今天跳完舞后我才知道，其实美有很多种，由内而外散发出的魅力，也是一种美。当然，为了变回以前的我，这次手术我一定会加油的！"

几天后，菲菲勇敢地接受了手术。手术过程十分顺利，术后她的情绪也很稳定，积极配合治疗和护理。我经常到病房陪她聊天，鼓励她保持乐观的心态。

随着时间的推移，菲菲的病情逐渐稳定，所需的治疗也逐渐减少。没过多久，她的病检结果出来了，显示那是一个良性肿瘤。一家人听到这个消息后，都长长地舒了一口气，开开心心地准备出院回家。

一年后，我看到前来复查的菲菲，她亲切地叫住了我。映入眼帘的是一位活泼开朗、自信美丽的姑娘，我一时竟没认出来。只见菲菲蹦蹦跳跳地朝我走来，给了我一个大大的拥抱，并感激地说："谢谢你，姐姐！如果没有你当初的鼓励，我估计还会一直活在自卑和容貌焦虑的阴影中。现在我能这么快恢复，一方面是因为医生叔叔用精湛的医术帮我摘除了那个即将吞噬我的'吸血鬼'，另一方面

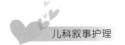

是因为姐姐你对我的激励，让我能够积极面对一切。真的非常感谢你！"

⚙ 叙事过程解析

● 外化

菲菲将自己身体的变化形容为"体内有一个邪恶的吸血鬼"，这是典型的外化过程，她将自己的病痛和负面情绪赋予了一个具体的形象，使其与自我分离，有助于减轻自我责备和负面情绪的困扰。

● 解构

护士通过与菲菲的对话，帮助她解构了"丑八怪"这一自我认同。护士指出，她之所以变成现在的样子，是因为身体里的肿瘤导致激素水平变化，而非她自身的问题。这一过程解构了她对自己的负面评价，使她能够更客观地看待自己的状况。

● 改写

护士鼓励菲菲参与儿童节的舞蹈表演，并担任领舞。这一行为帮助她改写了自己的故事，从一个被病痛和自卑困扰的女孩，转变为一个能够勇敢站在舞台上、展现自己才华的人。这个过程增强了她的自我认同感和自信心。

● 外部见证人

表演当天，台下的护士、家长和小朋友们给予了热烈的掌声，这是对菲菲表演的肯定和赞赏。这些外部见证人的反馈，对菲菲来说是一种重要的正面激励，帮助她进一步确认了自己的价值和魅力。

● 治疗文件

菲菲的病检结果作为治疗文件，不仅证明了手术的成功和病情的好转，也成为了她战胜病痛、恢复自信的重要证据。这份文件象征着她已经摆脱了体内的"吸血鬼"，正在逐步回归正常的生活。

— 案例启示 —

　　本案例呈现了一位青春期女孩菲菲，因患有肾上腺肿瘤库欣综合征，体型与容貌发生迅速改变而引发的情感波动。面对疾病与容貌的双重挑战，菲菲承受了巨大的心理压力。护士通过叙事护理的方式，耐心引导菲菲表达自己的真实感受与经历，借助菲菲对舞蹈的热爱，帮助她解构并重新理解自己的状况，逐步走出自卑与焦虑的阴影。最终，菲菲不仅重拾了自信与快乐，还在护士的鼓励与支持下，勇敢地接受了手术治疗，成功战胜了病魔。

　　本案例的启示：步入青春期的患病儿童，随着心智的日渐成熟，倾向于隐藏自己的需求和真实感受，这种行为构成了一道隐秘的屏障，给临床护理带来了新的挑战。为了贴近他们的内心世界，我们需要兼具专业技能与人文关怀，不仅在疾病治疗上给予援助，更要用心感受他们的困惑与挣扎，成为他们心灵的引路人，引导他们敞开心扉，勇敢面对生活挑战，助力其健康成长，绽放青春光彩。

9.
模糊人生的一缕阳光

廖运琳

案例介绍

小美，女，13岁，被诊断为性别发育异常，社会性别和外生殖器特征均表现为女性，但染色体检查结果却显示为男性。性别发育异常表现为性染色体、性腺发育及性激素功能的异常，导致性别在生理、心理和社会层面上的不匹配，完善性染色体检查和性腺活检手术至关重要。

患者画像

青春期女孩，穿着女性服饰，神色暗淡，沉默寡言。

问题描述

小美在社会性别和外生殖器特征上均表现为女性，然而染色体检查结果却显示为男性。面对这一性别认同上的挑战，她感到极度困扰，无法接受自己性别特征的不一致，并因此拒绝进行进一步的活检手术。

叙事经过

13岁的小美，进入青春期后迟迟未来初潮，于是在母亲的陪同下前往医院进行妇科检查。B超结果显示，她的腹腔内存在睾丸样组织，却未探及卵巢、子宫等女性特征组织。染色体检测报告进一步证实了染色体核型为"46，XY"，SRY基因呈阳性。从遗传学角度来看，小美实际上是一个男孩，因此被诊断为性别发育异常。

作为小美的管床护士，我深知她内心的挣扎和困惑。每次查房，我都能看到她把自己紧紧包裹在被子里，就像一只小小的蜗牛，躲在自己的壳里，不愿让外界的温暖触及她的内心。

一个清晨，当我看到小美静静地坐在病床上，两眼无神地盯着窗外时，我决定打破病房的沉默。我热情地走到她身边，轻声问道："早上好，小美，我是你的责任护士林姐姐。可以告诉我，你遇到了什么困难吗？我们一起面对。"然而，小美只是扯了扯嘴角，发出了一声冷漠的哼声。

我注意到她的眉头紧锁，神色颓唐，于是轻轻地握住她的手，给予她一点小小的安慰。我继续微笑着说："你是不是还在为性腺活检手术的事情苦恼呢？"小美只是抿了抿嘴，冷漠地回答："我就是不想做这个手术。"

看到她终于开口回答我的问题，我意识到她那冰封的内心开始有了一丝松动。我更加温柔地继续说道："小美，我知道你一直按照女孩的生活轨迹度过了13年，现在突然发现自己是男生，这确实让人难以接受。但你要明白，这并不是你的错。性别是由性染色体决定的，性染色体决定了性腺的性别，而性腺的性质又进一步决定了内外生殖器官的表型。你只是染色体和性腺的表达在外表上出现了偏差，但我们可以一起努力，纠正这个错误。"

说到这里，我注意到她的眼眶开始泛红，泪光在眼中闪烁。我连忙安慰她："小美，我完全能理解你现在的心情。之前我也遇到过像你这样的孩子，他们一开始也很难接受这个事实，但经过一段时间的努力，他们都勇敢地迈出了第一步，并逐渐克服了困难，最终实现了自我蜕变。你要相信，无论你的染色体如何，你都是一个独特而美丽的存在。你的价值并不取决于你的性别或染色体，而是取决于你本身。"

说完这些话后，我再次望向小美，她依旧显得有些冷漠，但我敏锐地捕捉到她眼中闪过的一丝光亮。那一刻，我深知，这份温暖已经开始缓缓融化她内心那冰冷的冰雪世界了。

我趁机温柔地追问："小美，你能告诉林姐姐你内心最真实的感受吗？"

小美沉默了片刻，似乎在努力寻找合适的词汇来表达自己内心的感受。终于，她缓缓开口："那种感觉就像是我突然被带到了一个无人世界。在那个寂静无声的世界里，只有茫茫荒野，无边无际，让我感到无比的孤独和渺小。我仿佛被一股无形的力量所吞噬，又好像被一双无形的大手紧紧扼住咽喉，无法呼吸，无法挣脱。我试图挥剑斩断这束缚我心灵的枷锁，但剑锋所及之处，只有空气在微微颤动，仿佛一切都是徒劳。我感到自己变得脆弱，仿佛随时都可能被这无尽的黑暗吞噬，消失得无影无踪。"

我看着她，心中涌起一股怜爱之情，情不自禁地抱了抱小美，温柔地说："你怎么会这样认为呢？小美，你一直都是那个勇敢、坚强的孩子。"

小美低头思索了一会儿，然后抬起头，眼中闪烁着困惑："林姐姐，你不会明白我的感受。我的外生殖器明明是女孩的特征，为何突然间就变成了'儿子'？这让我感到迷茫和无助。"

我轻轻拍了拍她的背，安慰道："我都明白的，小美。我知道你喜欢看武侠小说，你的床上全是这些书，你是想成为大侠吗？"

"想，做梦都想！"小美毫不犹豫地回答，眼中闪烁着憧憬的光芒，"他们英勇无畏，正义凛然，是我心中的英雄。"

但是，她的眼神很快又黯淡下来，低声说道："可是，老天给我开了一个玩笑。你看我现在不男不女的样子，完全像是一个走火入魔的落魄大侠。"

我连忙握紧她的手，坚定地说："不，小美，性别发育异常只是你身体的一个小部分，它不会定义你是谁，也不会影响你成为大侠的梦想。你的内心和勇气，才是决定你能否成为大侠的关键。"

小美眼中闪过一丝光芒，她轻声问道："我真的可以变成大侠吗？即使我的身体和别人不一样？"

我微笑着点头："当然可以，小美。只要你心中有梦，有勇气去追求，你就一定可以成为那个英勇无畏、正义凛然的大侠。我相信你，也为你感到骄傲。"

我看到小美泛红的眼眶中闪烁着希望之光，便鼓励她："小美，成为大侠的路途充满挑战，会经历许多磨难，甚至内心也会有正义与邪恶的较量。但大侠们总能克服困难，战胜内心的邪恶，成为受人敬仰的英雄。我相信你也可以，把疾病这个不属于你的部分赶走。医生、护士和家人都会陪你一起渡过难关。未来的路可能艰难，但你会变得更强大。我们会一直在你身边，为你提供帮助和支持。你可以成为我们心中的大侠，我们一起努力，好吗？"

小美坚定地点了点头，眼中闪烁着前所未有的希望之光，她第一次如此坚定地说要成为大侠，战胜疾病。

之后，她化身为病房中的"美美大侠"，不仅战胜了自己的内心阴霾，也成为了其他住院小孩心中的憧憬和寄托。小朋友们纷纷慕名而来，寻求她的勇气与力量。小美以"美美大侠"的身份，赋予害怕打针的孩子"不怕痛"的魔法，让害怕吃药的孩子获得"不怕苦"的神奇力量。我们都见证了"美美大侠"的行侠仗义和她的转变。

此后，"美美大侠"勇敢地迈出了第一步，接受了性腺活检手术。活检结果显示，双侧性腺均为睾丸组织。在泌尿外科专家团队的精心治疗下，小美成功完成了外生殖整形手术以及不符合决定性别的性腺切除手术。出院后，她继续在多学科团队的密切随访下接受治疗，包括内分泌治疗、心理健康监测、肿瘤风险监测以及体格发育监测等，全方位保障她的身心健康。

小美对手术后的性别外观感到满意，也认同了自己选择的性别。看到女儿终于走出了阴霾，小美父母心中那块沉重的石头也终于落了地。

经历了艰难的治疗后，小美终于迎来了新生活的篇章，重新融入了社会的大潮。如今，她已经驱散了心中的迷雾，紧跟着人生中的那缕阳光，坚定地迈向光明的未来。

⚙️ 叙事过程解析

● 外化

护士将小美内心的挣扎和困惑以可见、可理解的形式表达出来，如观察她的行为（如将自己紧紧包裹在被子里，像蜗牛一样躲在自己的壳里），倾听她的言

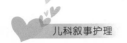

语（如"我就是不想做这个手术"），注意她的非言语表达（如眉头紧锁、神色颓唐、眼眶泛红），理解她所处的情境（一直以女孩身份生活，现在突然发现自己在遗传学上是男孩）。通过这些方式，护士将小美内心的挣扎和困惑外化，从而更好地理解她的处境，为她提供更有针对性的支持和护理。

● 解构

护士意识到小美对性腺活检手术感到恐惧，对自身性别改变难以接受，以及对未来生活充满了迷茫。护士告诉她，这一切并不是她的错，性别是由性染色体决定的，而她只是染色体和性腺的表达在外表上出现了偏差。护士帮助她理解自己的状况，鼓励她勇敢面对现实，逐步解构了她内心的挣扎和困惑，为后续的护理和治疗奠定了基础。

● 改写

护士借助以往成功案例和小美对大侠的热爱，为小美编织了一个鼓舞人心的故事。护士告诉她，之前也遇到过类似的孩子，他们最终都勇敢地迈出第一步，克服了困难，实现了自我蜕变，就像真正的大侠。护士鼓励小美，无论染色体如何，她都是独特而美丽的存在，她的价值源于她的善良、勇敢和独特，而非性别或染色体，性别只是身体的一部分，不能定义真正的自己。在护士的引导下，小美开始重新构建自我认同，明白性别不应成为束缚，她拥有无限可能和潜力。

● 外部见证人

护士和病房小朋友作为外部见证人，陪伴她度过了这段艰难的时光，见证了她的挣扎、困惑、恐惧和勇敢，同时也见证了她在接受治疗后，对性别外观的满意和对自己选择性别的认同。他们看到小美重新融入社会的大潮，以坚定的步伐迈向未来。

● 治疗文件

武侠小说作为治疗文件，不仅为小美提供了走出困境的勇气与力量，更成为了评估她治疗效果的重要依据，见证了她勇敢面对困难、不懈奋斗，最终实现自我蜕变的非凡历程。

── 案例启示 ──

　　本案例呈现了一位社会性别为女性，基因诊断却为男性的患者所经历的情感波折与挑战。在探索自我认同的征途中，这类性别身份之旅遭遇曲折的患者，往往如同在苍茫大海中迷失方向的航行者。在本案例中，护士通过叙事护理，深入患者内心，探寻并唤醒了其深藏的"侠骨柔情"，将患者心中的大侠梦转化为现实的希望之火，鼓舞其化身为病房里的"美美大侠"。这一转变不仅让患者在实现自我价值、探寻生存真谛的过程中获得重生，更让患者在助人为乐的喜悦感和成就感中自由翱翔。

　　本案例的启示：在面对患者的复杂情感和心理困境时，医护人员应积极探索创新方法，实施个性化关怀策略，高度关注患者的个体差异，充分尊重其兴趣与需求，以此有效激发患者的内在勇气和力量，助力其勇敢面对困难，最终走出困境，实现自我蜕变。

10.

"路"虽至，道且长

苏颜颜

案例简介

涵涵，女，6岁，被诊断为神经源性膀胱。这种疾病是由于神经病变或损害导致膀胱功能障碍，常常表现为排尿异常、反复尿路感染等，目前暂无根治方法，治疗原则为尽可能保护上尿路功能。目前，涵涵的膀胱顺应性极差，膀胱容量非常小，考虑到涵涵的尿道也伴有严重畸形，单纯做膀胱扩大术预防尿路感染效果不佳，最终的治疗方案为回肠代膀胱手术扩大膀胱容量，同时用阑尾做可控式尿流改道，在腹部建立新的尿道造口进行间歇性导尿，这样既能解决涵涵自行导尿困难的难题，又能减少尿液反流对肾脏造成的损害。

患者画像

漂亮可爱的小女孩，一头乌黑头发，扎着高高的马尾，眼神灵动，小巧的鼻子下有一张嫣红、水润的嘴巴。她喜欢和护士聊天，但不喜欢和同龄小朋友玩耍。

问题描述

手术结束后，腹部的尿道造口让涵涵感到极度不适和自卑，甚至认为丑陋不堪，并担忧学校的小朋友们会因此嘲笑她。这种心理负担导致她拒绝学习导尿技巧，甚至产生了不愿意上学的念头。

叙事经过

涵涵在牙牙学语的时候，就已成为了病房的常客，定期会到医院"报到"。

在我的印象中，涵涵一直是个懂事、听话的孩子，打针时从不哭泣，甚至还会反过来安慰妈妈不要难过。这次的手术虽然创伤很大，但在涵涵的积极配合下，她的康复进展得非常顺利。眼看就要到出院的日子了，然而，在出院前还有一个重要的任务需要完成，那就是教会涵涵如何在腹部的新尿道通路定时插尿管排尿。对于 6 岁的孩子来说，这个操作本身并不难掌握。然而，无论父母如何耐心劝说，涵涵却一反常态，坚决不愿意学习导尿。

我注意到了涵涵的这种异常反应，决定找个合适的时机和她深入交流。为此，我特意准备了她最爱的炸鸡和汉堡，并成功地把她"引诱"到了科室办公室。涵涵倒也不客气，一进办公室就坐在了办公桌旁，一边津津有味地吃着美食，一边在平板上看着她最喜爱的动画片《巴啦啦小魔仙》。她还不时地告诉我每个小魔仙的名字，她们拥有什么样的魔法，以及她们都打败了哪些怪兽等等，一副好不惬意的样子。见她心情还不错，我便装作不经意地问她："涵涵，马上就要出院了，你学会自己导尿了吗？"

没想到听到这句话后，她立刻将平板反扣在桌面上，放下手中的汉堡，身子扭过去，嘟着嘴，生气地说："我才不要学呢！"

我温和地问道："我记得涵涵手术后身体上可是插了六七根管子，而且五六天都不能吃东西。那时候你伤口很痛，肚子又很饿，但是你都乖乖地配合治疗，从来没有哭过。可是，现在为什么不愿意学习导尿呢？难道是因为害怕会痛吗？"

她带着一丝怨气回答："我才不怕痛呢！"

我温柔地追问："那涵涵可以告诉阿姨是什么原因吗？我们涵涵可是病房里最配合阿姨的小病号呢。"

涵涵停顿了一会儿，低声说道："我之前一直以为做完手术之后，我会和其他小朋友一样，可以正常尿尿了。所以，就算伤口很痛，肚子咕咕叫，我也在忍着。因为手术之后我就可以穿公主裙，成为漂亮的小魔仙了。可是妈妈说这个小洞要一直在我肚子上，它那么丑，我穿不了漂亮的小裙子，成为不了小魔仙了！"

我轻轻地抚摸着她的头，柔声安慰道："涵涵乖巧可爱，在我心里你是最漂

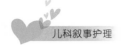

亮的！以前你经常生病住院，其实就是因为膀胱里面住着一个小怪兽，它经常作祟，让你发烧、尿路感染。别看这个小洞丑丑的，医生叔叔可是在里面安装了一个秘密武器。只要你学会了导尿，并且定时在这个小造口上插入尿管，就能把里面的小怪兽制服，保证它再也不敢惹祸，这样你就不会生病了。再说了，以后我们只要穿连体的小裙子，是不会被人发现的，你还是可以做小魔仙的。"

"这个小洞真的有这么神奇吗？"她的眼神中闪过一丝希望，但随即又黯淡了下去，"可是我上厕所的时候，肯定会被其他小朋友发现我的秘密。有一次乐乐就笑话我尿裤子，说我羞得很，并且她还不让其他小朋友和我玩。如果我学会了导尿，就要上学了……如果他们知道我是从肚子上尿尿，肯定也会嘲笑我的……"说着，涵涵委屈地流下了泪水。

我把涵涵抱到腿上，用纸巾轻轻擦拭着她的泪水，心疼地说："之前尿裤子，那是因为你生病了，我知道你是个爱美的女孩子。乐乐嘲笑你，肯定是她不对。"说罢，我从抽屉里拿出一个小书包，"涵涵，这是阿姨送给你的魔法小书包。你可以把导尿用的物品整整齐齐地放在里面，并按照阿姨的要求，定时去厕所偷偷导尿，这样就不会被其他小朋友发现了，而且再也不会尿裤子了。涵涵这么喜欢小魔仙，那你知道怎样才能成为小魔仙吗？"

涵涵从我的腿上跳下来，比划着小魔仙的经典动作，抽噎着说："穿漂亮的小裙子，手上拿着魔法棒，并且要念着魔法咒语……"

我摇着头，耐心地说："光漂亮可成为不了小魔仙。你看动画片里的小魔仙，不管面对多么强大的怪兽，从来没有放弃过，而是通过智慧和勇气战胜他们。真正的小魔仙是不会因为小朋友的嘲笑就不去上学了。如果你因为害怕嘲笑就不敢上学，说明你的心里还住着一个叫作'胆小'的小怪兽。你可以把每一次交朋友都看成是在打小怪兽，成功交到一个好朋友，就意味着打败了心里那个'胆小'小怪兽。如果你把小怪兽打败了，你就会成为最厉害的小魔仙啦。"

"不仅心里有小怪兽，是不是膀胱里也有小怪兽？如果我能统统打败他们，我就是最厉害的小魔仙啦！"她回应着。

我点头说：“涵涵说得非常好，任何你觉得困难或者难为情的事情，其实都是和我们作对的'小怪兽'。我们做一个约定好吗？在学校要乖乖按时导尿，并且要多交朋友。只要你交到一个好朋友，复查的时候我就送你一个小魔仙公仔。”

她顿时两眼放光，信心十足地说道：“等着瞧吧，我会是最厉害的小魔仙！”

从那天以后，涵涵变得非常主动，她积极地找护士阿姨学习导尿技巧。

出院后的一个月，涵涵来复查。她开心地告诉我，学校里没有一个人发现她的小秘密。她还说，每当她害怕和别人说话时，都会在心里告诉自己，小魔仙要勇敢。目前，她已经交到三个好朋友了。我如约拿出三个小魔仙公仔送给她，她如获至宝，并向我承诺会交到更多的朋友。

望着涵涵离去的背影，我不禁陷入沉思。涵涵的“新路”虽然已经开启，但她的人生之路还很漫长。我真心希望她能永远保持这份勇气和坚强，像小魔仙一样，用她的智慧和勇气去打败生活中的每一个“怪兽”。

⚙ 叙事过程解析

● 外化

涵涵的困扰被外化为“膀胱里的小怪兽”和“心里的小怪兽”，使她能够更具体地理解自己面临的挑战，并将这些挑战与她的日常生活和情感体验分离开来。

● 解构

护士在与涵涵的对话中，解构了她对导尿和造口的负面认知。护士解释了造口和导尿的必要性，以及如何帮助涵涵保持健康，从而打破了涵涵认为造口丑陋、会阻碍她成为小魔仙的错误观念。

● 改写

通过叙事改写，涵涵从因害怕和误解而拒绝学习导尿转变为勇敢面对挑战、愿意学习新技能并期待打败“小怪兽”。护士告诉她，成为小魔仙不仅需要漂亮的外表和魔法棒，更需要勇气和智慧来战胜生活中的“小怪兽”。

● 外部见证人

护士作为外部见证人，见证了涵涵的成长和变化。护士鼓励她按时导尿，多

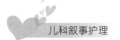

交朋友。每当她交到一个新朋友，护士都会送给她一个小魔仙公仔作为奖励，这进一步增强了她的积极行为和自我认同。

● 治疗文件

在本案例中，炸鸡、汉堡、魔法小书包和小魔仙公仔等作为治疗文件，见证了涵涵的进步和成长，从学会导尿到学校中保守秘密，再到成功交到新朋友，每一步都记录着她勇敢面对挑战、用智慧和勇气战胜内心及生活中"小怪兽"的历程。

一 案例启示 一

本案例呈现了一位神经源性膀胱患者，在面对终身需要进行间歇性导尿挑战时的心路历程。涵涵在接受尿流改道术后，对腹部尿道造口产生了嫌弃情绪，担心身体的变化会遭到学校小朋友的嘲笑，从而拒绝学习导尿技巧，甚至以此作为逃避上学的理由。护士在察觉到涵涵的异常行为后，巧妙地利用"炸鸡、汉堡"等小零食与涵涵拉近关系，逐步建立起信任桥梁。在此基础上，护士耐心倾听涵涵的内心真实感受，细致入微地了解她的困扰和担忧，最终成功帮助涵涵克服了心理障碍，鼓励她积极学习导尿技巧，并重新找回面对生活的勇气和信心。

本案例的启示：面对神经源性膀胱这一终身伴随的疾病，患者在回归社会的过程中需要得到持续的关怀和支持。我们应当关注他们的心理变化，理解他们的困扰和挑战，通过建立信任和有效沟通，帮助他们克服心理障碍，积极面对生活。同时，社会也应当提供更加包容和理解的环境，让患者能够自信地融入社会，享受正常的生活。

第四章

解锁儿童恐惧之门

　　本章聚焦于孩子们患病后面对治疗操作时产生的恐惧与害怕，通过十三个生动案例，展现了护士如何巧妙运用叙事护理技巧，帮助孩子们克服内心的恐惧，勇敢面对治疗。从点亮心灯到破茧重生，每个故事都揭示了勇气与希望的力量，引领孩子们走向康复的光明之路。

　　护士感悟：在治疗过程中，恐惧与不安往往如影随形，但只要我们用心去理解，用爱去陪伴，就一定能够激发孩子们内心深处的坚韧力量，助他们勇敢前行。

1.
点亮青春少女的心灯

杨玲

📖 案例简介

小雨，女，15 岁，学业成绩优异，但长期的压力和孤独感使她逐渐陷入绝望的困境，最终被诊断为重度焦虑伴抑郁。在无助与痛苦中，她作出了服毒这一令人痛心的选择，试图结束自己的苦难。

👤 患者画像

青春期少女，身材消瘦，面色苍白，情绪低落，恐惧不安，沉默不语。

✏️ 问题描述

小雨面临着来自家人和社会的不认同与巨大压力，这使她对生活失去了希望，被孤独与绝望的情绪所笼罩。

📖 叙事经过

小雨住在医院 ICU 病房，面对陌生的环境，心中充满了恐惧与不安。每当医护人员尝试与她沟通时，她总是沉默不语，偶尔以摇头作为回应。她那单薄的身躯显得尤为无助，仿佛整个世界都压在了她的肩上。

一天午后，当我正忙着进行治疗时，耳边突然传来了啜泣声。我循声望去，发现那声音竟来自小雨。我急忙走过去，轻轻拍着她的背部，用柔和的声音问道："小雨，你又感到难过了吗？愿意跟阿姨分享一下吗？"我静静守在她的身边，继续说道："阿姨家里有个和你差不多大的女儿，我们总是无话不谈。你也可以把你的难过告诉我，也许我能帮你分担一些。"

小雨并没有立刻回答我，也没有抬头看我，但她的哭泣声却渐渐停止了。过了一会儿，她低声说道："我觉得自己特别没用，现在对什么事情都提不起兴趣，做不好，心里特别烦躁，动不动就想哭。爸爸妈妈不理解我，觉得我不够努力，同学们也排斥我，说我有公主病。"

我轻轻地问道："小雨，这种状态是怎么开始的呢？它对你产生了哪些影响呢？"

小雨开始回忆："我初一的时候成绩很优秀，但到了初二，学习难度变大了，尤其是数学，我学起来很吃力，成绩也没有以前好了。爸爸妈妈很着急，给我报了一对一的补习班，但我的成绩依然没有提高多少。他们觉得是我不够努力，不分场合地训斥我、讽刺我，说我以后只能去扫马路、捡垃圾。其实，我以前那些好成绩都是我拼命努力才得来的，他们以为我很聪明，但其实并不是这样。我每次受到批评都只能默默流泪，感到压力巨大，孤独无助。我经常担心自己考试考不好而被爸爸妈妈批评，越来越紧张。每次考试前，我都整晚睡不着。为了发泄情绪，我开始尝试用刀片划破自己的手腕，这样能给我带来片刻放松。"

我心疼地问道："这种孤独无助的感觉是怎样的呢？"

小雨描述道："就像一个人走在无边无际的黑暗中，看不到远处的亮光，前途一片黑暗，看不到未来。"

看到小雨的情绪平静了不少，我上前拉着她的手，深情地说道："小雨，看着你，我就感觉像看到了我的女儿。你们都是那么的青春靓丽，充满无限可能。作为一位母亲，我希望我的孩子没有考不完的试和无休止的排名压力，没有升学的重担，每天都能够开开心心、快快乐乐，做她最喜欢的事情。"

小雨："阿姨，这也是我的愿望！可是从小到大，我爸爸妈妈都很看重我的成绩，他们用考试分数来评价我，分数就像是他们脸上的晴雨表。考得好，我就会得到表扬，全家都开心；考得不好，我就好像一无是处，还会受到惩罚。他们带我参加各种培训班，每天有做不完的卷子。他们说，这都是为了我好，为了我

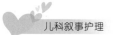
将来着想。可是，我也想和朋友、同学一起玩耍，我喜欢日漫，但他们却说那是不务正业。我不能有业余爱好，没有朋友，只有学习。我没有人可以倾诉，跟爸爸妈妈说只会被说矫情。"说着，小雨流下了委屈的泪水。

"在妈妈扔了姑姑送给我的日漫书后，我彻底崩溃了。既然我决定不了自己的人生，那就让这一切都结束吧！"小雨继续说道。

我："小雨，阿姨非常理解你的感受。分数不能代表一切。阿姨已经和你爸爸妈妈沟通过了，他们现在愿意支持你、帮助你，不会再逼着你学习了。你可以和朋友一起玩耍，也可以保持自己的兴趣爱好。你愿意试试吗？"

小雨："阿姨，这恐怕不是真的吧！"

我："小雨，是真的。世界上没有不爱孩子的父母。你服药伤害自己的时候，爸爸妈妈守在病区门外一步都不愿意离开，他们难道不难过吗？你回忆一下，爸爸妈妈有没有做什么事让你很感动呢？"

小雨想了想，说："有一年夏天，我不小心摔伤了腿，行动不方便，爸爸每天都背着我爬学校的楼梯，送我上下学，衣服都汗湿了，但他从来没抱怨过。还有妈妈，她在外面吃到什么好吃的，都会想着给我打包一份回来。"说着，小雨的嘴角露出了笑容。

我："你看，爸爸妈妈还是爱你的，对吗？"

小雨点点头，"嗯，要是爸爸妈妈真的能够理解我、支持我，我们也可以成为好朋友。"

我："会的，小雨。你要相信爸爸妈妈对你的爱。你刚才提到你喜欢动漫是吗？"

小雨："是的，我以前想成为一名漫画家，后来我就不敢想了。"

我："那你看过《排球少年》吗？"

小雨："看过，很喜欢！主角日向翔阳是我的偶像！"

我："小雨，既然日向翔阳是你的偶像，那他的故事你应该很了解吧？"

小雨："嗯，他打排球开始并不被大家看好，但他有梦想，并愿意朝着梦想一直努力。在经历了许多挫折和磨难后，他最终进入了国家队，还参加了奥运会！"

我："他很了不起！那么，他经历低谷和困难时是怎么做的呢？"

小雨："他没有被困难击倒，反而越挫越勇，成了勇敢的'六边形战士'。"

我："小雨想不想做勇敢的'六边形战士'呢？"

小雨很干脆地说："想！"

我："阿姨和你做一个约定。等你出院了，阿姨送你一套《排球少年》的周边作为礼物。希望你早日成为一名勇敢的'六边形战士'，去追逐自己的梦想，好吗？"

小雨："真的吗，阿姨？那我会开心到飞起来的，哈哈！"

经过一段时间的综合治疗，小雨的病情逐渐好转。她的心态也变得积极乐观起来，开始主动参与康复训练。在医护人员、家人和社会各界的共同努力下，小雨最终成功脱离了生命危险并顺利出院。出院后的她继续接受心理辅导和社会支持平台的关爱与帮助。在大家的关心和支持下，小雨逐渐回归到正常的生活轨道并重新融入学校和社会。更重要的是，她学会了如何面对困境和压力，开始用积极的心态去迎接生活中的挑战。

⚙ 叙事过程解析

● 外化

护士帮助小雨将问题（如父母的期望、学业的压力、孤独感等）与小雨本人分开，让小雨意识到"问题才是问题，我不是问题"。例如，护士通过对话让小雨认识到，父母的高标准并不是她自身的缺陷，而是外界强加给她的压力。这种分离有助于小雨减少对自我的负面评价，增强面对问题的勇气和信心。

● 解构

护士引导小雨探索问题的根源和影响，包括家庭文化、社会期望等外部因素如何塑造了她的现状。通过对话，小雨意识到自己的困境并非完全由个人能力不足造成，而是受到多方面因素的影响。这种理解有助于小雨减少对自我的苛责，同时看到改变的可能性。

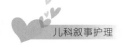
● 改写

护士与小雨一起寻找生活中的例外事件和积极元素，用这些积极事件来改写当前消极的主线故事。例如，护士提到小雨曾梦想成为漫画家，以及她对《排球少年》中主角日向翔阳的喜爱，这些都是可以激发小雨积极性的支线故事。通过不断丰描这些支线故事，护士帮助小雨建立新的自我认同，重拾生活的信心。

● 外部见证人

在本案例中，护士作为外部见证人，通过倾听、理解和回应，让小雨感受到被关注和支持。此外，护士与小雨的父母也进行了深入交流，小雨的父母也成为她改变过程中的外部见证人，他们的理解和支持将对小雨产生积极的影响。

● 治疗文件

在本案例中，《排球少年》的周边被视为治疗文件。对于小雨而言，这套周边超越了单纯的收藏价值，成为了她情感寄托和自我表达的重要象征。同时，利用这一媒介，护士成功地促进了小雨与医护人员、家人之间的交流与信任，使她能够深切感受到来自家庭和社会的支持与关心。这种全方位的支持与关怀，对小雨的心理康复和积极心态的培养起到了积极的推动作用。

— 案例启示 —

本案例生动展现了一位抑郁症少女在自伤后的治疗旅程中，如何经历心灵疗愈并重新找回生命意义的过程。护士在此过程中不仅扮演了倾听者和理解者的角色，更是巧妙运用叙事护理，帮助小雨重新审视自己的生活经历，从中挖掘出积极的元素和内在力量。这一过程使小雨认识到，尽管过去的岁月布满了痛苦和困境，但这些经历铸就了她的坚韧与勇敢。同时，护士鼓励小雨展望未来，勇敢构想一个充满希望与梦想的新生活蓝图。在家人与社会的共同关怀与支持下，小雨逐步找回了生命的价值与意义，重新点燃了对生活的热爱之火。

本案例的启示：青春期少女的心理健康问题不容忽视，亟需社会广泛关注。叙事护理作为一种充满人文关怀的心灵疗愈方式，在治愈青春期少女心灵创伤的过程中发挥着不可估量的作用。它不仅为少女们提供了一个安全倾诉的空间，让她们得以释放内心的痛苦与迷茫，更在故事的重建过程中引导她们探索生命的深层意义与价值，助力她们走出阴霾，迎接光明。

2.
诗词的力量

王亚力

📖 案例简介

丽丽，女，9岁，被诊断为性早熟。性早熟是指女孩 8 岁、男孩 9 岁以前呈现第二性征。在正常情况下，女孩在 10~12 岁时开始发育第二性征，男孩则在 12~14 岁时开始。性早熟与下丘脑 – 垂体 – 性腺轴功能过早启动、肾上腺疾病、环境、食物等有关。第二性征提早发育时，女孩表现为乳房发育、出现阴毛及外生殖器改变、月经来潮等，男孩表现为睾丸容积增大、阴茎增长增粗、阴毛及腋毛生长、变声等。手术和药物治疗可抑制或减慢性发育进程，达到抑制骨骼成熟、改善成人期最终身高等效果，一般预后良好。

👤 患者画像

小学女孩，国风穿搭，齐耳短发，恐惧不安，泫然欲泣。

✏️ 问题描述

丽丽因需每个月接受生长抑制针注射治疗，长期承受打针带来的痛苦，这让她感到十分紧张，甚至产生了恐惧和不安的情绪。

📖 叙事经过

在阳光璀璨的盛夏晨光中，儿童医院的注射室里迎来了一位怯生生的小患者——那便是丽丽。自幼对针头心怀畏惧的她，每次面对打针这一考验，总会施展浑身解数，企图逃脱。尽管丽丽的爸爸妈妈总是耐心地疏导，但面对她那份根深蒂固的恐惧感，他们也常常感到束手无策。今天，丽丽又来打针了，她的目光扫过那一位位身穿制服的医护人员，心跳不由自主地加速，手脚也变得冰凉。她紧紧攥住母亲的手，泪花在眼眶里打转，仿佛还未开始的注射，已在她的心中掀起了惊涛骇浪。楚楚可怜的丽丽央求着："妈妈，我不想打针，不想打针。"

我听到后，温柔地询问："这个抑制针丽丽应该打了很多次了哟，是吗？"

丽丽带着哭腔回答："打针太痛了，每次来打针都觉得身上压着一座山，很重，喘不过气。"

我试图用轻松的话语缓解她的紧张："今天先不打针，我们先来帮丽丽越过大山好不好？"

丽丽好奇又带着些许疑惑地问："怎么越过呢？"

我微笑着引导她："你看，这个房间有了新的布置，多了一幅画呢！丽丽能告诉阿姨，画里面有些什么吗？"

丽丽认真地盯着墙上的画，思索片刻后，怯生生地说："画上有三只猴子，还有很多树，它们在树丛中摘橘子呢。"

我拉着丽丽的手，欣喜地说："丽丽真会观察，还能用完整的句子来描述这幅画，看来我们丽丽的语文成绩不错哦。让我来猜猜，丽丽暑假肯定去电影院看了《长安三万里》，对不对？"

丽丽眼睛一亮："是的呀，我可喜欢李白了。"

我微笑着说："丽丽看起来就是一个充满诗情画意的女孩子。既然你说画里有猴子，那你知道李白的哪首诗里也提到了猴子吗？提示一下，是从白帝城去江陵的那首。"

丽丽望了望天花板，轻声吟诵起来："唐，李白，《早发白帝城》。'朝辞白帝彩云间，千里江陵一日还。两岸猿声啼不住，轻舟已过万重山。'"

我接着说："丽丽看了电影一定知道，大诗人李白写这首诗时正经历着人生的重大坎坷。虽然李白去江陵的路上有重重困难和'万重山'般的苦难，但他用'已过'二字表达了对这些苦难的超越与战胜。丽丽是不是很欣赏李白的壮志豪

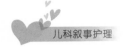
情，也非常向往他的豪迈乐观和洒脱自信？丽丽一定能像他一样，越过自己的'大山'。"

丽丽用力地点了点头，大声说道："是的，李白是我最喜欢的诗人。'长风破浪会有时，直挂云帆济沧海'，人生本就风雨兼程，我想要像李白那样迎风而上。"

看着丽丽坚定的眼神，我不由自主地说："丽丽真棒，居然会这么多诗词。那我们该怎么迎风而上，面对打针的挑战呢？"

丽丽犹豫了一下，然后说："我不想这里凸起，不然那些调皮的男同学会笑我，让我很尴尬。这个抑制针真的可以让它不长大吗？"

我温柔地说："抑制针就是为了抑制性早熟的，它能让这里长得不那么快。你自己感觉打了针之后有变化吗？"

丽丽想了想，回答道："感觉是缩小了一些。王阿姨可以轻轻地给我打针吗？我可以边背诗边打针吗？"

我笑着回应："当然可以呀，丽丽这个办法真好，阿姨都没有想到呢。"

丽丽开心地笑了，脸上的恐惧神色一扫而空。在她兴致勃勃地吟诵起《将进酒》的时候，我们非常顺利地完成了注射。在背诗过程中，丽丽仿佛进入了一个充满力量和美感的奇妙世界，忘记了周围的一切不愉快。在几乎没有感觉的情况下，她最恐惧的事情已经完成了。

我高兴地夸奖道："宝贝你看，你刚才真是太勇敢了。你太棒了，还是丽丽自己找到了克服困难的方法。丽丽就像李白一样，是一个不断超越和战胜困难的小诗仙。下次来打针的时候，丽丽再给阿姨背诗，教阿姨知识哟。"

丽丽莞尔一笑，感激地说："好的，谢谢阿姨。"

一个月后的秋日早晨，儿童医院的注射室又迎来了这位特别的小朋友——丽丽。她显得非常兴奋，甚至有些迫不及待地想要打针。这是为什么呢？

丽丽兴奋地说："王阿姨，我们三年级上学期开学就学了关于秋天的诗词，我学的时候特别用心。因为学的时候我就想到了上次你给我看的那张有猴子、橘子和灌木丛的画。"

我微笑着回应："丽丽这么用心，那王阿姨必须认认真真地听。"

丽丽轻声道："宋代的苏轼，他的《赠刘景文》写道'荷尽已无擎雨盖，菊残犹有傲霜枝。一年好景君须记，最是橙黄橘绿时'苏轼在被贬谪时并未沉溺于伤春悲秋，他的世界之美，全然取决于他的心境。心胸开阔，四季皆成美景。我想，打针的痛苦也如同此景，心境决定感受。"

我赞许道："丽丽，你真是一个领悟力极强的孩子。"

在我们的对话间，针又顺利地打完了。这次，我特意为丽丽准备了两张国风动漫贴纸作为奖励。丽丽见到贴纸，眼中闪烁着兴奋的光芒："王阿姨，你怎么知道我喜欢这个？太喜欢了！"我笑着回应："丽丽之前还夸阿姨有'未来先知'的能力呢，这不就猜中你喜欢贴纸了嘛。"治疗室里随即充满了欢快的笑声。

丽丽一家离开后，在"护士长直通车"护患交流平台上，丽丽妈妈留下了一段话："西方名画与中华诗词，皆是人类珍贵的文化遗产。欣赏名画，能让孩子们沉浸于色彩斑斓、情感丰富的画面之中，深切感受艺术的无穷魅力；而吟诵诗词，则能引领孩子们探索中华文化的深厚底蕴，从中汲取勇气与智慧。衷心感谢王护士为孩子们创造了一个温馨、安全、舒适的治疗环境，再次为王护士点赞！"

五、叙事过程解析

● 外化

护士将丽丽的恐惧感外化为"一座大山"，使其成为一个可以被面对和克服的实体。这样做有助于丽丽认识到她的恐惧是外在的，并非她自身的一部分，从而减轻她的心理负担。

● 解构

护士通过引导丽丽观察墙上的画，并讨论画中的内容，将丽丽的注意力从打针的痛苦转移到画上。这种注意力的转移有助于解构丽丽对打针的固有恐惧感，让她能够从不同的角度看待这一经历。

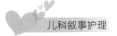

● 改写

护士通过讲述李白的故事和诗歌，为丽丽提供了一个新视角，在面对困难时可采取积极的态度去战胜它们。丽丽被鼓励像李白一样，用"已过"二字来表达对苦难的超越与战胜，从而改写了她对打针的恐惧和逃避的态度。

● 外部见证人

护士在整个过程中充当了外部见证人的角色，她见证了丽丽的恐惧、犹豫和最终的勇敢。通过给予丽丽肯定和鼓励，护士帮助丽丽认识到自己有能力克服恐惧，并在未来面对类似挑战时更加自信。

● 治疗文件

"护士长直通车"护患交流平台上的留言可以被视为一种治疗文件。丽丽妈妈的留言不仅表达了对护士的感激之情，也记录了丽丽在治疗过程中的成长和变化。这份文件成为了丽丽克服恐惧、勇敢面对挑战的有力见证，也为其他患者和医护人员提供了启示和鼓励。

— 案例启示 —

本案例讲述了一位深受国风熏陶、却对打针充满恐惧的少女，如何在护士的引导下找到内心改变的原动力，最终克服恐惧的故事。本案例中，护士运用细腻的叙事沟通艺术，洞察到丽丽对诗词的热爱，通过层层剖析丽丽的心境，让丽丽的命运轨迹悄然发生了改变。她在中华灿烂文化的诗文辞赋中汲取了先贤的智慧与力量，找到了战胜困境的锦囊妙计，成功克服了打针的恐惧。

本案例的启示：疼痛是许多孩子在接受治疗时普遍经历的不愉悦体验，它不仅加剧了生理上的不适，还可能引发或加深心理上的恐惧感。为了提升孩子们的舒适度，改善他们的就医体验，并进一步提高医疗服务质量，我们需要积极践行人文医疗理念，采取多项举措。例如，打造温馨、私密且舒适的治疗环境，将艺术治疗融入治疗过程中，让孩子们在感受到关怀和温暖的同时，也能找到克服恐惧的内在力量。

点亮心灯，照亮"A娃"成长之路

谭娟

案例简介

小川，男，8岁，被诊断为注意缺陷与多动障碍（attention deficit and hyperactive disorder，ADHD）。ADHD主要表现为注意力不集中、多动、上课小动作多、与同学关系差、情绪不稳定、易冲动、作业速度慢且粗心、不能按时完成作业。治疗方案采用技能训练和口服盐酸哌甲酯。

患者画像

小学四年级学生，清瘦，个头适中，着装整洁，腼腆，语言表达能力较强，喜欢跳街舞。

问题描述

小川做作业粗心，考试成绩不理想，而且常用暴力解决同学冲突，导致亲子关系紧张。

叙事经过

我："小川，最近在学校怎么样？有没有遇到什么有趣的事情或者困难？"

小川沮丧地说："上周妈妈被请到学校两次，都是因为我和同桌的事情。他总是惹我生气，我忍不住就动手打了他。"

我轻松回应："看来你被请家长的次数挺多的，和我小时候差不多哦！不过，动手打人可不是解决问题的好办法。你能不能告诉我，为什么你会这么生气呢？"

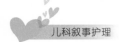

小川眼睛一亮，似乎找到了倾诉的对象："是啊，同桌太讨厌了，总乱动我文具，还嘲笑我。我是练过武术的，他哪打得过我。每次他输了就哭，向老师告状，老师就请家长。其实我也不想这样，就是有时候太生气了。"

我："小川，如果用一个词或一句话形容你的心情，你觉得是什么呢？"

小川想了想，有些无奈地说："挺烦的！我总是控制不住自己的情绪，然后事情就变得越来越糟糕。"

我："能和阿姨说说你的烦恼吗？也许我能帮你找到更好的解决办法。"

小川有些激动，开始滔滔不绝："都烦，同桌烦，老师烦，爸爸妈妈更烦。他们因为我的事情总是吵架，我觉得我自己也很糟糕，总是闯祸，然后挨骂挨打。"

我："这个'烦'困扰你多久了，对你有什么影响呢？"

小川低下头，沉思了一会儿："从一年级开始，它快折磨'死'我了。我总是想，如果我能变得更听话、更懂事，也许一切就会好起来。但是，每次遇到事情，我还是会忍不住发脾气。爸爸妈妈也经常为了我吵架，我觉得很内疚。"

我："看来你为这个'烦'苦恼很久了吧？"

小川沮丧地点了点头："是的，我都不想去上学了！也不想每次都挨骂挨打，每次闯祸我心里就特别难受，特别烦，还有一点害怕！我怕我会变得越来越坏，让爸爸妈妈失望。"

我伸出右手，温柔地拍了拍他的肩膀："小川，你愿意和我一起打跑这个'烦'吗？我相信，只要我们一起努力，一定能找到更好的解决办法。"

小川握了握我的手，眼中闪过一丝希望："但愿吧！我真的不想再这样下去了。"

我问："小川，你觉得同学拿你文具是谁不对呢？"

小川不满地说："肯定是他不对啊！他就是爱哭鬼，总是惹我生气！"

我："那为什么最后挨批的是你啊？你有没有想过，除了打人，还有更好的解决办法呢？"

小川思考了一会儿，有些懊悔地说："因为我知道打人是不对的，但是我还是没忍住。也许我可以直接拿回来，或者告诉老师。但是，我又怕老师觉得我小气，或者觉得我们俩在闹别扭。"

我："如果你没打他，而是选择告诉老师，会是什么样的结果呢？"

小川眼中闪过一丝光芒："也许我就不会挨批了，也不会让爸爸妈妈失望了。"

我："对啊，小川，以后遇到类似的问题，你可以先想清楚后果，平复心情，再行动。也许心情好了，你就能想到更好的办法了！"

小川点了点头，似乎明白了我的意思："嗯，我以后一定会试试的。谢谢娟阿姨！"

我："不客气，小川。给你布置个任务，回家做数学作业时，仔细审题，想清楚再下笔。每天记录一下你的作业情况和心情变化，下周来告诉我。如果表现好，我给你一个奖品！"

小川激动地跳了起来："真的吗？太好了！我一定会认真完成！"

第二次见面时，小川主动和我打招呼："娟阿姨，我数学考试考了92分，妈妈很开心，我从来没有考过这样的高分！"

我笑着夸奖他："真不错！对了，我上周给你布置的任务怎么样啊？"

小川兴奋地展示他的记录单："娟阿姨，你看！我第一天的100道题错了23道，但是我每天都仔细审题，现在只错5道了！有次一道都没错！"

我摸了摸他的头："那真的很棒！娟阿姨兑现承诺，奖励你一套《小兵人》。"

小川欣喜地说："谢谢娟阿姨，我会继续努力！"

我继续问："有没有想和娟阿姨分享这一周来让你开心或不开心的人和事呢？"

小川有些不开心地说："有一件事情，我数学考得那么好，想让妈妈奖励一台游戏机，她都不干，还生气凶我！"

我："这样啊，小川。你给妈妈提了一个要求，但是妈妈没有满足你，你和妈妈都因为这个事情不开心了，是吗？"

小川眼中闪烁着期待："是的，我真的很想要那个游戏机。但是妈妈一直不

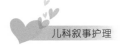

同意，我也不知道为什么。"

我轻声询问："那你当时是怎么跟妈妈提出这个要求的呢？"

小川想了想，回答道："我直接跟妈妈说我想要一个游戏机。"

我接着引导他："那你有没有想过，妈妈为什么会拒绝你的请求呢？"

小川沉思了一会儿，说："可能是因为游戏机有点贵吧，要800多块呢；也可能是因为我以前玩游戏机的时候总是停不下来，妈妈担心我会沉迷游戏，影响学习。"

我鼓励他换位思考："如果站在妈妈的角度，你会怎么做呢？"

小川认真思考后说："嗯……我也不确定。或许我会考虑一下，现在买游戏机是否合适，以及买了之后会不会对我的学习产生不利影响。"

我建议道："我们可以一起和妈妈商量，看看能不能找到一个大家都同意的方案。"

小川立刻拉着我去找妈妈，经过一番讨论，他们达成了一个妥协方案："如果期末考试数学和语文都能考到95分以上，妈妈就给我买游戏机！而且规定每周日只玩1~2个小时，如果表现好，可以适当延长时间。"

第三次见面时，小川满脸兴奋，眼里闪烁着喜悦的光芒："娟阿姨，妈妈给我买游戏机了！"他迫不及待地和我分享这个好消息。

我笑着问他："那你觉得现在心情怎么样呢？是不是觉得更有动力去学习了？"我希望他能意识到自己的成长和进步。

小川点了点头，兴奋地说："我挺开心的！最近又没挨打又没挨骂，我觉得爸爸妈妈也变得温柔多了。而且我现在很有动力去努力学习呢！因为我想得到那个游戏机作为奖励！"他还笑眯眯地说，"其实我觉得和爸爸妈妈沟通也不是那么难的事情，只要我们好好说话，把自己的想法告诉他们，多听听他们的想法和顾虑就可以了呢！"

我摸了摸他的头，赞许地说："对啊！小川真的成长了！你已经学会了怎么和爸爸妈妈沟通、怎么解决问题了！我相信你以后会越来越棒的！加油！"

⚙ 叙事过程解析

● 外化

小川的"烦"被外化为一个具体的实体，这使得他能够更清晰地认识到自己的情绪和问题。通过对话，他逐渐意识到"烦"对他的影响，以及他希望摆脱这种情绪的愿望。

● 解构

在对话中，小川的困扰被解构为具体的事件和情绪。他详细描述了与同桌的冲突、家庭的困扰以及自己内心的挣扎。通过解构，他能够更深入地理解自己的问题，并为后续的改写打下基础。

● 改写

在对话中，小川逐渐学会了从新的角度看待问题。他意识到打人不是解决问题的办法，并开始思考更好的解决方式。他还学会了在行动前考虑后果，并尝试平复自己的情绪。这些都是他对原有行为模式的改写。

● 外部见证人

在本案例中，护士作为外部见证人，见证了小川的成长和变化。通过护士的鼓励和引导，小川逐渐学会了如何更好地处理问题和与家人沟通。

● 治疗文件

护士给小川布置的任务，如仔细审题并记录作业情况和心情变化，以及后续的奖励《小兵人》和游戏机，都充当了治疗文件的角色。这些具体的行动计划不仅帮助小川将注意力集中在积极的行为上，还通过记录的方式让他能够监控自己的进步。这种结构化方法使小川能够将对话中的收获转化为实际的行动和改变，从而进一步促进他的成长和发展。

── 案例启示 ──

本案例讲述了一位 ADHD 患者的故事。由于无法有效控制自己的行为，小川在学校和家庭中频繁遇到问题，导致亲子关系变得日益紧张。在学校，

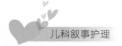

小川经常因为与同桌的冲突而动手打人，这一行为不仅影响了他的学业，也让老师频繁请家长。在家庭中，小川的行为问题同样引发了父母的担忧和争吵，他们为了小川的问题经常产生分歧，甚至吵架。这种持续的冲突让小川感到内疚和沮丧，他觉得自己是一个"坏孩子"，总是让父母失望。护士通过叙事护理，帮助小川更好地理解和处理自己的问题。在护士的帮助下，小川不仅在学校取得了显著的进步，他的数学成绩大幅提高，而且他的行为问题也得到了改善。他与父母的关系变得更加和谐，家庭氛围也变得更加轻松和愉快。

本案例的启示：对于ADHD患者及其家庭而言，重要的是要理解并接纳患者的行为问题，同时避免单纯的责备或标签化。在此基础上，患者需要学习情绪与行为管理，以避免冲动行为带来的不良后果；而家庭成员则应学习有效应对策略，共同促进患者的康复。此外，家庭成员间的积极沟通与合作具有不可估量的价值，它能够增强彼此的理解与支持；结构化奖励机制在激励患者采取积极行为、监控进步方面展现出显著的有效性；外部支持与专业指导在提供方向、动力和有效应对策略方面起到不可或缺的作用。

4.

你的痛，我心疼

龙琴琴

案例简介

铭铭，男，9岁2个月，被外院确诊为急性 B 淋巴细胞白血病 19 天，为了寻求更好的治疗结局，辗转来到我院。治疗过程中需要进行腰椎穿刺，即将针插入椎管，目的是采集脑脊液，检查有无中枢浸润，同时也将化疗药物注入以预防中枢神经系统白血病的发生。

患者画像

小学男生，身材高挑、纤瘦，皮肤白皙，五官秀气，平时安静，喜欢动物。

问题描述

铭铭在外院接受腰椎穿刺时，经历了 3 次尝试，才最终成功，这给铭铭带来了痛苦的检查体验。因此，面对即将到来的腰椎穿刺，铭铭会不由自主地回想起之前的疼痛感，导致他心跳加快，全身发抖，内心充满了抵触和恐惧。

叙事经过

9 岁的铭铭，在外院被确诊为急性淋巴细胞白血病，为了寻求进一步的治疗，家人带着他辗转来到了我院。

一天，阳光透过窗棂，洒在静谧的病房里。突然，我听到走廊尽头传来一阵撕心裂肺的哭闹声。我循声走去，只见铭铭妈妈站在床尾，眉头紧锁，眼中流露出无尽的心疼。铭铭则站在床上，用力推开试图安抚他的外婆，愤怒地吼道："走

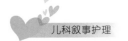

开！我不要做腰穿！你们又骗我，我要回家……"

我惊讶于铭铭的情绪如此失控，便轻轻拉过铭铭妈妈，悄声问道："铭铭怎么啦？"

铭铭妈妈用手背擦了擦两颊的泪水，无奈地说："刚刚医生通知下午要接受腰椎穿刺，他就闹起来了。我好话歹话说了一大堆，他就是不听，怎么办呀？"

我反问道："铭铭妈妈，他之前做过腰穿吗？"

铭铭妈妈叹了口气说："在上个医院做过一次，扎了三回才成功。从那以后，每当提起腰穿，他就很抵触。"

听闻后，我安慰道："铭铭妈妈，让我来试试和他沟通。你这段时间照顾铭铭也很辛苦。"

我来到铭铭的床旁，轻声问道："铭铭，能告诉阿姨，是什么让你像个小老虎一样烦躁吗？"他哼了一声，转过身去，呜呜地哭起来。我把纸巾放在他手心，以轻松的口吻说："铭铭，眼泪可是会让你的帅气打折的哦，快擦擦吧。"这时，他转过来面对我坐着，眼眸里满是委屈和不解："琴琴阿姨，他们骗我！说好这次不用做腰穿的，结果还是要做。"

我蹲下身，与铭铭平视："能告诉阿姨，你为什么不想做腰穿吗？"

铭铭用手摸了摸自己的背，声音中带着一丝颤抖："我……我就是很害怕腰穿，太恐怖了，很痛，我受不了。"

我看着他，语气温和却充满理解："那你能形容一下腰穿在你心中是什么样子的吗？"

铭铭沉思片刻，回答道："我觉得腰穿就像墨西哥的巨型变异蜘蛛，每当有人躺在那冰冷的操作台上，它就会悄无声息地逼近，用那锋利无比的獠牙，穿透人的脊背……非常可怕。"

我感受到他内心的恐惧，温柔地说："你当时做腰穿是什么感受呢？"

铭铭眼中闪过一丝不安，痛苦地回忆道："那时我的背很痛，痛得快不能呼吸了，身体像被撕裂成了两半，双腿也失去了所有知觉。"

我心疼地握着铭铭的手："铭铭，别怕！"

铭铭继续说："琴琴阿姨，能不能不做腰穿，我感觉背又开始痛起来了。"

我解释道："铭铭，腰椎穿刺是整个治疗过程中必不可少的一个环节。它是为了抽取脑脊液样本，帮助医生更准确地了解你的病情，制订最有效的治疗方案。同时，注入药物，防止发生中枢系统白血病，让铭铭能更快地恢复健康。"

铭铭的表情显得有一丝复杂，我进一步引导："铭铭，阿姨带你去看看其他小朋友是怎么做腰穿的，或许你会发现，这次的腰穿和你之前经历的有很大的不同呢。"说着，我们来到了操作室门外，隔着玻璃可以清晰地看到一个5岁的小女孩双手抱腿，侧卧在操作台上。一位护士阿姨手中拿着手机，播放着小女孩最喜欢的动画片，吸引了小女孩全部的注意力。就在这时，医生以专业的手法开始了准备工作。她细心地在小女孩的背部涂抹上一层冰凉的麻药，紧接着开始给小女孩注射麻药。随着针尖轻轻刺入背部，麻药缓缓被推入皮下，但小女孩没有丝毫哭闹。不一会儿，腰穿就做完了。

我为铭铭解释着每一个步骤，笑着说："铭铭，你看，这就是腰穿的全过程。你有发现什么不一样吗？"

铭铭沉思了一会儿，带着新发现的惊奇与释然转向我说："琴琴阿姨，真的和我之前做的很不一样呢！里面的阿姨看着都好温柔。做腰穿的时候，不仅会用两次不同的麻药，而且有护士阿姨陪着，还有手机可以看，难怪小妹妹一点也没哭。"

我问："是不是没有想象中的那么狰狞？那你现在还害怕吗？"

铭铭说："琴琴阿姨，我好像没那么害怕了。但是我下午做腰穿的时候你可以在里面陪着我吗？"

我回答："当然没问题，我会一直陪着你。"

下午，罗医生来叫铭铭做腰穿。铭铭迅速从床上起来，牵着医生的手走进操作室。我在里面陪着铭铭，他感觉疼的时候就用力捏我的手。由于铭铭的配合，穿刺很快就做完了。

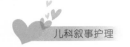

铭铭躺在平车上，身体或许还因腰穿的轻微不适而显得有些虚弱，但他的眼神却异常明亮。他轻轻地开口："琴琴阿姨，只有一点点痛。"

我欣慰地抚摸着铭铭的头，鼓励他道："铭铭，你真是个勇敢的孩子。阿姨很高兴能陪在你身边，见证你的成长。"

听到我的夸奖，铭铭脸上露出了羞涩而自豪的笑容，坚定地说："谢谢琴琴阿姨！"

我和罗医生用平车将他送回病房。离开前，我拿出一本动物百科全书，轻轻放在他的床头："铭铭，看，这是阿姨特别为你准备的礼物。这本书里藏着一个又一个奇趣横生的动物故事。它们有的勇敢无畏，有的机智过人，每一个生命都在用自己的方式诠释着生存的意义。阿姨希望，这本书能成为你探索未知世界的钥匙，带你走进一个既广阔又神秘的动物世界。"

铭铭的眼中瞬间闪烁起耀眼的光芒。他紧紧盯着那本书，仿佛已经能预见自己在字里行间自由翱翔的身影。"琴琴阿姨，谢谢你送给我这么好的礼物！"他的声音虽稚嫩却异常坚定，"我一定会认真阅读，学习它们的精神。无论未来遇到什么困难，都会像今天一样，勇敢地面对，不放弃！"

接下来的每一次腰穿，铭铭都积极配合。经过规范化治疗，勇敢的铭铭顺利地完成了所有疗程，重返校园，并立志长大了要当动物研究员。

叙事过程解析

● 外化

护士让铭铭将内心的恐惧和不安外化为一个具体的形象——"墨西哥的巨型变异蜘蛛"。这样，铭铭能够更清晰地认识和表达自己的恐惧，而不是将其内化为自己的一部分。

● 解构

护士通过询问铭铭对腰椎穿刺的具体感受，帮助他解构了内心的恐惧。她让铭铭详细描述自己的恐惧和之前的经历，从而逐渐揭开恐惧的神秘面纱，使其变得不那么可怕。

● 改写

护士带铭铭去观察其他小朋友做腰椎穿刺的过程，并详细解释每一个步骤。她展示了腰椎穿刺实际上是一个轻松、无痛的过程，从而改写了铭铭之前对腰椎穿刺的负面印象。

● 外部见证人

护士作为外部见证人，见证了铭铭的勇敢和成长。同时，其他小朋友的成功经历也成为了铭铭的外部见证，让他看到了克服恐惧的可能性。

● 治疗文件

护士送给铭铭一本《动物百科全书》，这本书成为了铭铭的治疗文件。它不仅是一本普通的书，更是铭铭勇敢面对困难的象征和奖励。这本书鼓励铭铭继续探索和学习，成为他成长道路上的指引和动力。

— 案例启示 —

　　本案例呈现了一位身患白血病的儿童，因过往在外院不愉快的腰椎穿刺经历，在面临相似情境时情绪失控的场景。在本案例中，护士敏锐地捕捉到了铭铭的恐惧，通过倾听和引导他表达情绪，挖掘出他恐惧的真实原因。护士让铭铭亲眼看到腰穿的过程，巧妙地引导他对比此次经历与先前不愉快经历之间的显著差异。通过这种直观的方式，护士一步步帮助铭铭瓦解内心深处的恐惧壁垒，使其最终顺利接受了治疗。

　　本案例的启示：个体再次遭遇曾经的痛苦经历时，容易出现抵触与恐惧情绪。这些情绪不仅影响患者的心理健康，还可能对治疗过程产生负面影响。我们在临床工作中应善于发现此类患者的问题，结合同类患者的成功经历作为正面激励，帮助叙事对象解决问题。我们运用叙事护理的技巧，不仅帮助患者克服内心的恐惧与不安，促进康复进程，提高治疗效果；还能在这一过程中提升自身的专业技能，获得社会的肯定，为职业生涯注入更多的自信与动力。

5.

战"狼"之歌，沁入心扉

张莉

📚 **案例简介**

小茜，女，10岁8个月，被诊断为系统性红斑狼疮。系统性红斑狼疮主要表现为皮疹（蝶形红斑）、关节肿痛、肌肉酸痛、心脏和肾脏损害等，是一种自身免疫性疾病，需要长期依赖激素治疗来控制病情，激素治疗后常出现外形改变、脱发等不良反应，若患者擅自停药，可能引发严重的并发症，对生命安全构成严重威胁。

👤 **患者画像**

小学女生，身高偏矮，身材偏瘦，面部两颊有红斑，愁眉不展，情绪低落，内向，不善言辞。

✏️ **问题描述**

小茜多次遭受疾病的侵袭，本就身心俱疲，而面颊的红斑和身体外形的改变，更是让她倍感痛苦，还因此遭到了同学们的嘲笑。她不仅感到自卑，还萌生停药的念头，不愿再继续接受治疗。

📖 **叙事经过**

10岁的小茜，因面部红斑、关节疼痛，辗转多家医院治疗无效，最后到我院继续接受治疗。

入院当天晚上，我走进病房巡视。在静谧的病房里，小茜用右手轻轻拭去眼角的泪滴，而她的左手则被那静静悬置的留置针所束缚。在茂菲氏滴管中，透明的液体缓缓而有序地滴落，每一滴似乎正在诉说着小茜内心的恐惧与希望。床头柜上，一份未动的晚餐和几粒白皑皑的药丸静静躺着。小茜妈妈坐在床尾，双眼红肿，脸上刻满了焦虑。

我看到此景，站在病床旁，轻声询问："小茜，你这是怎么了？有什么让你不开心的事吗？"然而，小茜似乎沉浸在自己的情绪中，对我的话置若罔闻，没有任何回应。见状，我决定向她的妈妈寻求答案。我走到小茜妈妈的身边，轻声问道："小茜妈妈，你知道小茜这是怎么了吗？她似乎有些不对劲。"

小茜妈妈缓缓地抬起头，她的语调充满了担忧与无奈："我已经尽力了，让她吃药，她不吃；让她吃饭，她也不吃，唉……"此时，小茜的情绪明显激动起来，她大声地反驳道："我真的不想吃药，每天都是一样的，太难受了。"说着，她的眼泪便不由自主地流了下来，声音中充满了委屈。

我快步走到小茜身边，递给她一张纸巾，并轻轻拍着她的肩膀，试图安抚她波动的情绪。转头看向小茜妈妈，我温柔地说："小茜妈妈，你先去外面透透气，放松一下心情，我来陪小茜聊聊。"小茜妈妈听了我的话，点了点头，随后便离开了病房。

我缓缓转过身，面向小茜，用温暖而柔和的语调对她说："小茜，我知道你心里很难过，想哭就哭出来吧，阿姨会在这里陪着你。"说着，我轻柔地为她拭去脸颊上的泪痕，希望能给予她一些慰藉和力量。

过了几分钟，我轻声细语地询问她："小茜，现在感觉好些了吗？能告诉阿姨，到底发生了什么事情吗？"

突然，小茜抬起头，眼中闪烁着一丝坚定："阿姨，我真的不想吃药了。吃药后我变得奇丑无比，脸上的斑也没有消失，同学们见了都嘲笑我。"

我深知小茜的病情需要依赖药物来治疗，于是安慰道："小茜，阿姨完全理解你，没有人是喜欢吃药的。那你可以告诉阿姨，你吃药的时候是什么感受吗？"

小茜继续说道："每当妈妈催促我吃药时，我内心总会涌起一股强烈的抵触

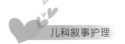

情绪。每当药片滑过喉咙的那一刻，那种不适感仿佛有只手在紧紧扼住我的咽喉，让我特别痛苦。"

我轻声细语地安慰道："阿姨完全理解长期服药确实会让人感到不适，也知道这会让你的外形发生改变。但现在最重要的是先把身体养好，逐渐减药，身体外形才有可能慢慢恢复。同学们笑话你，是因为他们不了解你的病情。如果你主动告诉他们，说不定他们会更加关心你，你反而能多几个朋友呢。妈妈催促你服药，也是因为太担心你了。"

小茜沉默了一会儿，然后缓缓开口："但是我听说这种病很难治，我在网上查过很多资料，还加入了病友群。他们都说这个病治不好。"她的眉头紧锁，眼眶里泛起了泪光。

我继续鼓励道："小茜，这个疾病确实需要我们用耐心与毅力去对抗，但并非不可战胜。只要你按照医生的指导，定时服药，积极配合治疗，康复的概率还是很大的。阿姨身边就有一个朋友的孩子，她跟你患有同样的病，但她们坚持治疗，现在已经完全康复了，生活得十分美好，还组建了自己的家庭，有了可爱的孩子。想不想和这位姐姐沟通一下，听听她的康复经历和感受，也许能给你带来一些启发呢？"

小茜迫不及待地问道："好啊，阿姨，我真的想和姐姐聊聊！我想听听她是怎么战胜病魔的。"

我拨通了我朋友孩子的电话，简单介绍了小茜的情况后，就把电话递给了小茜。电话那头，传来了姐姐温暖而坚定的声音："小茜，你好吗？我听说了你的情况，很想和你分享一下我的经历。我也曾经像你一样，饱受系统性红斑狼疮的折磨，那时脸上的红斑、吃药后外形的改变让我感到非常痛苦和困扰。但是，我没有放弃，而是选择了坚持治疗，积极面对。现在，我已经完全康复了，外形也恢复了正常，只需要吃很小剂量的药物来维持健康，就能过上正常人的生活。所以，你也一定可以的！相信自己，相信医生，你一定会战胜这个疾病的！加油，小茜！"

　　小茜听着姐姐的话，眼中闪烁着希望的光芒。她紧紧抓着电话，仿佛抓住了一个通往康复的桥梁。我知道，这一刻，她已经找到了自己的方向和力量。

　　我紧紧地抱住她："小茜，加油！我们会和爸爸妈妈一起为你加油！"

　　这次沟通后，小茜的态度发生了显著的变化。她开始变得自觉起来，严格按照医生的指导定时定量服药，不再像以前那样有所懈怠。每次查房，她都会积极主动地与医生沟通病情，详细反馈治疗效果，并认真听取医生的建议和指导。小茜的这种积极态度和变化让医护人员和家人都感到非常欣慰和鼓舞。他们深信，在不久的将来，小茜一定能够完全康复，重新过上正常的生活。

叙事过程解析

● 外化

通过护士与小茜的对话，将她的病痛（面部红斑、关节疼痛）和服药的困扰（变丑、同学嘲笑）外化为可以面对和对抗的实体，而不是内在无法改变的一部分。这有助于减轻小茜的内心负担，让她意识到这些问题是可以解决和克服的。

● 解构

护士通过解构小茜对疾病的认知和信念，帮助她重新理解自己的状况。例如，护士讲述该疾病的成功康复案例，以此解构小茜认为疾病无法治愈的观念，同时强调康复的希望。

● 改写

护士鼓励小茜重构她的故事，强调力量、勇气和康复的可能性。通过引入已经康复的病友作为榜样，护士帮助她构建了一个新的、更加积极的支线故事，即她也可以战胜疾病并过上美好的生活，使她从绝望和无助转变为积极且充满希望。

● 外部见证人

护士作为外部见证人，通过讲述朋友孩子的成功案例，为小茜树立战胜疾病的信心。

● 治疗文件

护士与小茜的对话、小茜与病友姐姐的对话作为治疗文件，记录了小茜从消

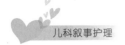

极到积极的心路历程，以及她对治疗态度的显著转变。

— 案例启示 —

本案例呈现了一位系统性红斑狼疮患者的情感波折历程。小茜因多次病情复发而频繁住院治疗，其间她不仅遭受疾病的侵袭，还难以接受面颊的红斑及身体外形的改变，更因同学们的嘲笑而感到自卑，萌生了停药的念头，不愿再继续接受治疗。面对这一情况，护士运用叙事护理的技巧，耐心地引导小茜倾诉内心的想法，并通过引入成功案例进行现身说教。最终，小茜逐步走出阴霾，重拾了对美好未来的希望和信心。

本案例的启示：系统性红斑狼疮青少年患者，在青春年华里面临着比同龄人更严峻的考验。我们在为这类患者提供护理时，除了密切关注疾病治疗进展，更应深入了解并关心患者的心理状态，悉心倾听并探究其内心的迷茫与困惑，同时留意其家庭背景与环境，引导家属与患者建立积极有效的沟通桥梁，与家属一起共同助力患者跨越困境，树立治疗信心，缓解自卑与恐惧。

6

明天的曙光

龙春希

📖 案例简介

小丽，女，15岁，被诊断为脊髓栓系综合征。脊髓栓系综合征是以大小便失禁、下肢畸形、活动及感觉障碍等一系列神经功能障碍为主要表现的疾病，具有神经功能损伤不易恢复、手术本身容易造成神经功能二次伤害等特点。

👤 患者画像

青春期少女，身材消瘦，低马尾，面色苍白，神情憔悴，下肢跛行，内向，不善言辞，不喜欢笑。

✒️ 问题描述

小丽于近1个月来出现双下肢功能障碍进行性加重，大小便失禁。疾病的预后和手术的风险让她对未来充满了担忧和恐惧。

📖 叙事经过

小丽，一位15岁的初三学生，因患脊髓栓系综合征，需要住院治疗。她身材瘦小，扎着低马尾，面色苍白，神情显得疲惫而憔悴，走路时步履蹒跚。在等待办理入院手续时，她低着头，默默地站在柱子后面，这一幕给我留下了深刻的印象。

入院后的第二天早晨，我常规巡视病房，来到了小丽的床旁。只见床旁桌上放着早已冷却的早饭，而小丽则侧躺在床上，用被子蒙着头。她的妈妈坐在陪伴

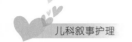

椅上，偷偷地抹着眼泪。我走到她的床旁，轻轻拉开被子的一角，看到小丽两眼直直地盯着前方，眼泪从眼角滑落。

我轻声问道："小丽，你怎么没吃早饭呀？今天的早饭不合胃口吗？"但她并没有回答我。这时，小丽妈妈走了过来，解释说："不好意思，护士，我们家小丽平时性格比较内向，这次生病后更不爱说话了。"接着，她叹着气和我聊了起来。

从小丽妈妈的口中，我得知了小丽一直以来的梦想是考上北大，因此她学习非常努力，希望在今年的中考中能取得优异的成绩，考上市里的重点高中。然而，一个月前的一个夜晚，小丽在睡梦中出现了小便失禁的情况。起初，她以为是自己睡前喝水太多，并没有放在心上。但连续两天晚上都出现了同样的情况，并且在第三天白天上课时，她发现自己竟然在毫无知觉的情况下大便了。随后，她出现了双下肢无力、行走困难的症状。小丽只能打电话告诉父母，并立即随他们到医院检查。

听到这些，我更加想走近她，帮助她渡过这个难关。我拉过板凳，坐在小丽床旁，拿出一张纸巾轻轻地擦去她眼角的泪水，并轻声安慰她。在我的引导下，小丽终于开口说出了她的担忧和恐惧。她害怕手术失败，害怕自己变成一个废人，拖累父母。

我耐心地听着她的诉说，并告诉她手术的成功率很高，而且通过手术治疗可以防止病情的进一步恶化。我还告诉她，她的父母非常爱她，一直都在她身边陪伴着她。听到这些话，小丽的情绪稍微平复了一些。

接着，我和小丽聊起了她的学习和生活。我告诉她，我一直都很羡慕像她这样学习好又懂事的孩子。小丽也逐渐放松了下来，和我分享了她的学习方法和心态。她告诉我，她的父母一直都很支持她，无论成绩好坏都永远爱她。这也让她能够以轻松的心态面对学习。

听到这里，我趁机引导小丽将面对疾病的挑战看作和学习中遇到的难题一样。我告诉她，只要我们以更轻松的心情面对它，冷静梳理战胜疾病的方法，就一定能够克服它。小丽似有所悟地看着我，表示会积极配合医生进行手术准备和康复训练。

一天后，当我再去看小丽的时候，她已经在护士的指导下开始训练术后的体位调整和床上排便了。看到我走进房间，她脸上荡漾着甜甜的微笑，告诉我她昨晚睡得特别好，心情也好多了。看到小丽的变化，我感到非常欣慰。

手术日的早上，我早早来到病房，和主刀医生、责任护士一起将一本精美的手账送给了小丽。我们嘱咐她将自己手术前的准备事项、手术后的康复训练记录下来，以后可以分享给患同类疾病的小朋友。小丽爽快地答应了。

小丽的手术非常顺利，一周后小丽开始了专业的康复训练。她的父母也学习了很多居家康复知识。随着时间的推移，小丽的自主大小便功能已经恢复，走路也不再一瘸一拐了。

半个月后，小丽要出院了。临走前，她和家人特地来跟我道别。小丽满怀希望地说："龙阿姨，谢谢你！那天你坐在我床边说话，就像在我快要溺水的时候一把将我捞出水面的英雄，让我有了克服困难的勇气！"看着小亮晶晶的眼睛和充满希望的笑容，我知道她已经不再是那个刚入院时憔悴无助的小姑娘了。

⚙ 叙事过程解析

● 外化

小丽最初将自己的疾病视为个人的失败和负担，认为自己即将成为一个"废人"。护士帮助她认识到疾病是一个独立于她个人意志之外的因素，是她身体遇到的挑战，而不是她个人的失败，让她意识到疾病并不等同于她整个人，从而减轻她的自责和绝望感。

● 解构

护士倾听小丽及其母亲的详细叙述，敏锐地捕捉到"她对学习的热爱、对未来的憧憬"这一关键信息，作为故事中的积极例外。通过深入分析，护士全面理解了小丽的内心世界和外在环境，为引导故事走向积极方向奠定了坚实基础。

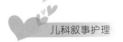

● 改写

在本案例中，护士鼓励小丽回忆自己过去克服困难的经历，如在学习上取得优异成绩时的喜悦和成就感，帮助她将这些积极事件和体验融入当前的叙事中，从而改写她对疾病的恐惧和绝望。同时，护士还引导她想象手术成功后的生活，激发她对未来的希望和信心。

● 外部见证人

父母、医生和护士作为外部见证人，不仅让小丽感受到自己不是孤单一人面对疾病，还增强了她的自我认同感和价值感。同时，大家的鼓励和支持也进一步巩固了小丽的积极信念和生活态度。

● 治疗文件

在本案例中，精美手账作为治疗文件，不仅翔实地记录了小丽在面对疾病过程中所展现出的勇敢与成长的每一个瞬间，更成为了她将自己这份勇敢精神传递给其他人的媒介。

— 案例启示 —

本案例呈现了一位青春期少女面对可能发生神经功能障碍的恐惧心理。在本案例中，护士通过细致入微的观察发现了患者的特殊情绪，积极走近她，运用叙事护理的方法，引导患者说出自己的担忧，并帮助患者看清自己当下的心理状态，梳理自身需求，将患者的害怕情绪具体化，并鼓励其勇敢地表达出来。护士用叙事的沟通技巧改写了患者的害怕情绪，成功帮助患者建立了积极面对疾病预后的态度。

本案例的启示：脊髓栓系综合征具有神经功能损伤不易恢复、手术本身容易造成神经功能二次伤害等特点，使患者和照顾者面对疾病预后内心充满了未知的恐惧。在患者生命旅程中的至暗时刻，我们以发自内心的关爱和扎实的理论知识，给予患者强有力的支持，并收获作为护理人员的职业价值感。

7

"球球"离开"朵朵"

何立平

案例简介

丁丁,男,8岁,被诊断为右侧先天性小耳畸形。小耳畸形是先天性耳廓畸形中最常见的结构畸形,常伴外耳道闭锁、中耳畸形和同侧面部发育不良,需要通过多次手术治疗,具有相应的手术风险、难度及术后并发症等。

患者画像

小学男生,身材微瘦,双眼皮,光头戴帽,性格较孤僻、慢热,不爱说话。

问题描述

丁丁面临的手术部位特殊,直接影响其美观,因此他对手术效果抱有极高的期望,无法接受手术失败的可能性,这种心态导致他陷入了极度的焦虑之中。

叙事经过

8岁的丁丁因小耳畸形即将进行二期手术,包括取出耳部扩张器和全耳再造。他和妈妈一起来到医院,完成入院手续后在护士站等待。我注意到丁丁因为耳部植入扩张器而戴着高高的帽子,头放得很低,生怕被人看见,于是快步走过去打招呼,在将他们安置好后,我向丁丁妈妈了解丁丁的近况,得知他最近喜欢玩"原神"和收集相关卡片。

第二天值夜班时,我带着一盒原神卡片去找丁丁,想给他一个惊喜,并顺便聊聊他内心的真实想法,却发现他正独自站在病房门口,低着头,双肩颤动,显

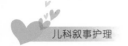

然是被噩梦吓醒了。我走过去安慰他，并询问他做了什么梦。

丁丁告诉我，他梦见一个巫婆用魔法拐杖敲打他耳朵旁的球球，球球越长越大，长出一个奇怪的大耳朵。他说自从开始"打水"（可能是指术前准备）后，他头上的扩张器变得越来越大，越来越奇怪，导致同学们都好奇地看着他，不再和他玩。这让他开始做噩梦，担心手术失败并再次遭受嘲笑。

他还告诉我，他知道这次手术除了要取出扩张器，还要进行全耳再造，做一个和左边一样的耳朵。他也知道爸爸妈妈希望他能像其他小朋友一样，不会被其他小孩笑说他没有耳朵。但是上次住院时，他听到医生找妈妈签字时说有可能手术做完后伤口会感染，支架外露等，需要重新取出再做手术，这让他非常担心。

我立即给予安慰："丁丁，耳朵上的球球马上就要被摘除了，而且现在的全耳再造术已经非常成熟，成功率是很高的。我们现在要做的就是积极配合治疗，多想一些开心的事情！对了，你看小何阿姨给你带来了什么？"

说着，我拿出了原神卡片。丁丁看到后惊喜万分，眼睛闪烁发光："小何阿姨，你怎么知道我喜欢原神？"

我笑着说："是你妈妈告诉我的呀。丁丁，你为什么这么喜欢原神呢？是不是因为原神里的角色都很勇敢？"

丁丁点了点头，眼神中透露出对原神的热爱和向往："是的，何阿姨，我觉得原神里的角色都很厉害，他们不怕困难，总是勇敢地面对一切。"

我轻轻地拍了拍丁丁的肩膀，鼓励他："丁丁，你真的很勇敢！这次手术对你来说确实是一个挑战，但我相信你一定能够像原神里的那些角色一样，勇敢地面对它，战胜它！你知道吗，原神里的角色们无论遇到多大的困难，都会坚持下去，从不放弃。你也一定可以的！"

丁丁想了想，眼神坚定地对我说："小何阿姨，你说得对。我一定会像原神中的角色们一样，不退缩，勇往直前，打败我心中的'魔鬼'。我要用我的勇气去战胜一切困难！"

他看了看我，脸上露出了一丝笑容："小何阿姨，跟你说了这么多，我的心情好像好多了，之前那种很担心的感觉也消失了。其实我还是很幸福的，之前生病那么难受，爸爸妈妈一直陪在我身边，我都坚持下来了。这次手术，我也一定要努力坚持下去！"

说完，丁丁好奇地看着我："小何阿姨，你手机里有其他小朋友手术后的照片吗？我可以看一下吗？我想看看他们恢复得怎么样。"

我连忙拿出手机，给他翻看着其他小朋友手术后的照片。丁丁满怀期待地看着每一张照片，眼中闪烁着希望的光芒。

他指着照片上的小朋友问："小何阿姨，这些照片上的小朋友之前都是和我一样的吗？他们也做了和我一样的手术吗？"

我微笑着回答："是呀，丁丁。他们和你做的是相同的手术，都经历过同样的过程。你看，他们现在恢复得都很好，耳朵看起来和正常人一样。你也一定会像他们一样的！"

丁丁点着头，眼中满是期待："哇，真的吗？我的耳朵也会做得和他们一样吗？我好期待和我的新耳朵'朵朵'见面呀！到那时，我就和他们一样，有两只耳朵了！"

正在这时，妈妈着急地从病房里走出来，焦急地问道："你怎么在这里？我醒来发现你不在，急死我了。"

我连忙安慰她："妈妈，别着急，我在这里陪丁丁说说话。时间已经很晚了，丁丁快和妈妈进去睡觉吧，明天还要手术呢。丁丁，加油哦！你一定能够勇敢地面对手术的。"

丁丁听了我的话，点了点头，拉着妈妈的手一起走进了病房。

第二天，丁丁手术非常顺利，术后恢复得也很好。在整个治疗过程中，他表现得非常勇敢和坚强，我们都为他感到骄傲。

出院前，丁丁还和我们一起在护士站合照留念。他笑着对我们说："谢谢你们一直陪伴我，鼓励我，让我变得更加勇敢。现在我已经治好了耳朵，可以回归正常生活和学习了。"

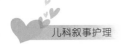

看着丁丁开心的样子，我们也都感到非常欣慰。经过小耳畸形二期手术治疗，丁丁终于治愈出院，重新开始了他的美好生活。我们相信，在未来的日子里，他一定会继续用他的勇气和坚强去面对生活中的每一个挑战。

⚙ 叙事过程解析

● 外化

丁丁的噩梦和对手术的担忧被外化为"心中的魔鬼"和"奇怪的梦"。通过外化，丁丁能够更具体地识别和表达自己的恐惧，从而更容易与这些情绪保持距离，并开始思考如何面对它们。

● 解构

丁丁对手术可能失败的担忧，以及对同学嘲笑的恐惧，被解构为对未知的不确定和对自我形象的关注。通过解构，丁丁能够更理性地看待这些担忧，理解它们并非不可克服的障碍，而是可以面对和解决的挑战。

● 改写

通过引入原神卡片和讨论原神中的角色，护士鼓励丁丁以更勇敢和积极的方式改写自己的故事。他开始将自己视为一个能够像原神角色一样勇敢面对挑战的英雄，这种改写激发了他的内在勇气和坚韧。

● 外部见证人

护士作为外部见证人，见证了丁丁的勇气和坚强。她不仅提供了情感支持，还通过分享其他小朋友手术成功的照片，为丁丁提供了一个现实的、积极的外部见证，帮助他增强了对手术成功的信心。

● 治疗文件

原神卡片、手术前后的照片作为治疗文件，在丁丁的治疗过程中发挥了积极的作用。它们不仅提供了情感上的支持和激励，还成为了丁丁康复过程的见证，帮助他更好地面对挑战，迎接新的生活。

— 案例启示 —

本案例呈现了一位即将进行小耳畸形二期手术的患者所经历的情感波折与转变。在护士的细心引领下，丁丁倾吐了内心深处的担忧与无助，逐渐理顺了内心的纷扰，并找到了面对挑战的勇气与力量。从最初的担心无助，到向护士倾诉后情绪逐渐好转，再到最终积极勇敢地面对手术，满怀对新耳朵的期待，丁丁的心路历程充满了挑战与成长，展现了他的坚韧与勇敢。这一案例不仅见证了丁丁的转变，也彰显了护士在患者情感支持与心理康复中的重要作用。

本案例的启示：小耳畸形不仅对患者外貌造成显著影响，更使其承受着巨大的生理及心理压力。因此，在临床护理工作中，医护人员可以巧妙地引导患者重新认识自我，为其内心的担忧与无助赋予新的意义，进而帮助他们建立积极的治疗态度和康复期待，进一步提升整体治疗效果。

8.

"童"呼吸，共守护

王紫娟

案例简介

童童，男，14岁，被诊断为支气管扩张症、肺源性心脏病。这两种疾病合并发生后主要表现为持续或反复咳嗽、咳痰，有时伴有咯血，活动后心悸、呼吸困难、乏力，会影响患者的日常活动，且具有反复急性发作、预后不良等特点。

患者画像

青春期男孩，身材微胖，皮肤黝黑，满面愁容，不善言辞，不喜交流。

问题描述

童童自8岁起频繁出现气促、呼吸困难，需要常年往返医院。随着年龄增长，他担心治疗会影响学业，甚至无法正常上学、活动，因而变得焦虑、失眠，不配合治疗。

叙事经过

那是一个燥热的雨天，淅淅沥沥的雨滴敲打在治疗室的玻璃窗外，窗外乌云密布，天空显得格外低矮压抑。道路两旁的树木随风摇曳，仿佛在对着天空呐喊："你尽管来吧！我不怕你。"哎，看来要下一场大雨，我在心里默默想着。我低头整理好治疗单，准备开始今天的工作。

我走近病房门口，看见童童独自端坐在床上，眼眶微微湿润，无创呼吸机管路散乱地放在一旁。他静静地凝视着窗外的雨滴，眼神中透露出一种难以言喻的忧伤，身形在灯光下显得那么孤独和无助。这一幕并不是我第一次遇到，每次见到都让我心疼不已。

童童的呼吸仍然显得费力，他张大嘴巴，胸廓随着呼吸快速起伏，仿佛每一次呼吸都在用尽全身的力气。我快步走到他身旁，轻声问道："童童，怎么了？为什么看起来这么难过？"

童童望向我时，眼中泪光闪烁，仿佛藏着无尽的忧伤。紧接着，他迅速低下头，泪水如同断了线的珍珠，一颗颗无声地滴落。我轻声询问他是否哪里不舒服，但他只是用力摇头，沉浸在自己的悲伤中，哭泣声越来越大，如同无助的呐喊，让人心生怜悯。

我放缓了语气，温柔地安抚他："童童，别难过了。如果你愿意，随时都可以倾诉你的感受。我在这里，一直陪着你，我们一起面对所有的困难。"我伸出手，紧紧握住他的小手，给予他坚定的支持和陪伴，任由他放声哭泣，释放内心的悲伤。

终于，童童的哭泣声渐渐平息，他抬起头，眼中闪烁着希望的光芒，声音略带颤抖地问："真的吗？你真的会帮助我吗？"我坚定地回答："童童，我当然会帮助你。但是，我想先了解你是怎么想的，这样我们才能更好地找到解决问题的方法。你愿意和我分享你的感受吗？"

他快快不乐地垂下头，声音里带着明显的颤抖和虚弱："我……我已经在医院里度过了太多日日夜夜，每次来都要面对这台'无情的机器'。我真的很害怕，也睡不着觉，害怕自己会对它产生依赖，害怕自己从此被它牢牢地捆绑住，失去自由。如果我的未来注定要与这台机器为伴，我……我真的不知道该如何面对这样的生活。"他的语气中充满了深深的忧虑。

我轻轻地把双手放在他的肩上，柔声安慰他："童童，你不需要害怕。这台呼吸机并不是束缚你的东西，而是帮助你更顺畅地呼吸，让你不再感到那么疲惫。它并不会让你产生依赖，只是在你需要的时候给你支持。我们先试着把它戴好，好吗？"他听到后，微微抬起头，眼中闪烁着信任和安心的光芒，然后轻轻地点

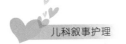

了点头。

我细心地为他戴好呼吸机，然后调整床头的高度，让他坐得更舒适些。轻声问道："童童，现在感觉怎么样？呼吸顺畅些了吗？"童童微微点头，轻声回答："嗯，好些了。"

我接着问："童童，阿姨经常看到你独自坐在床旁沉思，能告诉阿姨你都想些什么吗？"童童沉默了片刻，终于缓缓开口，声音里透露着深深的无奈和疲惫："我时常在想，这样的日子究竟何时才是尽头？从8岁开始，到现在已经过去了整整6年，这样的生活，我真的已经受够了。"

我："童童，你所说的'这样的日子'具体是怎样的呢？"童童沉默了，似乎在回忆那些沉重的日子。过了良久，他缓缓开口，声音带着一丝哽咽："那些日子是孤独的，是无助的。我就像是一只小船，在茫茫的大海上迷失了方向，找不到前进的航道，也寻不到可以让我安心停靠的港湾。我只能任由风浪摆布，随波逐流。一次次的病情复发，让我看不到康复的希望。我无数次地幻想，能够回到过去，和朋友们一起上学，一起踢球，一起玩耍，那些简单而快乐的日子，如今却变得遥不可及。"

我："听起来生病之前你有着很多美好的回忆和珍贵的友情，那时候你一定有很多同学和好朋友吧？"童童："是的，生病之前我有很多同学和好朋友，我们一起学习，一起玩耍，真的很快乐。可是自从生病后，我就无法像以前那样经常去上学了，同学们也慢慢疏远了我。他们看见我这个样子，好像都很害怕，再也没人愿意和我玩了。"

我："童童，我理解你现在的感受。但你要知道，真正的友情是不会因为外在的改变而轻易消失的。虽然你现在身体不好，但你的心灵和思维并没有受到限制，你依然可以和他们分享你的快乐和悲伤。阿姨相信，只要你保持积极的心态，重新回到学校，你一定能够再次感受到友情的温暖。"

我："你在生病前有没有什么特别难忘或者有趣的故事呢？"童童眼中闪烁着对过往的怀念，他轻声地说："足球，是我生病前最喜欢的运动。我这一身晒得黝黑的皮肤，就是那时在绿茵场上尽情奔跑的见证。记得学校举办的那场足球比赛，我们面对的对手实力超群，想要战胜他们几乎如同攀登高峰。然而，我们从未有过放弃的念头。每一天，我们都在阳光下挥汗如雨，苦练技艺，彼此间互相鼓励，共同面对挑战。终于，在比赛中，我们凭借着坚定的信念和团队的力量，成功战胜了强大的对手，夺得了冠军。那一刻的喜悦和激动，至今仍深深刻在我的心中，难以忘怀。然而，我自从生病后，就再也没能踏上那片熟悉的足球场，感受那份激情与热血。每当想起那些与队友们并肩作战的日子，我的心中总是充满了遗憾和怀念。"童童的话语中充满了对过去的怀念和对未来的期许，他的眼神中闪烁着对足球的热爱和对生命的坚韧。

我微笑着鼓励童童："你真是个勇敢、坚强的孩子。你看，现在的疾病就像你曾经面对过的强大的比赛对手一样，虽然看似难以克服，但只要我们像那时一样，不懈努力，不畏惧困难，就一定能够战胜它。我相信，你的勇气和毅力会帮助你渡过这个难关。"

童童稍微沉思后，眼中闪烁着坚定的光芒，说："阿姨，我明白了，我会像过去战胜比赛对手那样，勇敢地去面对并战胜疾病。"

我对着童童竖起了大拇指，鼓励道："这就对了，童童！这才是我们认识的那个勇敢坚强的你。"

从那以后，童童的精神状态明显好转，不再愁眉苦脸，反而变得开朗了许多。每次我走进病房，他都会主动迎上来，脸上洋溢着笑容，热情地打招呼："紫娟阿姨好！"

经过医护人员的精心治疗和细致照料，童童终于迎来了出院的喜讯。尽管支气管扩张症和肺源性心脏病是要长期与之抗争的慢性疾病，需要在家中持续治疗和康复训练，但童童已经做好了准备，他将勇敢面对这个新的挑战，以乐观和坚韧的态度迎接未来的每一天。

过了一段时间，我收到了童童妈妈发来的视频。在视频中，童童的脸上洋溢着自豪和喜悦的笑容，他兴奋地向我讲述着回家后与疾病抗争的每一个瞬间。看

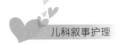

到他如此坚强和乐观,我深感欣慰,为他的进步和勇敢点赞。

叙事过程解析

● 外化

在本案例中,护士没有将童童的忧伤、恐惧和对未来的担忧视为他性格上的缺陷或弱点,而是通过对话和安抚,将这些问题外化为具体的事件或感受,如害怕对呼吸机产生依赖、担心未来生活被机器束缚等。这种外化让童童感受到这些问题是可以被讨论和解决的,而不是他个人的失败。

● 解构

护士通过询问童童的感受和想法,解构了他对呼吸机的恐惧和对未来生活的担忧。她引导童童回忆生病前的快乐时光和与朋友们的互动,帮助他认识到疾病只是生活的一部分,而不是全部。这种解构让童童开始重新评估自己的处境,看到除了疾病,生活中还有许多值得珍惜和追求的东西。

● 改写

在本案例中,护士通过询问童童生病前的难忘经历(如足球比赛),引导他回忆那些充满活力和成功感的时刻。这些例外事件成为改写童童故事的重要素材,让他意识到即使面对疾病,他仍然拥有力量和勇气去战胜困难。护士进一步将疾病比作比赛对手,鼓励童童像过去战胜对手一样去战胜疾病,这种改写为童童提供了新的视角和动力。

● 外部见证人

在本案例中,护士作为外部见证人,通过倾听童童足球比赛的经历来强化他的勇敢和坚持,让童童认识到战胜疾病如同战胜对手一样,从而减轻了他的担忧,树立了战胜疾病的信心。

● 治疗文件

在本案例中,足球比赛的记忆与回家后录制的视频成为关键的治疗文件,强化了童童面对困难时的坚强与勇敢。足球比赛的记忆激发其内在力量与勇气;而回家后录制的视频则记录了他的康复点滴,展现乐观态度与坚韧精神。

─ 案例启示 ─

　　本案例呈现了一位青春期儿童因长期生病住院，担心无法像同龄人一样正常上学、参与活动而深陷烦恼的情境。面对童童的忧虑，护士通过倾听、表达同理心以及积极引导，逐步瓦解了童童内心的恐惧与忧伤。在护士的悉心陪伴下，童童不仅学会了正视并接受当前的现实状况，更重要的是，他重拾了对生活的热爱与希望，展现出了从孤独无助到勇敢坚强的蜕变。

　　本案例的启示：针对慢性疾病患者，持续的治疗与系统的康复训练是通往康复之路的基石。在护理实践中，我们必须高度重视患者的个体差异，秉持尊重与理解的态度，用心倾听并关注每一位患者的真实感受与具体需求，鼓励患者及其家人积极参与康复过程，充分发挥其主观能动性，以实现最佳的治疗效果。

9.
榜样的力量

石家睿

案例简介

鱼鱼，男，5 岁，被诊断为儿童白癜风。白癜风的主要症状是皮肤出现色素脱失斑。儿童白癜风特指 12 岁以前发生的白癜风，常发于头颈部。白癜风患者在社交中常会遭到嘲笑、歧视。

患者画像

小男孩，一头乌黑的短发，眼睛明亮，活泼好动，额部有一块白斑，平时乖巧配合，治疗时哭闹挣扎。

问题描述

鱼鱼年龄小，怕黑。他额部的白斑离眼睛近，因此光疗时需要遮挡双眼。然而，这一措施使他在治疗过程中难以保持配合。

叙事经过

鱼鱼是一个笑起来格外可爱的小男孩，他活泼好动，热爱跑步，喜欢蹦蹦跳跳，还是奥特曼的忠实粉丝。然而，这个年仅 5 岁的小男孩被诊断为白癜风，需要每周两次前往医院接受治疗。白癜风的治疗是一个漫长而持久的过程，有时甚至需要以年为单位来计算治疗周期。

初次见到鱼鱼时，他略显害羞，躲在妈妈的身后，只露出一个小脑袋，甜甜地对我笑了笑。我也以微笑回应，向他挥手打招呼："小朋友，你好呀。"随后，我领着鱼鱼进入了治疗室。这时，鱼鱼的妈妈对他的奶奶说："一会儿照光的时候，我按住他的头和手，你按住他的脚。"

我听到后感到有些惊讶，便问道："怎么了？鱼鱼看起来很配合，应该能够自己完成治疗吧。"鱼鱼妈妈无奈地解释道："医生说他的白癜风长在额头上，每次照光治疗时都需用布条蒙住眼睛。我担心他会因为害怕而拼命哭闹挣扎，我一个人可能按不住他，所以把他奶奶也叫来一起帮忙了。"

在接下来的治疗过程中，我深刻体会到了鱼鱼妈妈的担忧并非空穴来风。原本配合躺在治疗床上的鱼鱼，在妈妈蒙住他眼睛、我启动治疗仪器的一刹那，突然情绪失控。他的小手在空中胡乱挥舞，试图摆脱那束缚他的布条；头部剧烈摇晃，企图甩掉那遮住双眼的障碍物；双腿奋力蹬踢，渴望逃离这令他恐惧的境地。他一边撕心裂肺地哭，一边喊着说自己看不见了，不想再继续躺下去。

我立刻关停了机器，解开了束缚他眼睛的布条。尽管泪痕仍挂在鱼鱼的脸颊上，但他很快就止住了抽泣。我蹲下身子，温柔地询问鱼鱼："宝贝，你为什么哭呢？"鱼鱼有些羞涩地回答："这个……这个不可以说，害怕的事情只能告诉好朋友。"于是，我微笑着向他提议："那我们做朋友好不好？也许你告诉我之后，我能帮你找到解决的办法呢。"

鱼鱼抠了抠手指，显然在纠结是否要说出自己的恐惧。当他抬头对上我鼓励的目光时，犹豫了一下，终于鼓起勇气说道："蒙住眼睛就看不见了，到处都黑黑的，会有怪兽出来。"鱼鱼妈妈在一旁补充道："这孩子就是怕黑，晚上睡觉都要开个小灯才能睡得安稳。"她悄悄靠近我，低声透露："有一次我们乘的电梯故障，里面黑灯瞎火的，被关了半小时。从那之后，孩子就特别怕黑，总觉得没有安全感。"

我恍然大悟，随即微笑着问道："鱼鱼，你知道奥特曼吗？"鱼鱼的眼睛立刻闪烁起了崇拜的光芒："当然知道了，奥特曼打怪兽，很厉害的！"我笑着从衣服口袋里拿出了奥特曼玩偶和奥特曼贴纸给鱼鱼看，并问道："鱼鱼，看看这是什么呀？"鱼鱼兴奋地喊道："奥特曼！"

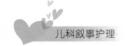

我让鱼鱼选了一张他最喜欢的奥特曼贴纸，并告诉他："我记得奥特曼就算受了伤也不会退缩，不会害怕哦。奥特曼肯定也不会害怕蒙眼睛，对不对？"鱼鱼的小脑袋快速地点了点，表示赞同。

接着，我让鱼鱼用布条遮住奥特曼玩偶的眼睛，将玩偶的额头放在光疗仪下进行治疗。我说："鱼鱼看，奥特曼的额头也在接受治疗哦，奥特曼是不是很勇敢，有没有哭呀？"鱼鱼坚定地回答："勇敢！没哭！"

我趁机鼓励鱼鱼："那今天你也要跟奥特曼一样勇敢，好不好？"鱼鱼用力地点了点头，虽然看得出来他很紧张，但还是在努力克制自己。

当蒙住眼睛后，鱼鱼的手捏成了拳头，手指因为用力过猛而发白。他的嘴巴一撇，嘴唇抖了几下，看着就快哭出来了。但就在这时，他碎碎念着给自己打气："我要跟奥特曼一样勇敢，我要勇敢，我要勇敢……"

这一次，鱼鱼真的没有哭。取下布条后，他的眼睛亮亮的，笑得弯弯的。鱼鱼妈妈在一旁难以置信地瞪大眼睛，嘴巴张成"O"形，她激动地喊道："宝贝，你好棒！"我也用力鼓起了掌，夸赞道："太勇敢了！太棒了！"

听到我们的夸奖，鱼鱼骄傲地扬起了脑袋，嘴角控制不住地上扬。从那以后，每一次遇到鱼鱼，他都是开心地走进治疗室。他妈妈告诉我："鱼鱼每天都在念叨着奥特曼贴纸。以前一提到要来医院治疗就不开心，现在是催着我带他出门来医院。"

⚙ 叙事过程解析

● 外化

鱼鱼的恐惧被外化为"蒙住眼睛就会有怪兽出来"的具体形象。这种外化帮助鱼鱼和他的妈妈以及护士更清晰地认识到鱼鱼所面临的恐惧是什么，让恐惧变得具体、可描述，从而更容易被理解和处理。

● 解构

通过鱼鱼与护士的对话，鱼鱼的恐惧被进一步解构。护士了解到鱼鱼的恐惧来源于黑暗，与他之前的一次电梯故障经历有关。解构过程帮助鱼鱼和护士更深入地理解恐惧的根源，为后续的改写奠定了基础。

● 改写

护士利用鱼鱼对奥特曼的喜爱和崇拜，将治疗过程与奥特曼的形象联系起来。通过让鱼鱼模仿奥特曼在接受治疗过程中勇敢、不哭的表现，护士帮助鱼鱼改写了对治疗过程的认知。鱼鱼开始将治疗与勇敢、坚强的形象有效结合，从而减轻了他的恐惧感。

● 外部见证人

护士、鱼鱼妈妈作为外部见证人，见证了鱼鱼从害怕到勇敢的变化过程，并给予了他积极的反馈和鼓励。这种外部见证增强了鱼鱼的勇气和自信心，使他更愿意面对和克服自己的恐惧。

● 治疗文件

奥特曼玩偶和贴画作为治疗文件，记录了鱼鱼的成长和进步，也见证了护士在帮助鱼鱼克服恐惧、增强勇气方面做出的努力。

— 案例启示 —

本案例呈现了一位白癜风患者在临床治疗过程中因恐惧黑暗而产生的情绪波动。面对患者的不配合，护士并没有采取用制动患者全身来达成治疗目的，而是理解并照顾患者情绪。护士运用叙事护理的技巧，耐心与患者沟通，引导患者表达出恐惧的原因，并通过患者偶像"奥特曼"的勇敢事迹鼓励患者积极配合治疗，打败疾病这个"怪兽"。

本案例的启示：儿科护士在临床工作中面对的是一群个性鲜明、情感表达直接的孩子，他们毫无保留地展现自己的喜怒哀乐。这就要求儿科护士不仅要具备专业的技术，还要深入理解孩子们的需求和情感状态，以便为他们提供更加个性化、充满关怀的护理服务，确保孩子们在得到专业治疗的同时，也能感受到温暖与关爱。

10.
隐形的翅膀

陈琪琦

📖 案例简介

芳芳，女，12岁，被确诊为先天性马蹄内翻足。该疾病因足部畸形类似马蹄而得名，出生时即可发现，常表现为前足内收、内翻、高弓足，部分患者伴有下肢神经损伤，导致肌力下降。对于该疾病，治疗时的年龄越小，其疗效往往越显著。出生后一周可采用石膏矫形治疗，严重者需要手术矫正畸形，术后针对肌力进行康复训练数月，以恢复正常下肢功能。

👤 患者画像

青春期女孩，身材消瘦，披肩长发，嘴角下垂，眉头紧锁，缺乏朝气蓬勃感，脸上写满了这个年纪不该有的忧伤。

✏️ 问题描述

芳芳出生于农村，被确诊为先天性马蹄内翻足，但年幼时身处偏僻，医疗条件有限，家庭经济情况较差，无法及时治疗，错过了疾病治疗的最佳时期。随着年龄增长，芳芳的足部畸形愈发严重，故家人带她前往医院治疗。目前，芳芳已接受手术治疗，因下肢神经损伤，肌力较差，术后还需要长期进行康复训练，但芳芳认为训练时间长，见效慢，对疾病治愈缺乏信心。

📖 叙事经过

12岁的芳芳，长着一张清瘦的脸，眼神时常暗淡无光。这天，我常规巡视病房，看到她独自一人坐在床边，擦拭着眼泪。

我走过去轻声问道："芳芳，怎么了？哪里不舒服吗？"

芳芳："我不想在这里，我想回家。"

我："为什么想回家呢？你现在还在治疗呀。"

芳芳用略带赌气的语气说道："我不想治疗了，妈妈说做手术安装环形支架，佩戴几个月后再拆除掉，脚就好了。现在支架已经拆除了，我还是不能像其他小朋友一样走路、跑起来。"

我耐心解释道："芳芳，手术安装环形支架主要是解决脚的畸形问题，而这个疾病还影响了神经功能，导致你的下肢没有力量，你想要走路、跑起来还需要腿有力量呀，因此在拆除支架后你还需要进行长时间的康复训练。"

芳芳哭着说："训练！训练！像个无底的黑洞。"

我问着："你能说说为什么训练像无底黑洞吗？"

芳芳解释道："训练一直重复那几个动作！不见好转，看不到希望。"

我擦拭着芳芳的眼泪："训练过程是漫长的，效果也不是一两天就可以看到的。不训练的时候你可以做些其他事情呀，你平时最喜欢玩什么？"

芳芳从枕头下拿出一个红色中国结，举到我面前，说道："阿姨，我喜欢编彩绳，最喜欢中国结，妈妈为我这个病，不知道掉了多少眼泪，她很喜欢我编的中国结，妈妈把它挂在手机壳上。"

我拿过中国结，是由几条红色线编织而成的，夸赞道："芳芳你的手真灵巧，这么复杂的编织，你是怎么学会的呢？"

芳芳指了指手机，说："我是看手机里的视频学的。"

我紧接着问："光看视频就学会了吗？这看起来很复杂，阿姨都不会。"

芳芳拿出新的红线递到我的手上，语气中透露出自信，说道："阿姨，你拿着线，我教你，你看就像这样，先把红线一端固定好，然后每两根红线像这样交织，挑一压三……"

我跟着芳芳的步骤一边学一边问："芳芳，你学了多久学会的呀？"

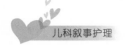

芳芳回答道："我学了好多天呢，一开始我只能编简单的两根红线，后面的步骤挑一压三，怎么都做不好。"

我追问着："那你后来怎么学会的呢？"

芳芳转头看向我说："不停地练习呀，错了就重来，手指头有点痛了就休息下，继续练习，很多天后终于学会了。"

突然我发现我编错了一个步骤，说道："芳芳，我这步编织错了，你帮帮我吧。"

在芳芳的帮助下，几分钟后一个漂亮的中国结就编好了，我不禁给芳芳鼓掌："芳芳，你比阿姨还要棒，手真灵巧，经过自己的反复练习学会了编中国结。其实康复训练和编中国结是一样的道理，都需要长时间的练习，你今天还没有做康复训练吧，我陪你在病房走廊走走。"

芳芳点点头，我们开始在走廊上慢慢走路。

芳芳一边走一边语气失落地说道："阿姨，我感觉什么效果都没有，我不想训练了，不想浪费钱。"

我反问道："芳芳，你现在感受下你双腿的力量吧？我昨天看到你能独自走完病房走廊了。"

芳芳摸了摸腿，回答道："这两天的确感觉腿更有力量了，能走得更远了，而且不需要辅助工具，也没有摔跤。"

我把刚刚编好的中国结系在芳芳的手腕上，说道："芳芳，你看这是经过你不懈努力、反复练习编成的中国结。"

芳芳望着中国结，停顿了几秒，突然抬头笑着对我说："阿姨，我想明白了，反复的肌肉训练和反复练习编中国结是一样的，只要不放弃，不断练习，就一定会进步，对吗？"

我竖起大拇指说道："你很棒呀，你能这么想，阿姨真替你感到开心！这个中国结我把它系在你的手腕上，下次肌肉训练的时候让它陪着你，就像阿姨一直陪着你一样。"

芳芳用更加坚定的语气说道："阿姨，谢谢你陪我聊这么久，我知道该怎么做了，我会继续坚持训练的。"

从那以后，芳芳每天都积极配合康复训练。几个月后，芳芳恢复了正常生活，并且开始慢慢学习跳舞，还给我发来了跳舞的视频，视频里芳芳伴随着音乐《隐形的翅膀》开心地跳着舞。

✿ 叙事过程解析

● 外化

在本案例中，芳芳双足患有先天性马蹄内翻足，手术后仍需要进行康复训练，时间长，见效慢。她认为治疗没有效果，"像个无底的黑洞"，这种具象化描述清晰地反映了她内心的真实感受。

● 解构

护士通过提问、引导、追问等方法，在解构过程中发现芳芳之所以抵触治疗，是因为没有自我感知到治疗效果而缺乏治愈信心。

● 改写

在交谈过程中，护士引导芳芳重新审视自己。芳芳意识到康复训练和编中国结一样，都不是一蹴而就的，需要坚持不懈地努力。同时，护士引导芳芳感知自己的治疗变化，让她察觉康复训练已经有了细微的进步，从而消除了她缺乏治愈信心的消极情绪，使她积极面对治疗。

● 外部见证人

护士作为外部见证人，见证了芳芳不懈努力、持之以恒的精神，也见证了她的情感变化和成长。护士在交谈过程中倾听患者的内心苦楚，理解支持患者，帮助她寻找到治疗的信心。

● 治疗文件

芳芳编织的中国结被视为治疗文件。编织中国结这一活动引导她重塑乐观心态，扭转抵触情绪，树立治愈信心。在编织过程中，芳芳意识到反复练习的重要性，每一点细微的进步都鼓舞着她，激励她继续接受治疗。芳芳给护士发送的跳

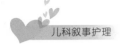

舞视频强化了本案例的叙事效果。

　　本案例呈现了一位 12 岁先天性马蹄内翻足患者在治疗过程中的情感变化历程。年幼时，由于家庭经济条件和地理位置的双重限制，芳芳不幸错过了最佳治疗时机，导致足部畸形日益严重，使她的康复之路充满了重重挑战。在护理人员的细心引导和叙事护理的温暖陪伴下，芳芳逐渐从消极抵触的情绪中走出，转而以积极的态度面对治疗。在与护士的深入互动中，她领悟到编织中国结所蕴含的坚持与耐心，并将这份精神运用到自己的康复训练中。最终，芳芳在身体和心理层面都取得了显著进步，展现出了令人鼓舞的康复成果。

　　本案例的启示：对于儿童先天性结构性畸形，越早治疗，效果越佳。随着孩子年龄的增长，其情绪反应往往也会增大，这无疑增加了治疗与康复的难度。因此，护理人员需要加强对先天性疾病相关知识的科普宣传，旨在让更多的患者及其家庭能够早期发现并采取精准治疗。同时，在治疗过程中，护理人员需要展现出极大的耐心与细心，引导患者及其家庭积极面对治疗挑战，共同为患者的康复之路保驾护航。

11

赶走乌云，迎接曙光

徐荣

案例简介

小云，女，11 岁，被诊断为抑郁症。抑郁症属于一种心理障碍性疾病，典型的症状为持续的情绪低落、兴趣丧失和社交活动减少，部分病情严重的患者还会出现自伤自杀的行为。近年来，青少年抑郁症的发病率逐年上升，可能与遗传、神经生化以及心理社会因素等多种因素相互作用有关。

患者画像

青春期女孩，身材匀称，梳着马尾辫，穿着纯白 T 恤和牛仔裤，搭配一双休闲鞋，面容中带着一丝青涩、忧郁、焦虑。

问题描述

小云对治疗抑郁症信心不足，持怀疑态度，小云妈妈也认为她的病治不好，她感到无用，觉得自己是家庭的负担。

叙事经过

繁忙的早晨，心理科门诊人来人往。一对母女走出诊室，女儿小云眼中含泪，抗拒道："我不想治疗，吃药也没用，治不好的。"母亲焦急地回应："就算治不好也得治，你想同学再笑话你吗？"小云反驳："是你说的治不好！"说完便想离开。

这一幕引起了我的注意，我迅速上前，温和地问："小云，你怎么了？能和

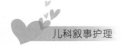

我讲讲吗？"母亲抢先回答："她得了抑郁症，学校建议她休学。医生让她治疗，她就是不配合。"我递给小云纸巾，轻声安慰："小云，告诉我你的困扰，或许我能帮你想想办法。"

我带着她来到安静的走廊坐下，她的情绪渐渐稳定。她低声说："医生说我有抑郁症，但妈妈觉得这是治不好的心理疾病，所以我不想浪费时间和药物。"

我："小云，你能告诉我这个'抑郁'是从什么时候开始困扰你的吗？当时你是什么样的感受呢？"

小云："上个学期，我和同桌发生了矛盾，她推了我，还说了些伤人的话。从那以后，我感觉周围的同学都在针对我，我总觉得他们窃窃私语是在谈论我。我开始害怕与人交流，不敢直视他们的眼睛，他们的一举一动都让我感到极度不安，心跳加速，甚至不由自主地流口水。"她低下头，声音中带着一丝羞涩。

我："这种不安和压抑的感觉，你能给阿姨形容一下吗？"

小云："就像天空被乌云笼罩，整个世界都变得灰暗无光。"

我："这些'乌云'给你的生活带来了哪些具体的影响呢？"

小云："有一次我在课堂上不小心把口水流到衣服上，被同学看见了，他们就开始笑话我，我觉得非常丢脸。从那以后，我上课总是心不在焉，老师讲的课我根本听不进去，脑子里总是乱糟糟的。我的成绩也下滑了很多，班主任甚至建议我休学。妈妈对我非常失望，她说我让她很操心。现在我觉得自己一无是处，就像家里的负担。"她的话语中充满了沮丧和自责。

我："云云，我能理解你现在的困境和感受。但你知道吗？每个人都会有低谷的时候，这并不代表你没有价值。平时在你心情低落的时候，你通常会做些什么来让自己感觉好一点呢？"我试图引导她找到一些积极的应对方式。

小云："我喜欢把自己关在房间里，做一些手工艺品。你看我头上的这个发卡，就是我自己用毛线勾的。"她弯下头，指了指发卡，眼中闪过一丝自豪。

我："哇，这个发卡真是太精致了，是你自己做的吗？"

小云："是的，阿姨。我还会做很多其他的呢，比如白扇子上的画、涂鸦手机壳和小镜子。去年暑假，我还做了一些拿到集市上去卖，很快就卖完了，还挣了一些零花钱呢。"

我眼中流露出赞赏："你真是个心灵手巧的女孩！这些手艺都不简单，你是怎么学会的呢？"

小云语气中带着一丝骄傲地说："确实需要一些技巧。最开始是在学校外面的饰品店看到毛线发卡，觉得可爱但价格贵。我本身对这些手工很感兴趣，就想着能不能自己做。于是，在暑假时，我在网上买了材料，跟着短视频学习，慢慢就掌握了，后来还学会了做涂鸦手机壳和小镜子。"

我："你的创造力和行动力真是让人佩服。从不会到自学成才，再到成功在集市上售卖，你真的很棒！"说着，我竖起了大拇指。

小云的脸上终于露出了一丝微笑："阿姨，你说得我都有点不好意思了，但仔细想想，我确实有自己擅长的事情。"

我握住她的手，温柔地问道："那你还觉得自己是个没用的人吗？"

小云思考片刻，眼中闪过一丝低落："阿姨，我觉得我是有用的人，但我这个病，妈妈总说治不好，我很担心。"

我安慰她："小云，抑郁症并不是不治之症。就跟你学习做手工艺品一样，只要我们找到正确的方法，一步步地来，就一定能战胜它。听医生的话，按时吃药，接受经颅磁刺激治疗和沙盘治疗，你一定可以康复的。"

小云的眼睛里重新燃起了希望："真的吗？阿姨，如果是这样，那我就有信心了。"

我鼓励她："当然是真的。我们科室已经帮助过许多像你一样的小朋友了，他们都成功地走出了阴影。只要你坚持治疗，勇敢地与同学交流，阿姨相信你会变得更好。等你完成治疗，阿姨会送你一个我做的毛线发卡，我们一起拍张合照纪念。"

小云开心地说："好的，阿姨，我一定努力完成治疗！我好期待你的发卡和我们的合照！"

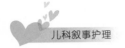

随后，我还与小云妈妈进行了深入交谈，强调了治疗抑郁症的重要性，并建议她多给予小云关心和支持，增强她的信心。小云妈妈表示理解，并承诺会全力配合。

经过半年的精心治疗，小云的抑郁症得到了显著改善。她的成绩提高了，与同学的关系也更加融洽，不再受流口水问题的困扰。复诊时，我亲手将毛线发卡送给她，并称赞道："勇敢的小云，恭喜你战胜了困难，完成了治疗！"

最后，小云戴着那个毛线发卡，我们在护士站留下了一张充满勇气和希望的合影。

⚙ 叙事过程解析

● 外化

护士将"抑郁"视为一个独立于小云个体的外部实体或力量，而不是她自身的定义或身份。在对话中，护士多次提及"这个'抑郁'"，而不是说"你抑郁了"。这样做有助于小云将抑郁视为一个可以与之抗争的对象，而不是她不可改变的一部分。

● 解构

护士与小云深入对话，旨在挑战和打破小云关于抑郁的负面故事和信念。例如，当小云说"我觉得我是没用的人"时，护士并没有直接反驳她，而是引导她回顾自己的成长和兴趣，如喜欢制作手工艺品，并抓住这个"例外"，帮助她认识到自己的价值不仅仅取决于她是否患有抑郁症。

● 改写

护士为小云创造了一个更积极、更有希望的叙事，通过强调小云的创造力、行动力以及通过治疗可能实现的积极变化，改写她关于自己和治疗抑郁症的负面故事。例如，护士告诉小云"抑郁症并不是不治之症"，并鼓励她坚持治疗。

● 外部见证人

在本案例中，护士作为外部见证人，通过肯定小云的成长的潜力，为她提供支持和鼓励。同时，护士也与小云妈妈进行了沟通，让她成为另一个外部见证人，为小云提供家庭支持。

● 治疗文件

护士制作的毛线发卡和合影纪念作为治疗文件，在小云的治疗过程中起到了至关重要的作用。它们不仅激发了小云的兴趣和期待，还给予了她战胜疾病的勇气和信心。这些治疗文件将成为小云人生中的宝贵财富，提醒她勇敢面对挑战，珍惜生命中的每一个美好瞬间。

— 案例启示 —

本案例呈现了一位抑郁症患者在治疗过程中找回积极自我、建立治疗信心的故事。在繁忙的心理科门诊，护士及时发现并安慰了哭泣的小云。通过深入交流，护士了解到小云对治疗抑郁症的消极态度源于母亲对疾病的错误认知。在对话中，护士巧妙地利用小云手工作品做得很好的事实，帮助她增强了自我认同感，逐渐摆脱了消极情绪的束缚。为了进一步支持小云的治疗，护士还与其母亲进行了沟通，强调了家长对抑郁症患者应有的理解和关心，并指出抑郁症是可治愈的。这一交流使母亲的态度发生了积极的变化，她表示将全力配合治疗。

本案例的启示：面对青少年抑郁症发病率逐年升高的趋势，我们应加强家长的健康宣教，避免过分刺激和传递消极情绪，还应给予患者更多的陪伴、关心和支持。同时，作为护理人员，我们应该用叙事护理的方式深入了解患者，帮助他们找回被忽略的积极面，从而走出困境，迎接美好的未来。

12.

勇战漏斗胸，康复向未来

王艳梅

案例简介

七七，女，6岁，被诊断为漏斗胸。漏斗胸是一种儿童常见的先天性胸廓畸形，表现为胸廓前壁向内凹陷，可压迫胸腔内正常组织器官，不仅影响形体美观、损害心肺功能，还会威胁患者的生命安全。外科手术是治疗漏斗胸最重要的手段。七七属于中度胸廓畸形，其活动耐力已受到严重影响，经医疗团队讨论后，决定为其实施漏斗胸 Nuss 手术进行治疗。

患者画像

小女孩，个子不高，身材偏瘦，扎两小辫，性格内向，情感脆弱，面容中带着恐惧和不安。

问题描述

七七隐约听到医生告诉爸爸妈妈需要将矫形材料植入她的身体，随后一个叔叔拿着类似钢板的东西在她的胸前来回比划，让她感到非常不安，跟妈妈哭闹着表示不想做手术，害怕钢板会戳破她的身体。经过爸爸妈妈几个回合的劝导，七七依然僵持着，不肯配合做手术。

叙事经过

晨间交班，一抹不同寻常的场景映入眼帘。在众多睡眼蒙眬的小朋友中，有一位叫七七的小朋友蜷缩在被窝里，眼中闪烁着晶莹的泪珠。她的心情仿佛多变的天气，时而晴空万里，时而阴云密布。今天即将进行的手术，如同一片巨大的乌云悬在她的心头，让她感受到了前所未有的恐惧与不安。

我急忙上前，以温和的语气问道："七七，你怎么了？"她妈妈无奈地回应："孩子一直哭着闹着，不肯做手术。"我轻轻抚摸着七七的头，用纸巾为她拭去眼泪，七七嘟囔着："就是不做手术！"仿佛在为自己的恐惧寻找一个宣泄的出口。爸爸妈妈已经用尽了所有的耐心和爱心来安抚这颗幼小的心灵，但效果甚微。眼看离手术时间还有 4 小时，他们的脸上写满了无奈与心痛。

"七七，要不跟阿姨出去玩一会儿？"我微笑着看着她，试图转移她的注意力。七七缓缓抬头，眼中闪烁着微光，仿佛想要立刻逃离这个充满手术话题的环境。她好奇地问道："去哪里呢？"我温柔地回答："我们有一个活动室，里面有好多好玩的，要不要跟阿姨过去看看？"经过这几天的相处，我与七七建立了情感纽带，内向的她听到我的话，勉强起身下床，穿上鞋子，跟随我来到了活动室。

一进活动室，七七的眼睛立刻被放在玩具区的艾莎公仔吸引住了。她轻声问道："咦，这是艾莎公仔，阿姨我可以拿吗？"我笑着回答："当然可以，你很喜欢它吗？如果你喜欢，阿姨就把它送给你吧。"我一边观察着七七的神色变化，一边温柔地回答。七七眨巴着眼睛，高兴地说："谢谢阿姨！"

接着，我牵着七七的手，让她面对着我。我轻声问道："小七七，跟阿姨聊聊，为什么不肯做手术呢？做了手术，你的胸骨就可以抬高了，康复以后还可以参加运动会呢。你不想变得更美、更健康吗？"七七焦急地解释道："阿姨，昨天那个叔叔拿着像钢条一样硬硬的东西，在我的胸口比划，看起来好可怕。那么硬的东西放进身体里，会把我戳伤的，肯定好痛，还会流好多血，那样我会死的！"

"哇，七七，你真是个聪明的小家伙！你居然能从叔叔给你量钢板的事情联想到手术可能带来的风险，真是个当医生的天才呢！不过，七七，你别害怕，那种事情肯定是不会发生的。阿姨带你去看一段模拟视频吧，我们一起来看看医生叔叔们是怎么做手术的，看看会不会出现你说的那种情况，好不好？"说着，我牵着七七的小手来到电脑旁，为她播放了一段手术模拟视频。七七看得非常认真，

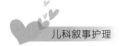

眼睛一眨不眨地盯着屏幕。

看完视频后，七七沉默了一会儿，然后拿起桌旁的胸肋骨和钢板模型，像医生那样若有所思地比划着。我看着她认真的模样，接着问道："七七，刚刚看了医生叔叔们的手术，你还害怕吗？你觉得那个钢板还会戳穿我们的身体吗？"七七想了想，然后回答："钢板的材质是光滑的，而且医生叔叔会把它固定在胸壁上，只要我不做大幅度运动，钢板就不会戳穿我的身体。"

"七七，你真是太棒了！这么快就领悟到了漏斗胸钢板固定的方法，你在模型上的模拟固定简直就像真的一样，真是太厉害了！"我竖起大拇指，满脸赞赏地说道。

"七七，阿姨真的非常相信你。就像你最喜欢的艾莎公仔一样，你能够勇敢地寻找害怕的根源，并通过学习去理解、化解并战胜你心里的害怕。你真的太了不起了，阿姨为你感到骄傲！"我深情地望着七七，继续说道。

七七的眼里闪烁着坚定的光芒，她认真而自信地说："因为我知道，你们都会像艾莎的朋友一样，给我注入魔法能量，让我的身体恢复健康。艾莎不害怕，我也不害怕！我会学着去打败它，就像艾莎一样勇敢！"

终于，手术时间到了。在进手术室前，我紧紧牵着七七的小手，温柔而坚定地对她说："艾莎，加油哦！阿姨等着你，相信你一定能够勇敢地面对这一切！"

手术进行得很顺利，七七成功地渡过了这个难关。当七七回到病房后，我看见略显虚弱的她，心中充满了怜爱和骄傲。我贴近她的耳旁，轻声鼓舞着："七七，你真棒！阿姨为你成为了真正的艾莎而感到骄傲！"

这会儿，在七七的眼中已经可以看到一丝新生的光彩，那是对生命的热爱和对未来的期待。接下来，爸爸妈妈无微不至地照顾着七七，而我也经常来到七七的病房，陪伴她度过康复的每一天。七七的康复进展得非常顺利，她的身体逐渐恢复了健康，最终顺利康复出院。我们所有人都为她感到高兴和骄傲，因为她用自己的勇气和坚强战胜了病魔，成为了一个真正勇敢的公主。

✿ 叙事过程解析

● 外化

七七内心的恐惧和不安被外化为具体的形象，比如她担心钢板会戳伤她，手术会很痛，还可能导致大出血。护士引导七七描述和表达这些恐惧，使她能够更好地认识和面对它们。

● 解构

护士通过播放手术模拟视频、提供胸肋骨和钢板模型，帮助七七解构她对手术的恐惧。七七通过观察和学习，逐渐理解了手术过程和钢板固定方式，从而减少了对手术的恐惧感。

● 改写

护士鼓励七七改写她的故事，从恐惧和不安转变为勇敢和坚强。通过赞扬七七的聪明和勇敢，以及将她比作她最喜欢的艾莎公仔，护士帮助七七重塑了自我认同，让她相信自己能够战胜恐惧。

● 外部见证人

护士作为外部见证人，见证了七七的成长和变化。护士的鼓励和支持为七七提供了坚实的情感后盾和安全感，让她在面对手术的恐惧时能够有所依靠。同时，爸爸妈妈作为重要的外部见证人，目睹了七七从最初的恐惧转变为之后的勇敢。这一过程充满了挑战，但七七最终成功克服了困难，展现出她的坚韧和勇气。

● 治疗文件

艾莎公仔、手术模拟视频、胸肋骨和钢板模型作为治疗文件，不仅帮助七七从恐惧走向勇敢，还促进了她的认知重构，让她对手术有了更正确的理解。这些治疗文件见证了七七勇气的增长，成为她康复之路上的重要里程碑。

— 案例启示 —

　　本案例呈现了一位漏斗胸患者在面对即将进行的矫形手术时，从极度恐惧到勇敢面对的心路历程。在繁忙的病房环境中，护士敏锐地察觉到了七七

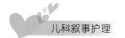

的无助与恐惧，并运用叙事护理的方法，结合七七的喜好，帮助她重建了面对困难的信心和勇气。最终，七七摆脱了负面情绪的束缚，坦然接受了手术治疗，并取得了良好的治疗效果。

本案例的启示：术前恐惧是手术患者常见的心理状态，而不同年龄的孩子因认知、情感发展水平的差异，其表现的情绪反应也不尽相同。因此，作为临床护理工作者，我们应针对不同年龄、不同性格的孩子采取差异化沟通策略和心理干预措施，缓解他们的术前恐惧，增强他们对手术的信心。

13.

破茧之蝶，声音重生

刘长飞

案例简介

灵灵，女，10岁，患有先天性腭裂，手术后一直接受着唇腭裂序列治疗，现阶段正在接受语音训练。她发音时，鼻音浓重，辅音模糊，表达含混不清。腭裂语音矫正训练治疗是一种通过专业语音师辅导患者发音的有效办法。然而，这种方法见效慢，周期长，需要患者长期坚持。

患者画像

小女孩，身材瘦小，畏畏缩缩，不愿与陌生人交流。

问题描述

灵灵自出生起便患有先天性腭裂，这导致她在学会说话后，发音带有明显的腭裂语音特征。除了她的父亲能够理解她的表达，周围大多数人都难以与她进行有效交流。长期的沟通障碍不仅影响了灵灵的社交生活，也让她逐渐变得自卑、胆小，并且越来越沉默寡言。尽管她尝试了语音训练治疗，但短期内效果并不显著，这甚至让她开始抵触继续接受治疗。

叙事经过

自从灵灵的母亲离家出走后，父亲便肩负起沉重的责任，多次带着她从云南昭通的偏远农村辗转来到我院。

一天，我在语音治疗室外目睹了这样一幕：父女俩在走廊上拉扯，灵灵倔强

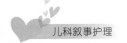

地想往外走，而父亲则尽力拉住她。

我走上前去，温和地说："你们好，我是值班护士。有什么需要帮助的吗？"

灵灵爸爸满脸无奈地说："她太倔强了，不愿意接受矫正训练。我真的很着急。她妈妈已经丢下她不管了，她又这么不听话，我该怎么办呢？"

灵灵边哭边说："不，我就不！我要回家！"

我把他们带到等候厅的椅子上坐下，随后耐心地与灵灵爸爸交谈，详细了解了灵灵在家的情况和兴趣爱好。我在得知她喜欢画画和野外活动后，心中顿时有了主意。

我轻轻地走到灵灵身旁，特意蹲下身子，让自己的视线与她平齐，希望能让她感受到我的亲切与温暖。我轻轻地握着她的小手，用尽可能温柔和细腻的声音问道："灵灵，听你爸爸说你特别喜欢画画，叔叔这里有一支特别漂亮的小画笔，想要送给你。我们一起画画，好不好呀？"我看到灵灵的眼神中虽然有些怯意，但同时也透露出了强烈的好奇和渴望，这让我看到了希望。她被那支画笔深深地吸引了，犹豫了一下，似乎在考虑要不要接受我的邀请。

我鼓励她说："灵灵同学，别怕，叔叔也喜欢画画。我们一起画画，肯定会很有趣的。你相信叔叔吗？叔叔会一直在你身边支持你的。"我用温柔而坚定的眼神看着她，希望能给她一些勇气和信心。她犹豫了一下，但最终还是半推半就地跟我来到了治疗室的一幅油画前。

我指着油画，用温和的语气说："灵灵，你看看这幅图画，把你看到的告诉叔叔，叔叔就把这画笔送给你，好吗？叔叔很想知道你的想法呢。"

灵灵想得到画笔，于是她仔细地观察起油画来。过了一会儿，她兴奋地指着画面说："我看到一群蜜蜂，它们相互合作，在花丛中采蜜。"她边说边用手势辅助表达，显然是在努力让我理解她的意思。

我夸赞道："灵灵真聪明！叔叔只看到它们在采蜜，都没注意到它们相互合作。你的观察力真棒！来，这是奖励你的画笔，叔叔说话算话。"说着，我把画笔递到了她的手中，她高兴地接了过去。

我递给她画笔，再给她一张纸，陪着她一起画画。她画着画着，突然，眼泪扑簌簌地滴落在画纸上，每一滴都似乎承载着她的沉重心情。

我连忙轻声问道："灵灵，你怎么啦？有什么不开心的事情都说出来，叔叔帮你！"

灵灵抽噎了一阵，小肩膀耸动着，看得出她真的很伤心。稍许平静后，她指着她的画给我看。我一看，画上是一个笼子，一只小鸟孤零零地在笼子里，眼巴巴地望着外面。而外面是蓝天白云、绿树红花，一群小鸟欢快地叫着、蹦着……

我心疼地弯下腰，尽量让自己的语气更加温柔："灵灵，你是不是因为觉得自己像画上的小鸟一样，没有朋友而感到伤心呢？你愿意告诉叔叔，这幅画背后的意思吗？"

灵灵抽泣着，断断续续地说："是的，叔叔……蜜蜂它们有好多朋友，一起玩，一起耍，相互帮忙……可我却一个朋友都没有，我感觉自己就像画上那只可怜的小鸟，被困在笼子里。我说的话，小伙伴听不懂，同学也听不懂，我感觉自己就像被隔离在一个笼子里，而他们都在外面自由地飞翔。我好孤单，真的好孤单！他们看起来好快乐，好快乐！"说到这里，她的眼泪又止不住地流了下来，"他们都不愿意理我，不跟我交朋友，就是因为我说话说不清楚。我好难受，真的好难受！"

看着她无助的样子，我的心也紧紧揪了起来。我轻轻地抚摸着她的头，试图给她一些安慰和力量："灵灵，别难过。叔叔知道你现在很孤单，很无助。但你要相信，你并不是一个人。叔叔、爸爸，还有很多人都会一直在你身边陪着你，帮你找到属于你的朋友和快乐。一切都会好起来的，相信叔叔。"

灵灵稍微来了点精神，眼中闪过一丝光芒："对，爸爸刚给我买了芭比娃娃，我好喜欢。他还帮我扎了蝴蝶结，好漂亮。爸爸很爱我！妈妈不要我们了，爸爸不得不一个人干那么多活，天亮了就出去，天黑了才回来。他舍不得吃，舍不得穿，就是为了供我上学，为了给我治病。"

我微笑着对她说："对啊，你看爸爸对你这么好，你怎么还会觉得自己孤单

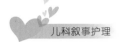

呢？”

灵灵的脸上露出了一丝开心的笑容：“还有老师，他们也爱我。他们经常照顾我，每当我说话时，他们总是耐心倾听，还帮助我慢慢说话。”她停了停，望着我继续说，“还有你们，叔叔和阿姨，都耐心地教我，教我把一字一句说清楚。”

我肯定地点点头：“对呀，所以，灵灵，你不是笼子里的那只小鸟。你有爸爸、老师、叔叔、阿姨陪着你，你并不孤单。”

灵灵沉吟了一会儿，然后恍然大悟地说：“叔叔提醒得对！还有这么多人爱着我，我不是那只笼子里的小鸟，我不孤单。”

我趁机鼓励她：“既然这样，灵灵，为了不辜负这些爱你的人，你是不是应该坚持语音训练呀？”

提到这里，灵灵的表情有些沮丧，眼眶微微泛红：“我也想说话明明白白，可是，我练习了两年多，伙伴们还是说听不清。”她的声音里充满了无奈和自责。

我温柔地安慰她，试图抚平她心中的挫败感：“灵灵，不是这样的。我听你说话，比以前清楚多了。你也在一点一点地进步呀，这种进步是实实在在的，叔叔和阿姨都看在眼里。相信不久之后，你就能像我们一样正常发声和说话了！记住，每一点进步都值得庆祝，你已经在路上了。”

灵灵抬起头，眼中闪烁着坚定的光芒：“谢谢叔叔的耐心开导，我已经想明白了，接下来一定认真练习，不让你们失望。”她的语气里充满了决心和勇气。

我笑着拍拍她的肩膀，给予她最坚定的支持：“灵灵，这就对了嘛。我们一起努力！叔叔相信你！大家都相信你！那一天一定会到来，而且一定会早早到来！加油，灵灵！”

经过一年多的语音训练，灵灵已经能用正常声音说话了。她的进步让所有人都感到惊喜和欣慰。现在的她，已经不再是那个因为说话不清而自卑的小女孩了，而是一个自信、开朗、善于表达的大姑娘。她的笑容更加灿烂，她的眼神更加坚定，她知道，自己已经跨越了那个曾经看似无法逾越的障碍。

⚙ **叙事过程解析**

● **外化**

灵灵将自己的孤独和无助感外化为画中的小鸟，被困在笼子里，无法与外界交流。通过外化，灵灵能够更清晰地表达自己的内心感受，也使护士更容易理解并共情她的处境。

● **解构**

护士通过与灵灵对话，解构了她对孤独和无助的认知。护士指出，尽管灵灵觉得自己像笼子里的小鸟，但实际上她并不孤单，因为有很多人在她身边爱她、支持她。这种解构帮助灵灵重新审视自己的处境，让她认识到自己并非孤立无援。

● **改写**

护士鼓励灵灵重新看待自己的处境，从"被困的小鸟"转变为"有众多人陪伴和支持的孩子"。这种改写帮助灵灵改变了对自己的认知，让她看到了希望。

● **外部见证人**

护士、灵灵爸爸作为外部见证人，见证了灵灵的挣扎、努力和成长，并给予她持续的支持和鼓励。

● **治疗文件**

灵灵的画作为治疗文件，反映了她的内心世界和情感体验，也为护士提供了了解她的窗口。通过解读和分析这幅画，护士能够更好地理解灵灵的感受和需求，从而提供更有效的帮助和支持。

— 案例启示 —

本案例呈现了一位腭裂语音矫正患者长期承受的自卑与孤独，以及面对久治不愈所带来的迷茫与气馁情绪。护士通过叙事护理，巧妙地将童趣元素融入治疗过程，引导灵灵看图、画画，以此缓解其心理压力。在护士的耐心引导和关怀下，灵灵逐渐克服了自卑与孤独，重拾自信与勇气，并坚定了长期治疗的决心。

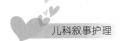

　　本案例的启示：先天性腭裂患者因发音不全，在生活中经常感到孤独，容易产生心理负担，同时，语音训练效果往往不能立竿见影，治疗周期长，患者容易因此感到迷茫和气馁。在临床护理工作中，护士应从患者的爱好和生活中发掘有利因素，因势利导，帮助其重塑自信，增强毅力，鼓励其积极面对，坚持长期治疗。

第五章

驱散父母心灵的阴霾

在生命的旅途中，我们难免遭遇风雨。本章收录了十五个感人至深的故事，展现了在护士的悉心帮助下，患者及其家庭如何在绝望中寻找希望、在痛苦中自我救赎。每个故事都闪耀着人性的光辉与温暖。

护士感悟：我们不仅是医疗方案的执行者，更是患者及其家庭心灵的守护者，每一次倾听与陪伴，都是对他们最真挚的关怀与支持。

1.

有一种爱叫放下

刘艳

案例简介

王女士，女，42岁，患者壮壮的妈妈。壮壮是试管婴儿，32周早产儿，在5月龄大时因疾病不幸离世。早产儿是指出生时胎龄不满37周的新生儿，由于早产，这些婴儿的身体各系统发育尚未完全成熟，因此相比于足月出生的婴儿，他们会面临更多的健康挑战。

患者母亲画像

中年母亲，身材瘦弱，黑外套裹挟着颤抖的身躯，细软发丝凌乱贴面，泪痕交错的脸庞写满无尽悲伤，眼中满是自责与绝望。

问题描述

5月龄的壮壮因重症肺炎、呼吸衰竭离开人世，壮壮妈妈认为是自己没有照顾好孩子，万分悲痛与自责。

叙事经过

五个月大的壮壮静静地躺在重症监护室的病床上，他的小身体已然失去了生命的温度。十分钟前，医生无奈地宣布了他的离世。壮壮妈妈坐在床边，紧握着儿子冰冷的小手，泪水无声地滑落。她极力控制着自己的情绪，害怕一旦失控，心中的悲伤会如洪水般汹涌而出。周围的医护人员虽然同情她，却也无法劝说她离开。

作为当班的责护组长，我深知此刻言语的无力，但我仍走向了她，希望能为她提供一丝慰藉。在她的世界里，时间似乎停滞在了那个令人心碎的时刻。周围的喧嚣与她无关，她仿佛置身于另一个世界。

我轻轻走到她的身旁，双手温柔地放在她的肩上，默默陪伴着她。过了大约两分钟，她缓缓地转过头来，眼中充满了无尽的哀伤。我蹲下身子，与她平视，轻声而坚定地说："如果你想哭，就哭出来吧。"

她再也无法抑制内心的悲痛，放声大哭起来。我站起身，让她靠在我身上，她的泪水浸湿了我的衣衫，口中反复呢喃着自责的话语。我轻轻握住她的手，感受着她手指的颤抖，温暖而坚定地告诉她："我能感受到你对壮壮的爱。这份爱有多深，你现在的悲伤就有多重。但请相信，你已经尽力了。这不是你的错。"

她抬头看着我，眼中闪烁着泪花，声音颤抖地说："我真的很自责，我的心好痛。"她的目光再次转向病床上的壮壮，仿佛在寻找一丝安慰。

我紧握她的手，试图转移她的注意力："壮壮是个早产儿，这几个月来你一定过得很不容易吧？"她微微点头，眼中的泪水再次滑落。我继续说道："你是个伟大的母亲，你已经为他付出了所有。请相信，壮壮在另一个世界也会感受到你的爱。"

壮壮妈妈哽咽着说："我跟他爸爸为了要个孩子，先后做了五次试管才成功。壮壮出生的时候才32周，那么小小的一团，在新生儿重症监护室熬了整整两个月才出院。我们以为终于苦尽甘来，幸福的生活就要开始了。回家后，我和他爸爸亲自照顾他，生怕别人不够细心。洗澡、换尿布、抚触，这些我都是找护士学会的，全都亲力亲为。"

她的泪水滑落，继续道："可他总是生病，我们频繁往医院跑。本以为这次也会像以前一样，住几天院就能好，可谁知道……都怪我，是我没照顾好他。"她的每一句话都透露出对壮壮的爱。

我轻声安慰："壮壮对你们来说确实来之不易，你们为他付出了太多的时间和精力。五次试管，那过程一定很辛苦吧？你是怎样坚持下来的呢？"

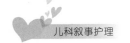

壮壮妈妈擦了擦眼泪："我们一直都渴望有个孩子，觉得家里有个孩子才完整，才幸福。一次失败了就再试一次，我们从未放弃过。"

我感慨道："壮壮能来到这个世界，一定是被你们对幸福的执着追求所打动。他出生后，你和爸爸无微不至地照顾他，真的是非常辛苦。"

她点点头："他经常生病，我们晚上都睡不好觉，总是担心他。如果可以，我愿意24小时都不睡觉，一直守在他身边。可是，我还是没照顾好他……"她的声音又哽咽了。

我握住她的手："壮壮是试管婴儿，又是早产儿，他的身体原本就比一般孩子更脆弱。但你一直都很坚强，剖宫产后忍着伤口的疼痛，还坚持每天去新生儿重症监护室给壮壮做袋鼠抱。你和爸爸陪着他闯过了一个又一个难关，其中的艰辛可想而知。但更重要的是，你们的爱一直支撑着壮壮，让他有勇气与病魔抗争。"

壮壮妈妈听了我的话，泪水再次滑落，但这次她的眼中多了一份坚定和感激。

我继续说道："也许壮壮看到你们为了他如此辛苦，所以带着使命来到这个世界，想要给你们带来安慰。他虽然脆弱，却在你的肚子里坚持长到了32周，又在重症监护室撑过了艰难的2个月。他面对这个陌生的世界，勇敢地闯过了一个又一个关卡。他或许已经完成了他的使命，想告诉你们，他的每一次努力都是对你们深深的爱。"

壮壮妈妈黯然神伤："他那么辛苦，或许我不该成为他的妈妈。" 她的声音低沉，充满了自责。

我凝视着她的眼睛，希望能给予她力量："壮壮是带着使命而来的小天使。他和你们在一起的日子，都是他送给你们的珍贵礼物，是你们一家幸福的回忆。这些美好的画面将永远留在你们心中，成为你们前行的动力和希望。" 壮壮妈妈听了，双眼含泪，抬头问我："真的吗？"

我坚定地点头："真的。如果壮壮知道你这么自责，他会不开心的。"

壮壮妈妈的眼中闪过一丝坚定："我不能再让他为我痛苦了。" 她用充满期待的眼神看着我，我继续问道："壮壮平时有没有特别喜欢的东西呢？"

"他最喜欢听火火兔，每次哭闹的时候，只要我打开火火兔给他听儿歌，他就会变得很安静。"壮壮妈妈回答道。

"火火兔带来了吗？"我继续询问。

"带来了，在我的包里。"说着，壮壮妈妈从包里拿出一只蓝色的火火兔递给我。

我接过火火兔提议："壮壮妈妈，我们可以把想说的话录到火火兔里，让它一直陪伴着壮壮，你觉得怎么样？"

壮壮妈妈有些茫然："我该说点什么呢？"

我安慰她："不着急，你慢慢想。等想好了我们再录。"壮壮妈妈点了点头。我扶着她来到休息室，让她稍作休息。

过了一会儿，壮壮妈妈开口说道："谢谢你，刘护士。等他爸爸来了，我们一起录一段话给他。他爸爸肯定也有很多话想跟他说。"

我回应道："是的，爸爸也很爱他。有你们的陪伴，壮壮无论到哪里都会感到幸福的。"

壮壮妈妈感激地看着我："谢谢你，刘护士。生活还要继续，我们都要好好的。"

"这是我应该做的。"我说道，"我们先想一下要跟壮壮说些什么吧。"

壮壮妈妈点了点头："好！"

不久，壮壮爸爸匆匆赶到休息室。我把空间留给了他们一家三口，让他们在火火兔里留下对壮壮的不舍与爱。

留言录制完成后，我再次带着壮壮的爸爸妈妈来到他的床前。此时，壮壮的管床护士和医生也都在场。我轻声告诉壮壮，他的爸爸妈妈有多么爱他，他们已经明白了壮壮的使命就是给他们留下美好的回忆，并鼓励他们勇敢地面对生活。

壮壮妈妈把火火兔放在壮壮的身边，亲吻着他的小手，低声诉说着对他的爱与祝福。虽然泪水依然止不住地落下，但她的脸上多了一份平静与坚定。她告诉壮壮让他放心，妈妈会勇敢的。

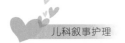
壮壮爸爸脱下外套，轻轻盖在壮壮的身上。他深情地说道："衣服上有爸爸的味道，爸爸爱你，会一直陪着你。" 说完，他扶着壮壮妈妈转过身去，两人一起努力控制着抽泣的声音。随后，他们向在场的医护人员深深地鞠了一躬以表达感激之情。

叙事过程解析

● 外化

护士引导壮壮妈妈将内心的自责和悲伤通过言语和行动表达出来。例如，壮壮妈妈紧握着儿子冰冷的小手，泪水无声地滑落，以及她后来放声大哭，都是将内心的情感外化的表现。这种外化有助于她释放情绪，也让周围的人更能理解她的感受。

● 解构

在对话中，护士帮助壮壮妈妈解构她对儿子离世的复杂情感和自责。护士通过提问和引导，让她回顾壮壮的出生和成长过程，以及她作为母亲的付出和努力。这有助于她将整体的悲伤和自责分解得更具体。

● 改写

通过重新叙述壮壮的生命故事，护士帮助壮壮妈妈找到新的意义和视角。例如，护士提到壮壮可能是带着使命来到这个世界，给他们带来安慰，并且他的每一次努力都是对父母深深的爱。这种改写有助于减轻壮壮妈妈的自责感，让她看到壮壮生命的积极面。

● 外部见证人

护士作为外部见证人，向壮壮妈妈提供了一个新的视角来看待壮壮的生命和他的离世。护士分享了对壮壮勇敢抗争病魔的认可，以及对壮壮妈妈无私付出的赞赏。这种外部见证有助于壮壮妈妈从更宽广的角度理解壮壮的生命价值和她自己的付出。

● 治疗文件

火火兔被视为治疗文件。通过录制对壮壮的留言，壮壮的父母能够将他们的爱和祝福永远留给儿子。这个过程不仅有助于他们表达情感，也成为他们面对丧子之痛的一种疗愈方式。火火兔作为一个载体，承载了父母对壮壮的深情厚意，成为他们未来回忆和缅怀儿子的一个重要物件。

— 案例启示 —

本案例呈现了儿科重症监护室护士在日常工作中可能遇到的情感挑战。在本案例中，护士首先以开放和同理的心态接纳了壮壮妈妈的悲痛情绪，使其得到充分的关注和理解；接着，她鼓励壮壮妈妈通过哭泣和倾诉来释放压抑的情感；最后，护士与壮壮妈妈进行深入沟通，挖掘出她过往的勇敢与坚韧，以及对幸福的不懈追求和对壮壮的深沉母爱。这种积极的回应不仅肯定了壮壮妈妈的付出与努力，更为她在悲痛无助的时刻注入了强大的心理能量，帮助她逐步接受并面对残酷的现实。

本案例的启示：在临床护理工作中，面对患者家属的深切悲痛和情绪困扰，护士需要通过专业的情感支持和科学的方法，帮助他们暂时走出情绪的阴霾，理性面对不幸的现实，并妥善处理当前的困境。通过有效的情感支持和专业引导，护士可以为患者家属提供心灵上的慰藉，帮助他们更好地应对生活中的挑战和变故。

2.
优秀的玫瑰卫士

李汕韦

📖 案例介绍

凡凡爸爸，男，38岁，孩子被诊断为先天性巨结肠。先天性巨结肠是一种常见的消化道发育畸形，其特征是病变肠管神经节细胞缺乏，主要临床表现为顽固性便秘。该疾病以根治手术治疗为主，常见的并发症是小肠结肠炎，炎症较重者易发生败血症危及生命，需要先进行肠造瘘手术，再进行根治手术。

👤 患者父亲画像

中年男性，外形清瘦，双眼布满血丝，略显疲惫。

✏️ 问题描述

凡凡，5岁，单亲家庭成长，自幼便秘，因未及时就医，病情恶化，错失直接进行根治手术的机会，需要先进行肠造瘘手术。其父难以接受，情绪低落，不愿参加造口培训。

📖 叙事经过

"医生说要做肠造瘘手术，就是把肠子从肚子上拿出来一点，让大便从肚皮排出来。我怎么能接受呢？孩子太受罪了，肚子上流着大便，听起来就离谱，怎么见人啊！要不是因为这是个大医院，我还以为遇到骗子了呢，简直胡闹！"38床病房里传出一个充满抱怨的中年男子的声音，他似乎正在和其他人通电话。凡凡爸爸这次独自带着孩子来看病，入院时孩子腹胀腹痛，感染指标很高，大便中还带有黏乎乎的血丝，腹腔感染非常严重。医生评估后认为有手术指征，建议进行造瘘手术，但凡凡爸爸觉得无法接受，因此没有同意手术。

"凡凡爸爸，我刚才在门口轻轻敲了一下，发现你正在通话，就没打扰你。听起来你可能正在聊一些关于凡凡的事情。我进来后，注意到凡凡今天的腹围又增大了 1 cm，作为爸爸，你心里一定很焦急。我在想，是不是你对造瘘手术还有些不太了解或者有些顾虑呢？我完全能理解你的担忧，毕竟这是关乎凡凡健康的大事。如果方便的话，我非常愿意为你详细解释一下这个手术的具体过程、目的以及后续的护理情况，看看有没有什么能帮到你的地方。我们一起探讨，为凡凡找到最适合、最好的治疗方案，你看怎么样？"

凡凡爸爸："虽然你们医生也说了有造口培训，教我们怎么护理，但我觉得这不行。那可是人的肠子，我又不是医生，我学不来。"

我："凡凡爸爸，我非常理解你此刻的心情。来到医院，我们都希望凡凡的病能够得到彻底的治疗。由于孩子目前感染较重，无法直接进行根治手术，只能先采取肠造瘘手术作为临时措施，以便控制感染。待感染得到有效控制后，我们会进行关瘘手术。请放心，这只是一个短暂的阶段。我想了解一下，你现在最担心的是什么问题呢？"

他继续轻柔地揉着凡凡的小肚子，低着头，语气缓缓地说："从凡凡两个月大的时候起，他就开始出现轻微的便秘症状。我们当时赶紧带他去看医生，医生给开了开塞露和一些帮助排便的口服药。用了之后，他的便秘确实有所缓解。后来，每当他有两三天没有排便，我就会给他用一次开塞露。凡凡也从来没说过哪里不舒服，身高和体重也都挺正常的。可是现在，医生突然说要给凡凡做造瘘术，我这心里真是难以接受啊！"

我轻声安慰道："目前的治疗方案是医生认为对凡凡最好的，能够缓解他现在的痛苦。我们要相信医生的专业判断，也要相信凡凡能够坚强地渡过这个难关。"

凡凡爸爸叹了口气，自责地说："想到凡凡现在承受的痛苦都是我过去的疏忽造成的，我就后悔不已。小时候凡凡便秘，医生就曾建议我去大医院看看，可

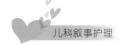

我当时没太当回事，总以为便秘只是个小问题，没想到会发展成这样。"

我感慨地安慰他："凡凡爸爸，孩子的病程进展与你无关，它有一个自然的发展过程。我们现在开始为凡凡进行治疗，虽然过程可能会复杂一些，但凡凡最终还是能够康复的。你要有信心！"

凡凡爸爸的眼神中流露出深深的父爱："凡凡妈妈因病逝世后，我就一个人拉扯他长大。我愿意把世界上最好的东西都给他，我的生活就是围绕着他转。我工作也很努力，总想着给他创造更好的条件，怕他被人看不起。"

我轻轻地点了点头，表示理解："这一路走来确实不容易，你的心情我都能理解。现在给孩子进行造瘘术是医生认为的最佳选择，相信也是为了缓解凡凡的痛苦，你应该能理解并做出正确的决定吧？"

凡凡爸爸坚定地说："是啊，我不能让我的孩子继续饱受痛苦。我待会就去和医生沟通一下，把手术同意书签了，尽快完成手术。我也打算学习造口护理知识，这是我目前能为凡凡做的最好的事情了。"

我欣慰地笑了："你能这么想真是太好了！凡凡有你这样的爸爸，一定会感到很幸福的。"

凡凡爸爸感激地说："谢谢你，李护士。我这个人情绪比较容易激动，有时候可能说话不太中听，但我不是对你们有意见。你听到的那些话，请不要放在心上。能为孩子做的事，我肯定全力以赴。我一定会努力成为你们的优秀学员，给凡凡做一个好榜样。"

在科室的家庭参与式护理项目中，凡凡爸爸很快掌握了造口护理的操作流程，术后也非常熟练地照顾凡凡的造口、饮食等。在出院考核中，我们为他颁发了"优秀玫瑰卫士"荣誉证书，以表彰他在护理凡凡过程中的出色表现和不懈努力。

叙事过程解析

● 外化

护士首先识别了凡凡爸爸的情绪和担忧，并没有直接将其归咎于他个人，而是将问题外化，即认为这些担忧和情绪是面对孩子病情时自然的反应，而非凡凡爸爸个人的问题。

● 解构

护士对凡凡爸爸的担忧和自责进行了解构，她明确指出，孩子的病程进展实际上是一个自然的发展过程，并非他的疏忽或不当照顾所导致。这样的解释有效减轻了凡凡爸爸的自责感，帮助他更加客观、理性地看待孩子的病情。

● 改写

护士通过分享专业的信息，成功改写了凡凡爸爸对造瘘手术及其护理的错误认知。她详细阐述了手术的必要性和实施目的，同时强调了后续护理工作的至关重要性。这些解释和说明有效地帮助凡凡爸爸重新树立了对治疗的信心和积极期望。

● 外部见证人

护士作为外部见证人，见证了凡凡爸爸从最初的抗拒和自责到后来的接受和决心，通过不断地鼓励和肯定，帮助他建立了面对困境的信心。

● 治疗文件

"优秀玫瑰卫士"荣誉证书作为治疗文件，不仅表彰了凡凡爸爸在护理过程中的出色表现，也成为了他努力学习和付出的一种见证，进一步增强了他的成就感和自信心。

— 案例启示 —

　　本案例呈现了一位单亲父亲在孩子需要做造瘘术时出现的情感波折。面对医生的建议，凡凡爸爸对孩子即将进行的造瘘术难以接受，内心充满了担忧和自责。护士通过叙事护理，帮助他外化了内心的痛苦和担忧，同时解构了他的自责感，让他更加客观地看待孩子的病情，帮助他重新构建了对治疗的信心和期望。最终，凡凡爸爸在护士的支持和鼓励下，同意对孩子进行手术，并努力学习造口护理知识，成为了一位"优秀玫瑰卫士"。

　　本案例的启示：先天性结构畸形的疾病在小时候临床症状往往不典型，

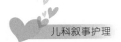

因此极易被误诊，甚至可能因家属的忽视而导致就医延迟。这不仅会对患者的社交生活造成困扰，还可能进一步引发一系列相关的并发症。因此，家属和医护人员都应保持高度警惕，对儿童的健康问题给予足够的关注，及时识别疾病风险并干预，以避免病情加重，增加治疗难度。

打破"孤独",共筑希望

王珏

📖 案例介绍

嘟嘟妈妈,女,40岁,孩子3年前被确诊为孤独症。孤独症,又称"自闭症",是以社会交往、交流障碍和重复刻板行为、兴趣狭窄为核心的神经发育障碍疾病。目前尚无特效药物治疗,最有效的治疗方法是教育和训练,干预年龄越小、训练强度越高,效果越好。

👤 患者母亲画像

中年女性,身材偏瘦,短发,脸色蜡黄,面带愁容,焦虑。

✏️ 问题描述

嘟嘟在2岁时被确诊为孤独症,2年后才进行康复训练,母亲对训练前景的未知感到焦虑。

📖 叙事经过

5岁的嘟嘟,是一位孤独症患者。在一次训练结束后,我目睹了这样一幕。嘟嘟妈妈泪流满面,恳求道:"嘟嘟,你能不能听妈妈的话啊?训练了这么久,你怎么还是这个样子呢?"她边说边试图从孩子手中夺走玩具。见状,我立即走过去,轻声询问:"嘟嘟妈妈,怎么了?有什么需要我帮忙的吗?"

嘟嘟妈妈哽咽着说:"他已经训练半年多了,可还是不会说话。我真不知道这个训练到底有没有用!"

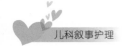

我扶着她走向旁边的房间，安慰道："嘟嘟是什么时候被诊断的？他都有哪些症状呢？"

嘟嘟妈妈擦干眼泪，回忆道："他2岁时就被诊断了，但当时我们没太当回事，直到4岁多才开始训练。一开始，我们发现他总喜欢自己玩，对人好像不感兴趣，叫他也不理人，只会发出一些无意识的声音，想要什么东西也只会哭。有一次我摔倒了，他无动于衷，就像一台没有感情的机器。"

我递给她一杯水，关切地说："带嘟嘟这么多年，你一定很辛苦。能和我详细说说他现在的情况吗？"

嘟嘟妈妈叹了口气："去年下半年开始来你们医院训练，但半年过去了，效果并不明显。看到他这样，我越来越焦虑，感觉我的人生都失去了色彩。"

我尝试引导她："这种'失去色彩'的感觉，你能具体形容一下吗？"

嘟嘟妈妈沉思片刻后说："没发现他生病之前，我们一家很幸福。我和他爸爸都有不错的工作，家里的老人也都争着帮我们带孩子，每天一睁眼就觉得人生充满了希望。可自从发现孩子是孤独症后，我觉得天都塌了，一切都变了，原本五彩斑斓的生活一下子变得暗无天日。"

我拍拍她的肩膀，鼓励她继续说下去："这种变化给你带来了什么影响呢？"

嘟嘟妈妈苦笑着说："你知道XX大厦吗？那是我带领团队设计的作品，我是一名建筑设计师。如果不是因为要回来照顾嘟嘟，我的事业本来可以更进一步。但为了孩子，我只能选择辞职，把一切希望都寄托在这个训练上。可现在看来，效果似乎并不如我所期望的那样理想。"

我轻声安慰她："孩子生病了，做父母的肯定都希望他能快点好起来，这是人之常情。嘟嘟经过这段时间的训练，最近的状态怎么样呢？"

嘟嘟妈妈想了想，脸上露出一丝欣慰的笑容："我发现他很喜欢来上课，只要一和他说要来上课，他就会很开心，也能很好地听指令了。上周训练师还和我说，上课过程中有一个小朋友摔倒了，他还有去'扶'的动作，这让我很惊喜。在家里，他现在能对着我叫妈妈了，偶尔还会有一些模仿行为，表达需求的时候也能看着我，不再只会哭了。虽然进步不大，但至少是在往好的方向发展。"

说到这，嘟嘟突然抬起头看着妈妈，用小手摸摸妈妈的脸。

我趁机引导："嘟嘟妈妈，你看，嘟嘟刚才做了什么？"

嘟嘟妈妈惊喜地说："他好像用手碰了我的脸，还看了我一眼。"

我进一步引导她思考："你再仔细回想一下，在同样的情境下，以前嘟嘟是什么样的反应呢？"

嘟嘟妈妈若有所思地回答说："你这么一说，倒是提醒了我。以前无论我说什么，他都不理我，但最近有时候我说话，他会看我了。而且，我多说几次，他甚至还会尝试模仿发音。他现在虽然说得还不太好，但至少愿意开口了，这真是个进步！"

我肯定地对她说："是的，你描述的这些情况都充分表明，通过持续的干预和训练，嘟嘟正在逐步好转。只要坚持下去，他非常有希望完成自理能力的塑造，取得更大的进步。"

嘟嘟妈妈感慨地说："看来是我把焦虑过分放大了，只顾着自己难受，忽略了嘟嘟的许多进步。从训练开始，我每天都会带他出去玩。他从一开始不会说话、要东西只会哭，到现在开始喜欢看别的小朋友玩玩具，偶尔也有跟别的孩子有眼神交流和玩耍的意向，甚至还有模仿的行为。这些都是进步的表现，我居然都忽略了，还是揪着他不会说话这一点不放，我真是糊涂了。"

我安慰她："做父母的，面对孩子生病，焦虑是很正常的。但是你看，嘟嘟的变化还是很明显的，对吧？我相信他一定会越来越好的。每一个小进步都是值得庆祝的，你要相信自己，也要相信嘟嘟。"

嘟嘟妈妈感激地说："谢谢你，王护士，是我太着急了。你说得对，嘟嘟的训练其实就跟我设计一座大厦一样，需要不断修改图纸，从初步构思到最终定稿，都需要投入大量的时间和精力。我不应该太急于求成。我现在明白了，谢谢你。我相信医院，我也相信嘟嘟，他一定会越来越好的。"

在接下来的康复训练中，我每次都能看到嘟嘟妈妈以饱满的精神状态，积极

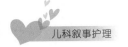
引导和配合孩子上课的情景。她的付出和努力，都化作了嘟嘟成长的点点滴滴。又经过了1年多坚持不懈的训练，嘟嘟已经能够主动开口说出简单的句子了，他的刻板行为也有了明显改善。

作为对他们努力的认可和奖励，我特意为他们准备了一个"重庆来福士"建筑模型。我希望这个模型能成为他们共同奋斗时光的见证，每当嘟嘟妈妈看到这个模型时，都能想到陪伴孩子成长就像设计一座大厦一样，需要耐心和时间的积累。同时，我也衷心希望嘟嘟未来能有更加美好的人生，继续用他独特的方式，探索这个多彩的世界。

叙事过程解析

● 外化

护士将嘟嘟妈妈的焦虑和绝望感外化，让她意识到这些情绪是可以与自身分离的，不是她固有的部分。例如，护士问她是否能具体形容"失去色彩"的感觉，以帮助她更清晰地认识到自己的情绪状态。

● 解构

护士引导嘟嘟妈妈解构她对嘟嘟训练效果的看法。起初，她认为训练没有效果，嘟嘟没有进步。但通过护士的引导，她开始意识到嘟嘟在多个方面都有细微的进步，比如开始喜欢看别的小朋友玩玩具，有眼神交流和玩耍的意向，甚至还有模仿的行为。

● 改写

护士巧妙地借助嘟嘟妈妈作为建筑设计师的身份，引导她从绝望的深渊中逐渐挣脱出来，开始细心地察觉到嘟嘟的每一个微小进步，并对他未来的无限可能充满了希望。护士鼓励她珍视嘟嘟的每一点成长，并坚信他会持续进步，未来一定会越来越好。

● 外部见证人

在本案例中，护士作为外部见证人，目睹了嘟嘟妈妈的辛勤付出与嘟嘟的显著进步。护士通过提供客观的观察和反馈，协助嘟嘟妈妈发现那些她之前未曾留意到的嘟嘟的成长与变化。

● 治疗文件

"重庆来福士"建筑模型作为治疗文件，不仅是嘟嘟成长的象征，也是嘟嘟妈妈陪伴和努力的见证。这个模型提醒她，就像设计大厦一样，陪伴孩子成长也需要耐心和时间的积累。

— 案例启示 —

本案例呈现了一位孤独症患者的母亲在孩子训练过程中的情感波动。嘟嘟被确诊为孤独症后，其母亲对训练前景的未知感到极度焦虑。护士通过倾听、理解和安慰，为嘟嘟妈妈提供了坚实的情感支持，有效缓解了她的焦虑和压力；同时，护士通过客观观察和及时反馈，帮助嘟嘟妈妈发现了她之前未曾留意到的孩子的进步。护士还巧妙地借助嘟嘟妈妈作为建筑设计师的身份，将康复过程与她的职业经验相结合，为她提供了个性化的护理和支持。

本案例的启示：在特殊儿童康复领域中，我们应全面考虑患者的家庭背景、家属的个性化情感需求，积极观察，及时反馈，共同促进孩子的康复和家属的心理健康。

4.
不幸又幸运的小苹果

邱宏翔

📖 案例介绍

小苹果妈妈，女，30 岁，孩子出生仅 2 天，被诊断为新生儿食管闭锁。小苹果妈妈曾不明原因自然流产 2 次，小苹果是试管婴儿，第 3 胎第 1 产。

👤 患者母亲画像

年轻女性，身材偏瘦，披肩长发，面容严肃，性格急躁。

✎ 问题描述

小苹果因食管闭锁在我院进行了食管端端吻合手术，术后在胸心外科重症监护室（cardiac care unit，CCU）监护治疗。小苹果是其妈妈经历了 2 次自然流产后，通过试管婴儿技术才得以诞生的。孩子一出生就面临手术，小苹果妈妈对手术效果及术后恢复很担忧。

📖 叙事经过

那是一个平常的工作日，连续上了 3 天 CCU 白班的我推开大门正准备换衣服下班，门口座椅上的一位母亲引起了我的注意。她面容充满焦虑，略带疲惫倦容，戴着帽子，身体显得很虚弱，看起来像刚生产没多久，这让我联想到这几天护理的一位小不点儿。于是，我轻轻走过去，问道："家长，怎么在这里休息，不去吃饭吗？"

她猛然抬头，站起身，拉住我紧皱眉头地问道："护士，我孩子现在情况怎么样呢？今天都已经手术 4 天了，怎么还不能脱呼吸机呢？什么时候可以让我看看她呢？生下来我都还没有抱过她呢。"说着，她就泪流满面，感觉处于崩溃的边缘。

我扶着她并排坐下："我猜你是小苹果的妈妈吧？"

她抬起头，眼眶微红地说道："我的孩子……她会没事吧？"她的声音有些颤抖。

我轻轻握住她的手："小苹果妈妈请放心，手术是很顺利的，目前宝贝的病情暂时平稳，监护室里的医生、护士都在精心照顾宝贝，请相信我们。"

她擦了擦眼角的泪水："谢谢你们，主要是我觉得自己真的太倒霉了，自然怀孕两次都失败了，这次好不容易顺利生产了，结果……哎，想要一个孩子真的太难了。"说罢，她又抽泣起来。

我拍了拍她的手："你真不容易。看来小苹果和你很投缘，她是个幸运的孩子。"

小苹果妈妈："是啊，前两次自然怀孕都流产了，我都怕了，后来我们就做的试管，很幸运，一次就成功了，虽然过程很艰辛，但一切都是值得的。"

我："你真是一位勇敢且伟大的母亲，我听很多朋友说做试管的过程很痛苦。"

小苹果妈妈："这些我都能承受。就是可怜我的小苹果，她这么小，刚出生就做这么大的手术，现在还没脱离呼吸机，也没有亲口吃过我喂的奶，我真的很心痛，都怪我，是我不好！"

我："作为两个女儿的妈妈，我非常能够体会你的感受，妈妈哪有不心疼自己孩子的呢。你家的小苹果也非常厉害，宝贝虽然这么小，但表现得很勇敢，顺利经历了手术。"

她默默地点点头："是啊，她还那么小，就接受了手术，我都不敢想象我的孩子怎么过来的。不过我在一个微信病友群里，看见有些孩子治疗失败了，我真的很紧张，我快疯了！"

我："小苹果妈妈，你现在是小苹果的依靠，你一定要挺住，这样她才有希望。

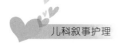

其实，现在这种疾病的预后很好，小苹果恢复后可以和普通孩子一样，正常上学和生活。"我拿出手机，给小苹果妈妈看了一个视频，那是一位经历过近 2 个月治疗的食管闭锁患者，现在已经 1 岁了，视频里的孩子健康活泼可爱，完全看不出曾经经历过手术治疗的磨难，他和健康孩子一样，拥有天真无邪的笑容。我指着视频中的孩子，继续对她说道："小苹果妈妈你看，这个孩子也是食管闭锁，现在恢复得非常好。"

小苹果妈妈看着视频，仿佛看见自己的孩子："他真可爱，看来你们这儿患上食管闭锁的孩子还是有很多呢。以前我根本没有听说过这种疾病，直到生下她。小苹果，也能被治好吗？"

看着她期待的眼神我笑了笑："当然会的。这个孩子当时的情况比小苹果还要严重，但是他的母亲非常坚强，一步步成功坚持到最后。"

她望了望 CCU 的大门，坚定地对我说："我相信我的宝贝也会和这个孩子一样，经历了风雨终会见彩虹。谢谢你，我是第一次当妈妈，真的还有很多东西都不会呢！"

我竖起大拇指："对，现在这个状态就很棒。你还在坐月子，身体比较虚弱。现在你最需要的是休息，这几天有我们在照顾宝贝，你暂时不用守在病房。你要放松心情，加强营养。现在你有母乳吗？奶量怎么样？"

小苹果妈妈："我现在每天定时吸奶，有时候很胀，还有点痛。"

我向她竖起大拇指："很不错，我们的宝贝后面有口福了。这个时候涨奶是很正常的现象，你要多休息，胀痛的时候可以用热毛巾轻敷，有不懂的可以随时打我们的电话咨询。宝贝还等着喝妈妈的奶呢！"

她的心情逐渐好转，眼神满是期待，笑着说："希望我能够早日亲自抱着她，喂她喝奶。"

我："相信你，一定会的，加油。"

她对我笑了笑，转身离开了 CCU 的大门。

一周后，小苹果脱离了呼吸机，恢复顺利，经过复查后，可予以经胃管注奶。

小苹果妈妈迫不及待地送来母乳，一眼看到我，很激动地握着我的手说："谢谢你，邱护士，真的谢谢你们！"

我："宝贝很坚强，也很勇敢，谢谢你们的配合和理解。小苹果妈妈，我今天给你准备了一份小礼物。"

说着，我拿出手机里昨天拍的宝贝照片给小苹果妈妈看，她激动地看了又看，爱不释手，眼里泛起了幸福的泪光，也变得更加坚强。

叙事过程解析

● 外化

在本案例中，护士通过沟通引导小苹果妈妈将内心的担忧情绪外化，通过"泪流满面"客观化，通过"我要疯了"具象化，使护士能更清晰地理解她的情绪状态，也使她对自身状态有了认识，进而有助于后续更积极地面对和解决问题。

● 解构

护士通过解构小苹果妈妈的担忧情绪，挖掘出她生养小苹果过程的不易，理解她正因如此才越发担心小苹果的手术效果。这也帮助小苹果妈妈更好地理解自己面临的挑战。

● 改写

在与小苹果妈妈的深入沟通中，护士不仅找到了她对小苹果治愈后的美好期待，还挖掘出了她新的自我认同。护士运用积极的事件和经历，帮助她重新看到希望，极大地增强了她的信心和勇气。

● 外部见证人

护士作为外部见证人，肯定了小苹果妈妈为了养育孩子所付出的努力，帮助她树立信心，增强治疗效果。

● 治疗文件

护士运用一张小苹果的照片作为治疗文件，通过视觉化方式进一步强化了叙事的情感效果，为小苹果妈妈提供了源源不断的信心和动力。

— 案例启示 —

本案例呈现了一位先天性食管闭锁患者的妈妈在面对孩子手术时的情感波动。在本案例中，小苹果妈妈通过试管婴儿技术生下了孩子，但孩子一出生就面临手术，她对手术治疗效果及术后康复满是担忧。护士通过叙事护理，肯定了小苹果妈妈生养孩子的不易，强化了她的自我认同；通过分享积极事件，改写了她过度担忧的负面情绪；通过鼓励她好好休息并准备母乳，增强了她的参与感和责任感。最终，护士引导小苹果妈妈走出情感困境，积极参与小苹果的日常照护。

本案例的启示：面对新生儿罹患先天性疾病的现实，家属所承受的心理压力远超常人想象。因此，医护人员在提供高质量的医疗服务的同时，必须重视个性化情感支持。只有全面关注患者及其家庭的生理和心理需求，才能真正实现医疗护理的全方位支持，为患者及其家庭带来温暖和希望。

夜晚守护天使的脆弱

廖福清

📖 案例介绍

嘟嘟爸爸，男，30 岁，其儿子 3 岁，被诊断为部分型房室间隔缺损。

👤 患者父亲画像

青年男性，体形微胖，皮肤白皙，浓眉大眼，善于言谈。

✏️ 问题描述

嘟嘟因部分型房室间隔缺损进行手术治疗，术后病情急剧变化被实施紧急抢救，嘟嘟爸爸面对一扇门后正经历生死的孩子，内心充满恐惧和无助。

📖 叙事经过

嘟嘟因心脏术后循环不稳定，出现急性低心排综合征，心率和血压急剧下降，灌注不足，情况危急。医护团队迅速行动，全力以赴，实施紧急抢救，与死神展开殊死搏斗。

在监护室一门之隔的外面，传来一阵阵撕心裂肺的哭声，这哭声如同利刃划破了午间的宁静，其中夹杂着一声声"我的儿啊！"，字字句句都牵动着在场每个人的心。嘟嘟爸爸时而在监护室门外来回不停地踱步，不时侧头贴耳于监护室大门上，焦急地留意着里面的情况；时而坐在等候椅上，眼含泪水的脸上写满了疲惫和憔悴。嘟嘟爸爸的目光始终没有离开监护室大门，当我推开监护室大门的那一刻，一双满含泪水的眼睛骤然出现在我的面前："护士，我的孩子现在情况

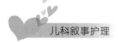

怎么样？"

我："孩子目前还处于危重阶段，我们正在尽最大努力救治。"

嘟嘟爸爸："还在救吗？还没脱离生命危险吗？护士，求求你们一定要救救他呀！他若出事，我们可怎么办呀！"

看着摇摇欲坠的嘟嘟爸爸，我扶着他到一旁椅子上坐下："家长，你先坐。我知道你的担忧。请相信我们，我们一定会竭尽所能去救治孩子。"

嘟嘟爸爸："谢谢，谢谢你们救他。我就是害怕，好怕他挺不过来。我一想到他一个人在里面承受这些就很难受。是我们没照顾好他。"

我："同是为人父母，我能理解你现在的心情，孩子很勇敢，他正顽强地与病魔作斗争，你们也要做好榜样，要坚强起来，这样孩子会感受到你们对他的支持。"

"是，他从小就很勇敢，也很听话。"嘟嘟爸爸喃喃自语后，转向我，"护士，你能给我说说孩子现在的情况吗？他怎么样了？"

我："目前医生给孩子使用了人工心肺机，就是我们常说的 ECMO，这个机器可以帮助孩子的心肺得到休息，帮助孩子蓄积能量战胜病魔！"

嘟嘟爸爸："ECMO 吗？之前听新闻里说过，好像是病情很严重的时候用的，我孩子用了这个会好吗？用这个他会不会难受？"

我："我们将孩子从死亡边缘拉回，为了稳定孩子的情况，所以医疗团队使用了 ECMO，在想尽一切办法帮助他，你放心。看得出你很爱孩子。"

嘟嘟爸爸："护士你不知道，孩子从小患有先天性心脏病，我和孩子妈妈无论在哪里工作都会将孩子带在身边，亲力亲为地照顾他，对他百般呵护。他稍有一点不适，我们都会非常紧张和害怕。我们努力保护他，想着让他大一点再做手术，这样孩子能恢复得更快一些，减少点痛苦。他小时候经常感冒发烧，孩子妈妈睡眠不好，都是我一宿一宿地照顾他，所以我们父子的感情一直很好，他也很黏我，孩子妈妈说我是孩子的'夜晚守护天使'。"

我："真的呀，你可真厉害！很少有爸爸这么能干！男孩子一般都比较黏妈妈，看来，你为孩子付出了很多。可以说说孩子平时都喜欢什么吗？"

嘟嘟爸爸："他对变脸传统艺术表演情有独钟，有一次去朋友店里玩，偶然看到变脸玩具，他瞬间就被吸引住了，而且还能记得不同脸的名字和意义。平时他还喜欢和我们拍有趣的抖音视频，给我们家带来了无数的欢声笑语！是我们家的开心果。"说着，嘟嘟爸爸拿出手机，与我分享孩子的视频。

我："看起来他对变脸艺术有着浓厚的兴趣，还有一些创作天分。等他身体好起来，你们可以一起去看一场真正的变脸表演，他一定会非常开心！现在你和妈妈可以拍一些鼓励孩子的视频，等孩子病情好转稳定后，放给他看，给予支持和鼓励。我想当孩子看到你们特制的视频时，他一定会非常惊喜！"

嘟嘟爸爸："好的，我和孩子妈妈马上就去拍几段。谢谢你啊护士，通过和你交谈，我的心情平复了很多，我也知道现在该干什么了。刚被告知他情况不好正在抢救时，我只觉得天旋地转，我和孩子妈妈从上午等到现在，滴水未进，整个人不知所措、心烦意乱，经过你的宽慰，我又有信心了！我们要重振精神，陪伴孩子一起攻克难关，打赢这场战斗！"

我："没错，你们真的是很棒的父母，能够在关键时刻及时调整自己的心态。孩子在监护室有医护人员陪伴，今天晚上你们好好休息，不要给自己太多负担，我们把这次经历当成人生的考验，或许明天就会有不一样的惊喜。"

嘟嘟爸爸："你说得有道理，与其在这儿胡思乱想，不如坚信结局会美好。谢谢你，让我重拾了信心！"

最后，嘟嘟在医务人员的不懈努力和父母无微不至的关怀下康复回家。这一路虽然很艰辛，充满坎坷波折，但嘟嘟出院时，看到他们一家开心的笑容，我觉得这些艰辛都是值得的。

⚙ 叙事过程解析

● 外化

在本案例中，嘟嘟爸爸的"害怕""担忧"被外化为具体的行为和表述，如踱步、贴在门上聆听、摇摇欲坠、"救救他呀！"等，将嘟嘟爸爸的情感体验从

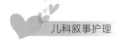

他自身中抽离出来，作为外部事件来讨论，推进了护士与他的交流。

● 解构

在本案例中，嘟嘟爸爸对失去孩子的害怕被解构出来。护士帮助嘟嘟爸爸正视内心的害怕，接受孩子目前的疾病情况。护士也解构出嘟嘟爸爸作为"夜晚守护天使"的角色和孩子在家庭中"开心果"的角色。

● 改写

在本案例中，护士借助家庭日常生活中快乐的体验和回忆，帮助嘟嘟爸爸重建对未来的信心，并将他在困境中的焦虑改写为对家庭未来的期待，如一起去看变脸表演、制作鼓励孩子的视频等。

● 外部见证人

在本案例中，护士作为外部见证人，对嘟嘟爸爸陪伴孩子并坚持救治的决心予以肯定和赞赏。这种外部见证人的力量有助于减轻嘟嘟爸爸内心的害怕和焦虑。

● 治疗文件

在本案例中，护士与嘟嘟爸爸的对话作为治疗文件，记录了护士如何通过叙事护理技术，帮助嘟嘟爸爸应对孩子的病情危机。嘟嘟爸爸为孩子拍摄的鼓励视频同样也作为治疗文件，记录了嘟嘟爸爸情感的变化，见证了嘟嘟爸爸重建信心的过程。

— 案例启示 —

本案例呈现了一位爸爸在目睹孩子生命垂危、与死神搏斗时的情感波折。面对孩子病情的急剧变化和紧急抢救，嘟嘟爸爸的心灵如同孤身在汹涌的波涛中飘摇，无助与绝望交织。此刻，护士用温暖的光芒照亮嘟嘟爸爸的心灵，以细致入微的叙事沟通艺术，如春风化雨般安抚他内心的恐惧与忧虑。护士倾听、理解并回应嘟嘟爸爸的每一份情感波动，将那些压抑的忧虑与焦虑逐一疏导，帮助他正视内心的恐惧与不安，逐渐找回面对疾病的勇气和信心。

本案例的启示：在临床场景中，患者家属在面对孩子突然的病情变化时，往往一时之间难以接受。因此，作为护士，我们应当及时伸出援手，以耐心和同理心解答家属提出的各种疑问，积极引导他们正确面对疾病，共同携手度过这一艰难时刻。通过提供情感支持和专业指导，我们能够帮助家属更好地应对困境，为孩子及其家庭带来温暖与希望。

6.
高龄妈妈的初次"学堂"

项明

📖 案例简介

小小妈妈，女，40岁，其21天的儿子小小被诊断为先天性食管闭锁、先天性心脏病（房间隔缺损）、先天性无肛。小小因先天性无肛已接受造口手术（暂时性的肠造口术），现由新生儿外科转入胸心外科，拟行先天性食管闭锁手术，而后择期进行肛门成形手术，最后进行先天性心脏病矫治手术。

👤 患者母亲画像

中年女性，身高中等，体形消瘦，面色憔悴。

✏️ 问题描述

小小做了暂时性的肠造口术，需要定期更换造瘘袋。小小妈妈面对孩子的特殊照护，手足无措，不知如何为孩子更换造瘘袋，觉得很害怕，害怕给小小带来伤害，因此产生自我怀疑，觉得自己作为母亲很没用。

📖 叙事经过

一个忙碌的中班，我穿梭在病房患者之间，经过护士站时，隐约看到新转入科的小小妈妈在来回走动，面露焦虑，有些不知所措，我从中读取到她一定遇到了困难，需要我的帮助。

我："小小妈妈，你怎么啦？"

"没，没事。"小小妈妈慌张地看了我一眼，又返回了病房。

等忙完手头的工作，我想起小小妈妈当时的神情，决定看看她到底遇到了什么问题。于是，我悄然来到小小的病房门口，门虚掩着，我看到小小妈妈手中拿着一个造瘘袋，一直盯着小小，无从下手。我轻轻敲门后进入。

我："小小妈妈，你在做什么呀？"

"护士，我们今天刚从新生儿外科重症监护室转入你们科，小小在那边做了手术，现在每天要更换造瘘袋。"小小妈妈看了看手中的造瘘袋，长叹了一口气，像蔫了的气球，"哎，他们教了我那么久，我还是不敢换呀，我这一把年纪了，给娃儿换个造瘘袋都不敢，是不是很没用啊！"

我轻声细语地说："怎么会呢，小小妈妈，我完全能理解你现在的担忧和害怕，这份情感背后正是浓浓的母爱啊！作为母亲，我们都想给孩子最温暖、最坚实的爱。小小还这么小，前期的手术和照顾一定让你非常辛苦，你真是个了不起的妈妈。"

小小妈妈："是啊，孩子才 21 天就经历了这么多，太可怜了。最初，孩子刚出生的那一刻，全家人都沉浸在小生命到来的欢乐中。后来得知小小有很多先天畸形，简直犹如晴天霹雳，一时之间劈得大家不知如何反应。全家人都很恐慌，特别是我，作为高龄产妇，为了要这个孩子经历了数不尽的波折。现在看到孩子这样受罪，我难过啊。作为妈妈，我没照护好她，虽然家里没有人责怪我，但我过不了自己这一关啊，即使还没出月子，我也一定要来陪着我的宝贝，陪他渡过难关！"

我温柔而坚定地说："陪着小小一路走过来，你真的已经做得非常出色了！母爱让女性拥有了刚柔并济的力量，这份力量是如此强大，能帮助我们克服生活中的种种困难。你不就是一路过五关斩六将，勇敢地走到了今天吗？"

小小妈妈："谢谢你，听你这么一说，我好像放松了一些。我虽然 40 岁了，但这是我第一次做妈妈，好像是有些紧张了。软软糯糯的小小，让我手足无措。医生护士给我讲的每一个步骤我都记得牢牢的，可就是不敢动手。"

我微笑着对小小妈妈说："你已经做得非常棒了！你对换造瘘袋的步骤都了

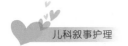

如指掌，但还是不敢轻易尝试，我能理解你的心情。你能告诉我，具体是害怕什么吗？"

小小妈妈轻轻叹了口气，说："看着小小这个造口粉嫩粉嫩的，像个小肉团子一样，我就不敢下手。生怕自己哪个地方没做到位，给孩子带来不必要的伤害。"

我点点头，表示理解，并温柔地说："我们确实要好好保护小小的造口。小小妈妈，如果你不介意的话，我非常愿意加入到小小造口的'保卫团'中，和你一起守护小小，确保她的造口得到最好的照顾。你觉得怎么样？"

小小妈妈惊喜地叫出声来："当然可以，有你的加入，那真是太好了！我刚刚就想请你帮忙，只是没好意思开口。"

我微笑着拍拍小小妈妈的肩膀，说："那我先来打头阵进行实操，你在旁边监督指导。这个操作我们专科做得少，你可得帮我看看流程，把把关，可以吗？"

小小妈妈开心地点着头，连声说："好的，好的。"

在更换造瘘袋的过程中，我每一步都会问一下小小妈妈，而她也能准确地说出操作流程和操作要点。每当这个时候，我都会对她赞不绝口："哇，小小妈妈，你的记性真好！""哎呀，还好有你提醒，我差点忘了有这一步。"操作结束后，我能明显感受到小小妈妈的轻松与愉悦。

我笑着对小小妈妈说："报告小小妈妈，操作完毕！来，Give me five！"

小小妈妈同我击了掌，不好意思地说："项老师，真不知道该对你说什么才好！谢谢你啊！"

我摇摇头，说："我也要谢谢你！这是我们共同合作的结果。你看看我俩这像啥？"

小小妈妈看了看小小身上崭新的造瘘袋，笑着说："我们像'施工队'，给小小临时的小通道改造换新。"说完，她自己噗嗤一声笑了出来，"项护士，下次你还能来帮帮我吗？我来'施工'，你来指导，我争取早日'实操毕业'。"

我笑了笑，爽快地回答："当然没问题。"

后来，我和小小妈妈又共同操作了几次，每次顺利完成，我们都会彼此击掌以示认可和鼓励。通过不懈努力，小小妈妈终于成功地掌握了如何更换肠造瘘口引流袋，她的脸上露出了如释重负的微笑！

叙事过程解析

● 外化

在本案例中，母亲的"害怕""自我怀疑"被巧妙地外化为"晴天霹雳""很没用"等形象生动的描述，这种外化手法不仅让母亲更直观地感受到自己的情绪状态，也使护士能更深入地理解母亲内心的挣扎，为后续的沟通对话奠定了良好基础。

● 解构

护士通过敏锐的观察和同理心，解构出母亲担忧与害怕的根源是对孩子深沉的爱，是害怕自己操作不当给孩子带来伤害。她引导母亲正视自己的害怕，并指出这种害怕并非"没用的表现"，而是出于对孩子安全的深切关心。这种解构过程帮助母亲重新审视自己的情感，减轻了她内心的负罪感。

● 改写

护士在与母亲的对话中，发现"母亲没出月子就陪着孩子治疗"这一积极的例外事件，肯定了母亲对孩子的付出和牺牲，并在操作中对母亲进行鼓励和肯定，使母亲认识到自己的价值和能力，从而增强了她的自信心。

● 外部见证人

护士作为外部见证人，对母亲坚持照护孩子、掌握必备技术的决心予以肯定、支持和鼓励，使她重新审视自己的情绪和行为，逐渐获得了自我认同和自信。

● 治疗文件

每次护士和母亲的"击掌"都被视为一种治疗文件，它们象征着母亲在学习过程中的每一次进步和成功。这些"击掌"不仅记录了母亲的成长历程，还增强了她面对困难和挑战的勇气。

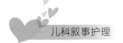
— 案例启示 —

　　本案例呈现了一位高龄母亲在面对复杂病情新生儿照护时的手足无措、害怕，并因此产生自我怀疑，认为自己无用。护士在发现母亲的异常后，通过叙事护理的方法，引导母亲表达自己内心的真实情感，获知其情感背后的故事。护士借助母亲对更换造瘘袋理论的掌握，鼓励她一起参与到造瘘袋的更换中，通过对其表扬和肯定，增强其自我认同感。母亲也从中重获自信和勇气，最终成功掌握操作方法，卸下"自我怀疑"的重担。

　　本案例的启示：在儿科医疗护理中，医护人员应重视孩子父母的心理需求和情感状态。尤其本案例中的小小妈妈既是"高龄母亲"，又是"新手妈妈"，会比一般的妈妈有更多的情绪波动和背后故事。护士作为患者及其家庭的第一接触人，需要拥有发现问题的敏锐观察力，并在第一时间给予支持和帮助，通过关注和肯定其努力与进步，帮助其更好地面对挑战，实现生理和心理的双重康复。

7

母爱是最长情的告白

周雅婷

📖 案例简介

涵涵妈妈，女，32岁，其4岁儿子涵涵被诊断为食管碱烧伤。该病主要因误吞强碱等化学腐蚀剂造成食管黏膜及深部组织受损，一旦发生误吞，需要立即就诊处理。

👤 患者母亲画像

年轻女性，衣着简单朴素，身材瘦削，面容憔悴，头发略显凌乱，眼神中带着一丝忧虑，常常独自一人坐在监护室门口的座椅上静静发呆。

✍ 问题描述

涵涵因病情加重被送往监护室，涵涵妈妈内心备受煎熬，一边深深自责自己曾经的照顾过失，一边担心孩子独自一人在监护室里无依无靠，这种不安让她对即将来临的二次手术感到更加恐惧和绝望。

📖 叙事经过

母爱无私而伟大，它沉浸于生活，充盈于天地，时而如太阳般温暖，时而又安静深沉。与涵涵妈妈的交流互动，更让我明白了母爱二字的深邃与力量。

4岁的涵涵因食管碱烧伤于外院接受手术治疗，术后出现大量胸腔积液，被紧急送入我院急诊治疗。入院当晚，涵涵因呼吸困难、意识差等病情危重直接被送入重症监护室看护。一旁的涵涵妈妈情绪激动，泣不成声，随后医生告知她涵

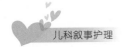

涵还需要进行二次手术，她内心崩溃，无法接受这突如其来的消息，仿佛跌入了深渊。

"医生，我的孩子还小，要是再经历一次手术，我担心我的孩子扛不住啊！"涵涵妈妈情绪崩溃地哭喊道。

我走过去递上纸巾，轻轻拍了拍她的肩，默默陪着她，等她情绪稍缓和后说道："涵涵妈妈，若你愿意，可以与我说说，或许这样你会好受一些。"

涵涵妈妈缓缓抬起头来，一把握住我的手，双眼浮肿地对我说："都是我的错，小孩平日里可乖啦，附近邻里都夸他懂事知礼数，那天我一时疏忽，没有把那瓶装着烧碱的矿泉水瓶拿走，只是将其放在桌上，涵涵以为那是矿泉水，结果……害了我儿遭受了那么多罪。"她一边说，一边眼泪止不住地往外溢，"医生已经做了手术，回家后我也仔细照顾，没想到现在孩子的状态越来越差。"她早已哭成泪人。

我轻声说道："涵涵妈妈，看你伤心的样子我也感到难过，能具体说说你现在的感受吗？"

涵涵妈妈饱含着泪说："害怕，非常害怕，孩子从出生到现在其实一切都很顺利，长得也挺好，但这意外来得太突然。我很难受，觉得都是我的错，如果那天我把那个瓶子放在孩子拿不到的地方，这一切就都不会发生。如果第一次手术后，我再照顾得好一点，就不用再做第二次手术。"

"可以讲讲你现在主要害怕什么吗？"我轻轻拍了拍涵涵妈妈的手。

"害怕很多事情，害怕的心一直没停过。孩子一转院就被送进监护室，监护室里没有我的陪伴，我害怕孩子孤单、不适应。现在医生又通知我，孩子还需要做第二次手术。我更加害怕了，我害怕会因自己的过失而失去心爱的儿子。每当想到这儿，我的心中就会涌出一股难以名状的害怕感，仿佛被黑暗吞噬一般，我宁愿自己代替他去受苦，我多么希望能带着他一起回家。小周护士，你说我该怎么办呀？"她用力握了握我的手，期盼地看着我。

"涵涵妈妈，大家都为人父母，你现在的心情我非常理解，前不久我家孩子因阑尾炎复发住院，我也是跟你一样害怕和担心，这些情感正是基于我们对孩子无限的爱，对不对？大家都看得出，你很爱你的孩子。孩子在监护室可以得到更安全的治疗，那儿虽然没有家人的陪伴，但也没有你想象的那么冰冷无情，医生和护士们都会想尽一切办法照护好孩子，请相信我们。"随后我翻出手机里同事们照顾孩子的片段给她看，有给住院两个月的孩子洗澡的画面、有怀抱褓褓中的婴儿的画面、有安抚哭闹孩子的画面……"涵涵妈妈，你看，这是监护室医护人员与孩子们的日常，孩子在里面是非常安全的。"

"原来监护室里这么温暖，涵涵在里面我也放心不少，谢谢你们！只有我很没用，什么忙都帮不上。"涵涵妈妈有些自责地垂下眼眸。

"怎么会，你可以给我讲讲涵涵平日里都喜欢什么吗？"我微笑着问道。

"涵涵最喜欢听故事啦，每天晚上都吵着闹着让我给他讲小猪佩奇的故事，他听得很认真，小脑袋不停地转，问我这，问我那，还时不时地模仿我讲故事，可开心啦。他还说他要向佩奇学习，长大要帮助妈妈，妈妈很辛苦。"涵涵妈妈讲起与孩子的开心时刻，嘴角时不时地上扬，压制不住的欢喜。

"哇，你每天都给涵涵讲故事呢，真是一位优秀的妈妈！我能看得出你们母子间的关系很好，也看到了你对孩子深深的爱。涵涵估计也盼着妈妈的睡前故事呢，你可以录制一些讲故事的视频给我们，我们放给涵涵听。"

"可以吗，小周护士？我愿意录视频，但这样会不会太麻烦你们？我真心想为孩子做点什么。"涵涵妈妈有些激动与开心。

"当然可以啦！你可真是一位伟大而勇敢的妈妈！希望通过这种方式，能将你对涵涵的爱和鼓励传递给他，让他看到妈妈也很坚强。"

"嗯嗯，那太好啦！"涵涵妈妈做了个深呼吸，"其实我也知道我应该坚强，我不能预知未来，只能做好当下，勇敢面对是我能传递给家人的信念，做好后勤保障是我给涵涵最好的坚持。我想我应该知道怎么做了。谢谢你，小周护士！"

在涵涵妈妈略显浮肿的双眼中，我重新看到了光亮。

后来，涵涵顺利完成了食管气管瘘修补术，平安返回监护室，然后在妈妈的

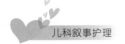

故事视频陪伴中顺利拔除气管插管，并成功经口进食。出院那天，我看到涵涵妈妈开心得笑不拢嘴，她满心感激，不停地感谢医生和护士，庆幸孩子得到了及时的救治和无微不至的关怀。

叙事过程解析

● 外化

在本案例中，护士引导母亲将"害怕"外化为"仿佛被黑暗吞噬"，将"自责"外化为"都是我的错"，帮助她将自身从不安的情绪问题中分离出来。

● 解构

护士通过解构"害怕""自责"，发现母亲内心的复杂情感：既有对自己过失导致孩子痛苦的深深懊悔，也有对孩子独自面对监护室这一陌生环境所产生的担心和焦虑。护士帮助母亲剖析这些情绪，正视自己的害怕状态，并鼓励她勇敢地接受现状，建立积极的心态。

● 改写

护士通过展示监护室里的温馨工作照、引导母亲回忆与孩子间的快乐点滴等方式，帮助她重新认识了监护室，并找到了支撑自己坚强的意义。这些正面的感知被带入当下，改写了她的害怕情绪，帮助她实现了自我重整。

● 外部见证人

护士作为外部见证人，见证了母亲给予孩子的关爱及其坚定的救治决心。

● 治疗文件

录制的讲故事视频作为治疗文件，不仅为母亲提供了一种表达关心爱护孩子的方式，也帮助她更好地应对自己的问题。

— 案例启示 —

在本案例中，面对因孩子意外受伤即将接受二次手术而深陷自责与恐惧的母亲，护士通过耐心倾听，为其提供了一个安全空间，让她被看见、被听见，这种深层的倾听本身就是一种强大的支持与治疗。同时，护士帮助她重新审视自己的故事并正视自己的害怕状态，从不同角度理解过去的经历，促进自我反思与成长。故事重构带来的视角转变激发了母亲的内在力量与动力，帮助其建立积极的心态。最终，母亲参与到孩子的治疗中，通过录制讲故事的视频，与医护人员一起给予孩子鼓励，帮助其顺利康复出院。

本案例的启示：每个患者及其家庭都承载着独一无二的故事和需求，他们的情感世界复杂而细腻。护士不仅是技术的执行者，更是情感的倾听者与心灵的抚慰者。正如本案例所示，护士主动走近母亲，倾听她的故事、她的无助、她的情感，给她创造了一个被看见、被听见的安全空间，这种深层次的情感连接是一种强大的治疗力量。

8.

天使之吻

刘荣

案例简介

乐乐妈妈，女，24 岁，其 2 月龄的女儿乐乐被诊断为左侧臀部血管瘤。血管瘤大小约为 8 cm×5 cm×3 cm，其表面破溃，感染坏死创面大，需要进行换药治疗。

患者妈妈画像

新手妈妈，中等身材，扎着马尾，皮肤白净，眉头轻锁。

问题描述

乐乐妈妈认为是自己怀孕时没有做好，导致乐乐长了血管瘤，内心充满自责与愧疚。同时，她担心换药时乐乐可能感到疼痛以及治疗效果，因此感到焦虑和难过。

叙事经过

乐乐因血管瘤表面破溃、感染坏死创面大而入院进行换药治疗。乐乐妈妈在与医生沟通病情后，独自坐在病房走廊尽头的椅子上，低头不语，单薄的身影显得格外令人心疼。

我轻轻走近她，关切地问："乐乐妈妈，你怎么了？"她没有回答，眼泪却开始滴落。我递给她一张纸巾，她接过，轻拭眼角的泪水，看了我一眼。

"遇到什么困难了吗？可以和我聊聊吗？"我拍着她的肩，拉着她的手说道。

她再次看了看我，声音带着哽咽："护士长，孩子生下来没多久就出现了这个红色斑块。我怎么会给她带来这个呢？"

我安慰她："乐乐妈妈，孩子长血管瘤并不是你的错。血管瘤是因血管异常增生或扩张而形成的，和遗传、环境、生活习惯等多种因素都可能有关。而且，血管瘤现在可以通过多种方式治愈，有些还会随着孩子的成长而逐渐消退。"

她睁大眼睛望着我，眼中满是疑惑和自责："不是我的原因吗？我们之前在其他地方治疗得不顺利，现在医生说血管瘤破了，大面积坏死感染，要换药，过程肯定好痛。我没有照顾好她，都怪我，都是我的错。"

我理解她的感受，轻声细语地安慰道："妈妈看着宝宝受苦，心里肯定会害怕难过，这是因为你是一位深爱着宝宝的妈妈。对了，这是你的第一个孩子吗？"

乐乐妈妈点点头："是的，我是新手妈妈，养个孩子真不容易。面对宝宝的吃喝拉撒，我总是手忙脚乱，后来发现她身上有红色斑块，我更是不能接受也不知该怎么办，于是四处打听，后来才知道这是一种病，需要接受治疗。治疗过程不顺利，宝宝身上出现坏死感染创面，我没有照顾好她，我对不起她！"

我握住她的手："你很爱你的宝宝，你一发现宝宝身上有斑块就积极寻找治疗办法，已经做得很好了。"

她悔恨地说："我当初为什么没有早一点儿带宝宝来大点的医院看病？我们在小县城，对这些病一无所知，根本不知道要去哪里看。后来，我们终于打听到你们医院可以治疗，才赶紧带宝宝过来。"

我感慨地说："是啊，带着孩子出门看病确实不容易。"

她擦了擦眼泪："宝宝小，需要的生活用品又多，我一个人根本应付不过来。宝宝爸爸只好放下工作，背着几大包生活用品，和我一起带着宝宝赶到医院。我好害怕，好担心宝宝的病治不好。她是女孩，万一留下难看的疤痕，长大后可怎么办啊？"

我安慰她："你不辞辛劳地带宝宝来这里就医，已经竭尽全力在为宝宝付出了。孩子现在还小，以后长大了，瘢痕会变得很小的。你看，这里有一些治疗成

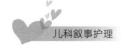

功的孩子的照片。这个宝宝治疗前的血管瘤比你孩子的面积还大呢，这是治疗后的模样，基本看不出治疗痕迹了；这是另外一位跟你孩子一样大的宝宝，开始来的时候，他妈妈和你一样焦急，但是治疗后效果也非常好……"

我把照片一一展示给乐乐妈妈看，她看完后会心地笑了："看来这次我是选对了医院，我一定会积极配合治疗，争取让孩子早日康复。"

经过精心的治疗与护理，乐乐的感染坏死创面逐渐愈合，血管瘤也得到了有效治疗。现在，她的皮肤上只留下了一个浅红色的痕迹，就像天使的吻痕一样美丽。

⚙ 叙事过程解析

● 外化

乐乐妈妈内心的自责和焦虑被外化为具体的言语和情绪，如"我怎么会给她带来这个呢""我没有照顾好她，都怪我，都是我的错"。护士引导乐乐妈妈将这些情绪化的表达视为独立于她自身的存在，帮助她认识到这些感受并不完全代表她的真实价值和能力。

● 解构

护士对乐乐妈妈说，孩子长血管瘤并不是她的错，血管瘤是因血管异常增生或扩张而形成的，和遗传、环境、生活习惯等多种因素都可能有关，解构了她将女儿生病归咎于自己的观念，帮助她理解血管瘤的成因是多元且复杂的，并非单一因素所能导致的。

● 改写

护士安慰乐乐妈妈，说她很爱她的宝宝，一发现宝宝身上有斑块就积极寻找治疗办法，已经做得很好了。这是对乐乐妈妈自我叙述的改写，将她的自责和无力感改写为积极行动和对宝宝的深爱，从而帮助她重新构建自我认同和价值感。

● 外部见证人

护士作为外部见证人，见证了乐乐妈妈的痛苦和挣扎，也见证了她的爱和付出。护士通过言语和行动向她传达了理解和支持，让她感受到自己不是孤单一人在面对困难。

● 治疗文件

治疗成功案例的照片作为治疗文件，展示了其他孩子经过治疗后的恢复情况，为乐乐妈妈提供了直观的证据，也是对乐乐妈妈勇气与坚持的见证。

— 案例启示 —

　　本案例呈现了一位血管瘤破溃患者的妈妈在治疗过程中的情感波动。在本案例中，乐乐血管瘤破溃、坏死并发生感染，需要进行长期的住院换药治疗，这让新手妈妈措手不及。面对宝宝的病痛，乐乐妈妈内心深感愧疚与自责，种种迷惘和犹豫萦绕在心头，情绪陷入了巨大的波动之中，对自己产生责备。护士通过叙事护理，耐心倾听并引导她吐露内心深藏的忧虑和故事，并向她分享治疗成功案例的照片，让她逐渐从自责与迷惘中走出，重新燃起对治疗的信心与希望。

　　本案例的启示：面对新手妈妈在照顾患病儿童时的焦虑与无助，护理人员的角色显得尤为重要。他们不仅是医疗技术的执行者，更是心灵的慰藉者与方向的引导者。护理人员需要通过倾听、理解和共情，为妈妈们提供情感上的支持与安慰，帮助她们走出困境，看到希望的曙光。在这一过程中，护理人员需要充分展现专业护理技能与人文关怀的力量，成为患病儿童的新手妈妈在艰难时刻的坚实依靠与温暖陪伴。

9.
对抗"小白"的一场持久战

王利

案例介绍

豆豆妈妈，女，34 岁，其 6 岁的女儿被诊断为白癜风。白癜风是一种色素脱失性难治性皮肤病，常用的治疗方法包括药物治疗、光疗、表皮移植治疗等。光疗是目前公认的操作简便、副作用小、疗效确切的治疗方法，可安全用于儿童，但光疗疗程长，患者在治疗过程中需要保持良好的心态、足够的耐心和信心，积极配合医护人员治疗。

患者母亲画像

青年女性，中等身材，皮肤黝黑，眉头紧锁，焦虑面容。

问题描述

豆豆被诊断为白癜风后，去了多家医院，尝试了多种治疗方法，如外用药物、注射药物、光疗等，但治疗效果不佳，豆豆妈妈对孩子的病症是否可以治愈感到焦虑。

叙事经过

我第一次见豆豆是在光疗室，在 20 分钟的光疗过程中，豆豆没有说过一句话，也没有一丝笑容，表情木讷，失去了这个年纪该有的活力和灵气。我把目光转向站在一旁的豆豆妈妈，她眉头紧锁，双手紧紧地拽在一起，目光向下。

我想她该是遇到了什么问题："豆豆妈妈，你怎么啦？是有什么疑虑吗？"

我的话把她拉回了现实："护士，我女儿这个病是不是治不好哦？"

我看到豆豆妈妈神色焦虑，担心对话会给孩子带来心理负担，于是请豆豆奶奶带着孩子去走廊上坐着休息，随后关上光疗室的门，用手拍了拍豆豆妈妈的肩膀，示意她先坐下。

我："豆豆妈妈，你为什么会觉得豆豆治不好呢？"

豆豆妈妈："护士，我们因为女儿这个病已经跑了很多家医院了，中药、西药、打针、光疗都试过了，还是没有好，听别人说，儿童医院很好，所以才到你们这里来，但这里的医生还是让我们做光疗，到底治不治得好啊？"

我："跑了这么多家医院，你对豆豆这个病还是很上心的，你能选择我们医院，就说明了对我们的信任！"

豆豆妈："是啊，我们就是冲着儿童医院的名气来的，可是，医生还是让我们做光疗，我们之前也做过，效果并不好啊！"

我："豆豆妈妈，你能分享一下之前是怎么进行光疗的吗？我想了解一下具体的情况。"

她从包里拿出一个笔记本，说道："当然可以，你看这个，我记录了豆豆所有的治疗过程。我们之前进行了半年的光疗，为了这个治疗，我甚至辞去了工作，专心在家带孩子，陪她做治疗。孩子每周需要做 3 次光疗，所以我们每周都要请 2 天假，结果既耽误了学习，也没见到什么效果。你说，我怎么能不焦虑呢？"说着，豆豆妈妈把本子递给了我。

我看完光疗记录："豆豆妈妈，你记录得很认真、仔细、用心。你为了孩子付出了很多，放弃工作，把所有精力都放到了孩子身上，和孩子一起坚持了半年的光疗。你和孩子都很棒，我也看到你想要治好孩子的决心。"

豆豆妈妈："是啊，一个女娃娃，我想一定要给她治好，治不好担心孩子长大后埋怨我！可是治了这么久，一直看不到效果，我都有点丧失信心了。"

我："你已经做得很好了，我相信你的努力、坚持和陪伴，孩子都能感受得到。豆豆一直乖乖配合治疗，其实也是一种正向反馈。"

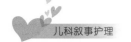

豆豆妈妈："谢谢你能理解我。"

我："不客气，你做的这些大家都看在眼里，我看到之前的光疗能量好像不算大。"

豆豆妈妈："豆豆经常起水疱，能量加不上去，效果也不好。"

我："豆豆妈妈，光疗效果其实跟很多因素有关，包括孩子的年龄、患病时长、白斑面积、白斑部位等，在治疗过程中，你和孩子的配合非常重要，我也看到了，你们一直很积极地配合治疗。"

豆豆妈妈："王护士，还有哪些是我和孩子需要注意的呢？你可以给我讲讲吗？我再充充电，给孩子加加油。"

我详细地给她讲解了光疗原理、光疗期间的日常护理和注意事项。

豆豆妈妈拿出笔和纸，一边记录一边说："谢谢你这么详细地讲解，我一定配合你们，规范光疗，希望能看到效果。"

我微笑着说："你如此配合，肯定能看到治疗效果。目前，我科儿童白癜风光疗的治愈率可达85%。"我打开电脑，给她展示了几位白癜风患者光疗前后的对比图："豆豆妈妈，你看，这是治疗8次后的效果，这是16次后的，这是32次后的……"

豆豆妈妈："这些孩子的治疗效果还挺好的。"

我："是的，308 nm准分子激光是目前公认的操作简便、副作用小、疗效确切的治疗方法，可安全用于儿童，豆豆就很适合这种治疗方法。"

豆豆妈妈："不过我们住得很远，又要每周请2次假的话，怕耽误孩子的学习。"

我："根据豆豆目前的情况，可以每周治疗2次，周内选择放学较早的一天来1次，周末再来1次，这样就不用孩子请假了，也不耽搁她学习。你觉得可以吗？"

豆豆妈妈："那真是太好了！我们周四和周日来光疗，多久可以看到效果呢？"

我："我们在治疗前、治疗第 8 次、治疗第 16 次以及之后每 8 次治疗时都会给孩子拍照来观察孩子的治疗效果，一般 16 次时可以看到变化，当然，也不能保证每个人都能完全治愈而且不复发。若光疗效果不好，后期还可以选择点阵激光、植皮等治疗方式，医学在不断进步，相信以后会有更多更好的办法。"

豆豆妈妈眼中闪烁出亮光，点了点头，离开了光疗室。

治疗第 8 次时，豆豆妈妈像往常一样带孩子来到光疗室进行光疗。

豆豆妈妈："王护士，我们又来啦！"

我："豆豆，你好呀！豆豆妈妈，来，我们一起检验下效果吧。"我打开豆豆治疗前的照片，对照着豆豆的皮损，发现皮损边缘处稍有不同，我把图片放大："豆豆妈妈，你看，豆豆的皮损有变化吗？"

她指着照片，惊喜地说："这个边缘是不是缩小了？"

我："是的，豆豆妈妈，这里可以看到边缘在缩小。"

豆豆妈妈："太好了，看来光疗还是有效的。我们果然没有来错。"

我："也要谢谢你和豆豆的坚持。光疗治疗周期长，效果会慢一些，但是很安全。目前来看，豆豆的治疗效果还不错，后期效果应该会更加明显。"

豆豆妈妈："好的，我们会坚持并积极配合。"

我："我们今天还是先拍张照片，留下一个进步的脚印吧。"

我牵着豆豆的手来到了拍照的房间，蹲下身问豆豆："豆豆，刚刚阿姨给妈妈的照片，你看到了吗？"

豆豆默默地点点头。

我："你看，在你的坚持治疗下，'小白'在慢慢地消失，虽然这个过程很慢，但只要你继续坚持，阿姨相信，总有一天，'小白'会自己离开的。你有没有这个信心？"

豆豆又默默地点点头。

我："来，我们击个掌，争取早日把'小白'赶走。"

豆豆伸手和我击掌时，我看到了她嘴角的微笑和信任的目光。

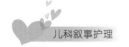

后来，光疗第 16 次时，豆豆额头的白斑有零零星星的小黑点长出来；光疗第 24 次时，豆豆额部的皮损已经复色 50%。豆豆妈妈每次看到前后的变化对比，都会开心地笑起来，眼中的光亮也不自觉多了一分。随着沟通次数的增加，豆豆开始主动和我们打招呼、说话了，一切都向着好的方向发展。

⚙ 叙事过程解析

● 外化

在本案例中，护士通过与豆豆妈妈对话，将她的担忧和焦虑外化为具体的疑虑和问题，如"这个病是不是治不好哦"，这种外化方式有助于明确问题的实质，并使她和豆豆感受到被理解和被关注。

● 解构

在本案例中，护士解构出豆豆妈妈带着豆豆尝试过多种治疗方法但效果不佳，治疗过程还影响了孩子的学习，这让她十分担忧和焦虑。护士帮助豆豆妈妈重新审视了这些情绪，有助于减轻她的心理负担，并鼓励她从更全面的角度看待治疗过程。

● 改写

在本案例中，豆豆妈妈为了给孩子治疗，毅然辞职并细心记录了整个治疗过程。这一行为作为例外事件被挖掘出来，护士肯定了豆豆妈妈的付出，赞扬了她对孩子治疗的坚持与配合。通过深入的对话沟通以及分享其他患者的成功案例，护士帮助她正确地认识疾病与治疗，为她制订适宜的治疗计划，从而增强了她战胜疾病的信心和勇气。

● 外部见证人

在本案例中，护士作为外部见证人，耐心地倾听豆豆妈妈讲述豆豆的光疗经历，通过肯定她的认真、细心、坚持、牺牲和对孩子的爱来强化她的故事。这种外部见证让豆豆妈妈感到被理解和被肯定。

● 治疗文件

在本案例中，豆豆治疗前后对比图作为治疗文件，让豆豆妈妈和孩子看到了治疗效果，增强了他们坚持治疗的信心。

— 案例启示 —

本案例呈现了一位白癜风患者的母亲在面对孩子治疗效果不明显时的情感波动。豆豆经过半年治疗未见一点起效，豆豆妈妈对光疗效果失去信心。护士在第一次治疗时发现豆豆和她妈妈的异常，主动走近她们，运用叙事护理的技巧，成功引导豆豆妈妈吐露心声，了解并肯定了豆豆妈妈在为孩子治疗路上所付出的辛勤努力。同时，护士从专业角度让豆豆妈妈认识到疾病的本质，理解治疗的重要性，通过分享其他孩子的治疗效果，帮助她建立积极的治疗心态，为豆豆的康复之路增添无限希望。此外，在制订豆豆的治疗计划时，护士邀请豆豆妈妈共同参与，为豆豆制订了既确保治疗效果又不影响学业的双赢方案，为豆豆的顺利治疗增添助力。随着治疗的深入，护士精心记录并对比了豆豆每一次治疗前后的变化，这些明显的进步不仅增强了豆豆与妈妈的治疗信心，更让他们看到了希望与未来。豆豆妈妈原先的焦虑情绪得到了彻底缓解，取而代之的是对治疗的信任和期待。而豆豆本人也变得更加开朗善谈，展现出积极向上的生活态度。

本案例的启示：面对慢性病治疗周期长、根治难的困境，患者及其家庭往往背负着巨大的心理压力，尤其是在孩子的学业与疾病治疗间产生冲突时，父母的焦虑情绪尤为明显。因此，在临床护理过程中，我们应时刻关注患者及其家庭的心理需求，并鼓励他们参与到个性化治疗方案的制订中。通过共同参与、共同见证、持续沟通和正向反馈，我们可以增强他们对治疗的信心，这些是实现患者全面康复的关键。

10.

从足毁到"心"生

陈香

案例简介

然然妈妈，女，35 岁，其 7 岁的儿子因车祸需要进行断肢再植手术。断肢再植手术是将离断的肢体进行显微外科再植，让肢体重新长回到人体，具有技术要求高、手术难度大、并发症多等特点，存在手术失败的风险。

患者母亲画像

青年女性，身材匀称，齐耳垂顺短发，面容憔悴。

问题描述

然然在早晨上学途中不幸遭遇车祸，导致其左足严重毁损伤。尽管医生建议进行小腿下段截肢，但然然父母仍坚持选择了断肢再植手术。遗憾的是，术后一周，断肢出现发黑、坏死。面对这一现实，然然妈妈感到难以接受，她非常担心儿子未来的生活状态以及行走能力的改变。

叙事经过

7 岁的然然在上学途中遭遇车祸，左足严重损伤，在父母的极力坚持下进行了左足毁损伤断肢再植手术，但因创伤和污染太重，断肢再植手术没有成功。我作为科室的伤口护士，在然然住院期间，主动负责然然的伤口换药，亲自去除了然然再植失败的左足坏死组织，运用先进的伤口护理技术，经过 3 个月耐心细致的努力，将 15 cm×9.5 cm（长 × 宽）的皮肤缺失创面完全闭合，成功规避了然然二次手术取皮植皮的风险。3 个月的治疗康复，见证了一位母亲从绝望无助到勇敢面对的艰辛历程。

那是然然从 ICU 转回来的第 6 天，我给然然换了一个多小时的药，包扎好伤口后，看到坐在沙发上的然然妈妈，她背对然然的左脚不敢直视，轻耸着肩膀，两眼含泪，怔怔地看着手机屏幕，屏幕上播放的是然然在打篮球的视频。从然然妈妈疲惫的面容和浮肿的双眼可以看出，这几天她不知道哭了多少次。我走近她，轻轻拍了拍她的肩膀，示意她跟我到病房外面，走出病房的那一刻，她的眼泪像断了线的珠子一样，一颗接一颗地掉落，再也绷不住难过的心情，她像个孩子一样放声地哭着、宣泄着，我赶紧拉过她的手，轻轻拥抱着她，拍着她的肩膀。

然然妈妈："香香老师，我不敢看然然的脚，一点也看不了，我的心好痛，好痛……"

我："我知道，我都知道，然然妈妈，你心里难受可以跟我说说。"

然然妈妈："我很害怕，我感觉世界一片漆黑，四处都没有路，没有方向，我不知道何去何从，不知道该怎么办。"

我："为什么会觉得世界一片漆黑呢？"

"我不知道，但我感觉只要眼前一有光，脑海中就会浮现出儿子左脚血淋淋、断裂在地的恐怖场景，他一边哭一边喊着找妈妈。"然然妈妈抹着泪继续说道，"都是我不好，那天没有亲自送他，没有照顾好儿子，他的人生还那么长，没有脚可怎么办呀？"

我："听同事说，然然当时的情况很危急。"

然然妈妈："是的，当时接到爷爷打来的电话，我已经被吓得瘫软在地了，穿着睡衣就急忙跟然然爸爸打车前往事故地点，我们看到然然的纱布上全是血。到了医院，医生说然然已经失血性休克了，需要大量输血，我们小区的人得知消息后，都积极帮忙，献了 1 万多毫升。"

我："看来然然当时情况非常惊险，还好你和家人积极发动小区的居民踊跃献血，在这么短的时间，能组织到这么多人献血，真的非常不容易，是你给了然

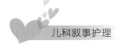

然一次重生的机会，你竭尽全力地爱着然然。在我看来，你是一位非常优秀的妈妈。"

然然妈妈："我当时只有一个念头，一定要救他的命，只要能救他，我宁可用我的命换他的命。万幸的是，然然的命保住了。可是香香老师，然然的脚还有希望吗？现在看起来颜色都发黑了，是不是已经保不住了啊？其实我们也看到你每天很辛苦地换药，一换就是一个多小时，春节也没有休息。但我们真的很希望能保住然然的左脚。"

我："然然妈妈，我们也和你有着同样的愿望，我们会尽最大努力去治疗然然的脚。你有设想过最坏的结果吗？"

然然妈妈："当然想过。想着他可能会卧床不起，也许还会自卑，一想到这些我就难受。"

我："然然妈妈，现在科技很发达，乳腺切除了都可以安义乳，退一万步想，如果然然的脚保不住了，我们也可以为他安装义肢，让他能正常行走和生活。你知道在地震中失去双腿的廖智老师吗？"

然然妈妈："我好像知道这个人，她是不是一位舞蹈老师？"

"是的，作为一位舞蹈老师，廖智老师不仅在地震中失去了双腿，还失去了孩子。但她并没有放弃自己，也没有放弃生活，她现在不仅能走路，还能上台跳舞呢。另外，她还结婚生了两个可爱的孩子，组建了一个幸福的家庭。"说着，我打开手机，给然然妈妈分享了讲述廖智老师故事的视频。

然然妈妈好奇地看着视频说道："她失去双腿后还能戴着义肢跳舞，可真勇敢，我好佩服，这一定需要莫大的勇气和信心吧！"

她轻叹一声，继续说道："其实主治医生也告诉我，现在的科学技术很发达，可以根据个人情况定制义肢。若然然的腿确实保不住了，以后然然也并非会一辈子瘫在床上，还是可以自己走路的。其实，我就是担心然然如果没了腿，生活状态肯定会有很大改变，可能会因此被同学笑话，甚至感到自卑。"

我："当初然然受伤，你们在极短的时间内寻求到社会帮助，得到了志愿者们 1 万多毫升的献血。你们很果敢坚毅，民众也很友好热心，我相信然然在这么多人的关爱下，一定会很勇敢的。"

"是啊，这次能从死神手中将然然抢回来，要感谢给然然献血的人，感谢医生和护士，感谢好多好多人。"妈妈缓了缓，继续说道："为了让然然以后自信地生活，我们现在能做的就是配合治疗，正确引导，不把他当作弱者，给他创造一个积极的生活氛围，让他不自卑。"

我："然然妈妈，你说得非常对，你们要积极面对，给孩子创造一个良好的环境，这样他才能自信从容地面对。我们一起努力，相信然然有你这么一位坚强勇敢的妈妈，他未来的人生一定不会缺失什么，我相信你能正确地引导他走好人生路。"

妈妈："谢谢香香老师听我说这么多，我现在心里好受一些了，也有信心面对和引导孩子了。"

后来，我们为然然成立了专项案例小组，随时探讨治疗进展，调整治疗方案。最终，在然然和父母的极力配合以及医护人员的精心照护下，然然保住了小腿下段、踝关节和跟骨，仅去掉了足掌坏死的前 2/3，也没有因大面积皮肤缺失而进行植皮手术。出院前几天，然然在医院过了最有意义的 8 岁生日，我们一起吃了生日蛋糕，拍了合照留影。然然说，谢谢我辛苦地给他换药，他以后也要当医生，当一名制作义肢的医生，鼓励更多没有脚的人勇敢生活。然然还和我约定，以后要穿着他自己设计的义肢，来病房看我。

叙事过程解析

● 外化

在本案例中，然然妈妈的害怕和担心被外化为"世界一片漆黑，四处都没有路，没有方向"。这些描述将然然妈妈的内心感受具体化，成为了她和护士一起讨论的开始。

● 解构

在本案例中，然然妈妈认为是自己没有照顾好然然的自责心理被解构出来。

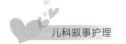
护士帮助然然妈妈重新审视了这些问题和想法。然然妈妈渐渐认识到，事情已经发生，后悔也没用，而且在然然车祸后，她积极寻求社会爱心人士献血，尽最大努力抢救然然的生命，她在然然身上已经付出了所有的努力。

● 改写

在本案例中，护士强调了然然妈妈为了儿子，在极短的时间内组织社会爱心人士献血，极力抢救然然生命，为然然作出了巨大的努力，并肯定了她作为母亲的担当和对儿子无限的爱，让她深刻认识到自己是一个极其有爱且负责任的母亲，帮助她重新找回了自信，让她勇敢地面对然然左足保肢失败的可能，为然然以后能正常行走做好正向准备。

● 外部见证人

在本案例中，护士作为外部见证人，认真倾听了妈妈在然然出事时组织献血所作的努力，并肯定她的努力，以此强化她的付出。这种外部见证让然然妈妈感到被尊重、理解和支持，减轻了她的自责心理。

● 治疗文件

在本案例中，然然妈妈与护士的对话、护士与然然 8 岁生日时的合照，以及然然与护士的约定，都被视为治疗文件。这些治疗文件记录了然然妈妈的心态变化，也见证了她最终接受然然将来能够通过佩戴义肢正常行走的现实，并保持了坚定的信心和决心。

── 案例启示 ──

　　本案例呈现了一位 35 岁母亲在儿子遭遇车祸、左足严重损伤、断肢再植手术失败，以及随后长达 3 个月的艰难修复治疗过程中心路历程的演变。人生的风雨总会让人猝不及防，而面临这样的重大挫折时，任何人都可能感到无力和迷茫。然而，正是在这种艰难的时刻，我们看到了护士敏锐的洞察力和深沉的人文关怀。他们以特鲁多医生的墓志铭为指引："有时，我们的努力是为了治愈；更多时候，我们是在给予帮助；但无论何时，我们都在尽力安慰。"护士主动走近这位母亲，耐心倾听她的心声，引导她表达内心的恐惧和忧虑，并鼓励她正视自己的情绪，逐步建立起乐观的生活态度。

本案例的启示：在面对生命的脆弱与无助时，我们不仅需要精湛的医疗技术，更需要深刻的人性理解和关怀。只有这样，我们才能真正做到"有时去治愈，常常去帮助，总是去安慰"，让每一位患者及其家庭在困境中感受到温暖与希望。"足虽毁，心已生"，这句话不仅是对患者及其母亲坚韧不拔精神的赞美，更是对医护人员无私奉献和人文关怀的肯定。在帮助患者及其家庭走出心理阴影、重燃生活希望的同时，我们也能深刻感受到职业的崇高与神圣，体验到助人所带来的满足感和成就感。

11.
魔肺重燃生命之光

樊德均

案例简介

刘阿姨,女,48岁,其8岁小儿子小豪在当地医院住院3天,CT显示右侧白肺,血压低,呼吸机纯氧模式下氧饱和度不能维持,外院诊断为急性呼吸窘迫综合征,要求上人工肺(ECMO)转运至我院。

患者母亲画像

中年妇女,短发,有少许白发,体形稍瘦,戴着一副眼镜,面容憔悴。

问题描述

刘阿姨觉得自己没有重视孩子的病情,导致孩子病情加重,很自责,同时也担心使用ECMO能不能治好小豪。

叙事经过

我是医院ECMO团队的一员,有一次跟随团队于晚上10时许出发,经过3个多小时路程到达一家县城医院转运患者。那是一位8岁的小朋友,名叫小豪,由于他的病情较重,在当地医院上呼吸机使用100%氧浓度下氧饱和度也只有70%多,结合其病情评估转运风险后,医院建议使用ECMO转运,家属同意了这一方案。当暗红色的血液经过机器氧合变成鲜红血液回到小豪身体时,他的氧饱和度也回到95%,小豪的指标暂时稳定后,刘阿姨(小豪妈妈)陪同小豪坐上120救护车一起返回我院ICU。

一路上，刘阿姨盯着小豪身上的各种管路一言不发，眉头紧锁，面容疲惫。

我递给她一瓶水："刘阿姨，听说你们晚饭都没有吃，先喝点水吧。"

刘阿姨轻轻接过水："谢谢你。"

我："刘阿姨，这一路估计得有三个多小时，你给我讲讲小豪的情况吧。"

刘阿姨抬头望了望我，开口道："小豪平时身体都挺好的，前几天有些发烧，胃口不好，我以为只是简单的感冒，就随便拿了些药给他吃。"这时刘阿姨握了握手中的水，继续说道："结果前天他高烧不退，我就带他来医院看病，查了血，拍了片，医生看后跟我们说小豪肺部感染严重，需要住院治疗，住院第一天还使用无创呼吸机，第二天就插管上有创呼吸机，还使用了高频呼吸机，今天是第三天了，小豪的病情没有好转，反而越来越重。谁知道病情变化这么快，都怪我，该早点带他来医院的。要是早点带他来医院，他是不是就不用插这么多管子，遭这么多罪了啊？"

听着刘阿姨带着哭腔的声音，我轻轻拍了拍她的肩膀："小豪的病情确实进展很快，还好你们及时带他来医院检查了。"

刘阿姨："我和他爸爸平时工作都很忙，他姐姐又在读高三，马上就要高考了，学习任务重，很多时候都是他自己管自己。这次我和他爸就大意了，今天医生向我们说明了小豪的治疗情况，说他随时都有生命危险，建议我们转院，我当时脑袋一片空白，我好怕，好怕失去小豪。"

我："原来小豪还有个姐姐啊！你们养着两个孩子，还要工作，很厉害呢。"

刘阿姨："是啊，养两个孩子支出大，我和他爸爸就想多挣点钱。他姐姐马上就要高考了，我和他爸爸把大部分精力都放在了姐姐身上。小豪是个听话的孩子，一直以姐姐为榜样。"

我："你能培养出这么优秀的两个孩子，肯定有什么秘诀，可以和我分享一下吗？"

刘阿姨紧锁的眉头舒展开："哪里有什么秘诀，就是这样带着带着就长大了。这些年确实比较辛苦，不过看着两个孩子健康长大，我们觉得一切都值得，谁知

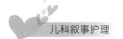

道这次小豪病得这么严重。"

我："嗯，小豪这次生病进展快。不过，也要感谢你们积极配合，小豪才能快速地用上 ECMO，现在氧饱和度比较稳定了。"

刘阿姨："我该谢谢你们！感谢你们大晚上赶过来，这里的医生给我讲，转运路上小豪随时都有生命危险，说和你们联系后建议使用 ECMO 转运。我也在网上查了下，说这个 ECMO 有个'魔肺'非常厉害，救治了很多人，小豪用上这个就能好吗？插这么多管子，他会不会难受啊？"

我："这个 ECMO 的'魔肺'确实很厉害，我们会用镇静药物让小豪休息，他不会感到痛苦的。你看看，他现在脸色怎么样了？"

刘阿姨伸手摸了摸小豪的脸："嗯，现在他的嘴巴看起来有些血色了，血压也很平稳。"

我："是的，现在小豪的活性药物也减量了，目前 ECMO 的效果很不错。我们可以多在小豪身边鼓励他，为他加油！虽然现在小豪不能表达，但是他会听到和感受到我们在支持他。"

"真的吗？"小豪妈妈立即握住小豪的手，"小豪，你听到护士叔叔说的话了吗？你要坚强，今天妈妈把你转到更好的医院去，那里的叔叔阿姨会治好你的病，你在 ICU 里面要听话，有什么事可以找叔叔阿姨。爸爸妈妈会一直陪着你，等你病好了带你去吃肯德基，姐姐过两天放假了也会来看你，你要努力啊！"说完，刘阿姨突然指着监护仪对我说道："护士，护士，你快看，那个数字动了一下，小豪有没有什么事啊？"

我笑着对刘阿姨说道："那是小豪的心率值，刚刚的确波动了一下，也许是小豪听到你对他说的话，在回应你呢，让你不要担心，他会坚强的。"

刘阿姨："好的，护士老师，我们小豪就全靠你们了！请你们一定要救救他，有什么需要我们配合的，我们一定全力支持！"说完，刘阿姨把头转了过去，我知道她是在默默流泪。

小豪在我院 ICU 接受 3 天治疗后，肺部情况好转，顺利取下 ECMO 并更换为呼吸机辅助通气，5 天后，小豪被拔除气管导管并转到普通病房，而后经治疗康复出院。出院那天，刘阿姨一家带着小豪为科室送上了锦旗，还与医生和护士们合了影，镜头下，小豪眼睛明亮，刘阿姨笑靥如花。

叙事过程解析

● 外化

在本案例中，刘阿姨的自责和担忧被外化为"脑袋一片空白""害怕失去小豪"，这些描述帮助护士了解刘阿姨的情绪状态，有助于开启后续的对话与思考。

● 解构

在本案例中，护士解构出刘阿姨的自责是因为平时工作忙，最近只关注到大女儿的学习而忽略了小儿子的病情，通过深入对话，引出刘阿姨对孩子的培养做出的努力，让刘阿姨认识到，她对两个孩子有着同样的关爱和付出。

● 改写

在本案例中，护士对刘阿姨在养育孩子过程中的付出给予肯定，引导刘阿姨意识到自己其实一直都关注着小豪的成长，是一位合格的妈妈。同时，刘阿姨通过查看小豪使用 ECMO 后的脸色和心率，对治疗有了信心。

● 外部见证人

护士作为外部见证人，肯定了刘阿姨对孩子的付出，减轻了刘阿姨的愧疚感。

● 治疗文件

锦旗与合照作为治疗文件，既展现了刘阿姨积极支持治疗，小豪顺利康复回家的正向结果，也表达了刘阿姨一家对医护人员工作的肯定。

— 案例启示 —

　　本案例呈现了一位 ECMO 患者的母亲在孩子救治过程中经历的情感波折。在本案例中，小豪的病情由起初的简单发热迅速恶化，直至需要依赖 ECMO 来维持生命，这一急转直下的变化无疑让他的妈妈陷入了深深的担忧与自责之中。在转运路上，护士敏锐地捕捉到了刘阿姨的情绪波动，通过细

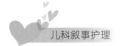

致入微的倾听与对话，引导她逐步剖析内心的忧虑和困惑。ECMO技术在本案例中成为了小豪生命的守护者，它成功维持了小豪的生命体征，为他的康复之路奠定了坚实的基础。然而，对于许多患者及其家庭来说，ECMO技术仍然是一个陌生的概念，对其治疗效果不太信任。在本案例中，护士巧妙地运用了叙事护理的方法，鼓励刘阿姨表达想法和需求，同时也通过指标数据帮助其建立了治疗信心。在这个过程中，护士与刘阿姨之间建立了深厚的信任，让她对医疗团队充满了信心，最终医护人员赢得了刘阿姨一家的认可和赞誉，收获了锦旗。

本案例的启示：当患者家属因重创而陷入沉默和孤立时，我们应主动扮演关怀者的角色，温柔地伸出援手，耐心倾听那些细微的心声。在这一细腻的探索之旅中，我们能洞悉平静外表下潜藏的无助、脆弱、忧虑与恐惧。此刻，我们应以温暖人心的言语为舟，以专业知识为帆，为患者及其家属提供心灵的慰藉和专业的支撑，重建信任与安心的桥梁。

12

护佑新生——跨越国界的照护

谢洁

📖 案例简介

Ally 妈妈，巴巴多斯国籍，女，34 岁，是一位胎龄 28 周、出生体重仅 745 g 的超低出生体重儿的母亲。Ally 出生后，在重症监护室里依靠呼吸机进行辅助呼吸，病情具有显著的波动性和复杂性，病程迁延。

👤 患者母亲画像

幼儿教师，产后身体微弱，身材微胖，面带愁容，不善言谈。

🖌 问题描述

Ally 是早产儿，发育不成熟，病情复杂多变，在住院的 17 天里，她经历了多次抢救。这让 Ally 妈妈感到非常紧张和焦虑，对救治的成功缺乏信心。

📖 叙事经过

"叮，叮，叮……"刺耳的声音，突然响彻病房，这是伊丽莎白女王医院独有的抢救报警声音，早已记不起这是第几次听见这种声音，我出于本能，循着声音快速走去。小 Ally 的病情又变化了，扩容、纠酸、缩血管，加上气管插管，一阵忙碌的心肺复苏后，小 Ally 再次使用有创呼吸机进行通气。

我悬着的心终于放下，疲惫感猝不及防地席卷全身，正想坐下休息片刻，突然看见小 Ally 的妈妈靠在暖箱旁，眉头紧锁，无助地凝视着箱内虚弱的 Ally。抢救成功后的病房静谧而有序，与 Ally 妈妈压抑的情绪形成强烈反差。看着 Ally

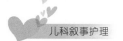
妈妈孤寂的身影，我的心狠狠地揪了一下，仿佛看到曾经彷徨无助的自己。

我轻轻走到 Ally 妈妈身边，关切地问道："你还好吗？有什么我可以帮助的吗？"

Ally 妈妈的声音带着一丝颤抖，她哽咽着说："我只是害怕，害怕失去她。看到她那么努力地呼吸，我的心就像被紧紧地揪住一样。她好不容易才摆脱了气管导管，看起来不再那么无助，但现在为什么又要重新插管呢？"

我温柔地握住 Ally 妈妈的手，安慰道："我完全能理解你此刻的心情。看到 Ally 再次接受有创呼吸机治疗，你的心一定很痛。但请相信，Ally 是个坚强的孩子，她的小身体正在努力地适应这个世界。在这个过程中，病情难免会有波动。"

我停顿了一下，继续解释道："考虑到 Ally 的各项生理系统，特别是呼吸系统，还没有完全发育成熟，我们在治疗过程中一直在谨慎地逐步降低她的氧气供应标准。请放心，我们的医疗团队已经为 Ally 制订了最佳的治疗方案，我们会全力以赴，确保她的安全和康复。"

Ally 妈妈再次望向自己的孩子，眼神里充满无助："我知道，我知道你们一直在帮助她，她也很努力。可我现在什么也做不了，感觉自己无能为力，真的很难受。"

我再次握住她的手，说道："我完全理解你的感受，我曾经也有过类似经历。"

Ally 妈妈望向我："你也……"

我拍了拍 Ally 妈妈的手："是的，我家孩子也是早产儿，他提前了两个月降生。那时每次喂奶都格外艰辛，我在床头挂上了两个 50 mL 的空针——一个是我将他抱在怀里喂养时用的，另一个则是当他躺在小床上时用的。我会将母乳倒入空针中，让乳汁依靠重力顺着胃管流入他的胃里。我和他一直努力着，他一点点进步，吸吮能力逐渐改善。直到有一天，他可以开始使用奶瓶了，那时我真的好开心。可由于他的吸吮、吞咽和呼吸之间的协调性仍然存在问题，在一次喂养中，他发生呼吸暂停，情况非常严重，他小小的身体几乎变得全身发绀、青紫。"

Ally 妈妈关切地问道："那后来呢？孩子缓过来了吗？"

我："在经过一系列刺激和给氧的急救措施后，他终于恢复了过来。即便作为一名专业的新生儿科护士，在抢救过程中看到心电监护仪上的心率、血氧饱和度频繁下降时，我也会感到手足无措、迷茫。因为，我和你一样，都是孩子的母亲。"

Ally 妈妈将她的一只手抽出来，搭在我的手上说道："你太不容易了！"

我："一开始我也曾陷入悲观，自责没有给他一副好身体。但每当我想到孩子需要我，我就重新振作起来。在护理过程中，我不断学习和摸索，学会了如何预测和预防呼吸暂停的发生。我甚至发现，我的直觉和观察往往比心电监护仪更早几秒感知到即将发生的情况。"

Ally 妈妈微笑着对我竖起了大拇指，称赞道："你太棒了！在你身上我感受到了坚定的力量，那我现在能为孩子做些什么呢？我想 Ally 也需要我。"

我："是的，Ally 现在非常需要你，你的爱和坚持是给 Ally 最大的支持。你的每一次抚摸、每一句温言、每一个祝福，都是她康复路上的助力。每个孩子的康复之路都是独一无二的，Ally 也是如此。能说说你最近和 Ally 有哪些互动吗？"

Ally 妈妈："之前你们教我的袋鼠式护理，我现在每天都在做。Ally 在箱子里休息时，我有时会给她唱歌，有时会讲一些充满魔法的童话故事，我想她应该会喜欢这些。"

我："你做得非常棒！你身体的温度，你的声音，孩子都能深切感受到，这些心与心的触碰对她的康复和成长有着不可估量的价值。"

Ally 妈妈："我做的这些对她很有价值吗？"

我："当然。此外，你的母乳是 Ally 最理想的营养来源，对她的免疫力和成长发育都至关重要。因此，你一定调整好作息和情绪，这样有助于分泌更加优质的乳汁。请相信自己，相信 Ally，也相信我们的医疗团队。"

Ally 妈妈站起身来，紧紧抱住我："谢谢你，我一定能做到！"

我回抱着 Ally 妈妈："等 Ally 病情好转后，我会教你如何给她更换尿布、喂奶、沐浴，也会教你识别宝宝的常见异常情况及处理方法，你将会是一位非常优秀的

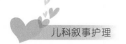

妈妈。"

在经历一路坎坷和挑战后，得益于医护团队的专业照护和父母无微不至的关爱，Ally 从最初依赖鼻饲管喂养逐渐过渡到经口喂养，奶量从刚开始的禁食逐渐增加至 60 mL，体重也从不足 800 g 增长到出院时的近 2000 g。Ally 勇敢地闯过了体温、呼吸、营养和感染这四大关卡，如同蝴蝶破茧而出。

出院那天，Ally 妈妈饱含热泪，紧紧握着我的手说道："谢谢你舍弃自己的小家来到这里，谢谢你在我最无助时给予我力量，谢谢你给予 Ally 无微不至的照护，谢谢你……"

我抱过 Ally，轻吻她的额头，忽然看到她如天使一般的微笑，那一刻我无比欣慰。

叙事过程解析

● 外化

Ally 妈妈的情感和担忧被外化为具体的对话和表达，如"我只是害怕，害怕失去她"和"我现在什么也做不了，感觉自己无能为力"。Ally 的病情和治疗过程被外化为具体的医学操作和结果，如"扩容、纠酸、缩血管，加上气管插管"和"再次使用有创呼吸机进行通气"。

● 解构

护士察觉到 Ally 妈妈的无助，通过对话深入探索其背后的恐惧和焦虑，如"看到她那么努力地呼吸，我的心就像被紧紧地揪住一样"。护士向 Ally 妈妈解释医疗团队的治疗决策，说明其背后的医学逻辑，如"考虑到 Ally 的各项生理系统，特别是呼吸系统，还没有完全发育成熟"。

● 改写

护士将 Ally 妈妈的负面情绪转化为积极的力量和行动，如"Ally 现在非常需要你，你的爱和坚持是给 Ally 最大的支持"。护士改写了 Ally 妈妈在治疗过程中遇到的困难和挑战，强调其正面影响和结果，如"我们的医疗团队已经为 Ally 制订了最佳的治疗方案，我们会全力以赴，确保她的安全和康复"。

● 外部见证人

护士作为外部见证人，分享类似的经历和情感，如"我曾经也有过类似经历"和"即便作为一名专业的新生儿科护士，在抢救时看到心电监护仪上的心率、血氧饱和度频繁下降时，我也会感到手足无措、迷茫"。护士提供的正面经验和结果，为 Ally 妈妈带来希望和信心，如"在经过一系列刺激和给氧的急救措施后，他终于恢复了过来"。

● 治疗文件

在本案例中，医疗团队制订的治疗方案、Ally 妈妈与护士的对话、Ally 每一次的成长数据，都被视为治疗文件。这些治疗文件记录了 Ally 妈妈从彷徨无助到积极投入照护的正向转变，也见证了小 Ally 在父母和医护人员的关爱、照护下逐步脱险，一路成长。

— 案例启示 —

本案例呈现了一个跨越国界的医疗故事，我们见证了一位早产儿 Ally 与死神的殊死搏斗，同时也看到了这个家庭所经历的情感波动。Ally 因发育不成熟，病情复杂多变，她的妈妈不得不一次又一次面对孩子与死神擦肩而过的抢救场景。这种恐惧与无助交织的情绪，让 Ally 妈妈的心头如压重石，自责感深深困扰着她。在这个关键时刻，护士凭借共情技术和专业素养，成为了 Ally 妈妈的心灵支柱。护士不仅分享了自己作为母亲在面对孩子病痛时的亲身经历，更用真诚和耐心倾听 Ally 妈妈的心声，与她建立了深厚的情感纽带。通过深入理解和感受 Ally 妈妈的情绪与需求，护士成功构建了一种基于信任、尊重与理解的护患关系。这种关系成为了 Ally 妈妈重振旗鼓、建立救治信心的基石。在护士的鼓励与支持下，Ally 妈妈逐渐从自责的阴影中走出，找回了为孩子付出与坚持的勇气。她开始更积极地参与到孩子的照护中，与医疗团队紧密合作，共同为 Ally 的康复而努力。这份变化不仅让 Ally 的康复之路更加顺畅，也让护士深刻体会到以家庭为中心的护理理念的重要性。

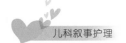

　　本案例的启示：叙事护理的力量是跨越国界的。无论是在巴巴多斯还是世界的任何一个角落，叙事护理都能在患者与医护人员之间搭建起心灵的桥梁，让我们成为目标一致的利益共同体。在这个充满尊重、生机和共情的医疗照护舞台上，我们不仅见证了患者的康复之路，更深化了对护理工作的理解和尊重。

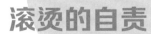

13.
滚烫的自责

李倩

李倩

📖 案例简介

豆豆妈妈，女，24岁，其儿子被诊断为浅二度烫伤，烫伤面积5%。小儿烧烫伤是指儿童受热力、电能、放射能和化学物质等作用引起的损伤，其主要治疗方法包括创面处理和手术治疗。轻度烧烫伤通常能够在较短时间内愈合，而重度烧烫伤的愈合时间较长，还可能形成瘢痕。

👤 患者母亲画像

年轻女性，身材苗条，齐肩长发，面容憔悴。

✒️ 问题的描述

豆豆妈妈在离异后，独自承担起抚养孩子的重任，然而，一次意外导致她3岁的儿子豆豆不幸被烫伤。面对儿子皮肤受损并可能留下瘢痕的残酷现实，她深陷于内疚与自责的情绪中，无法自拔。她极度担忧豆豆会因此留下永久的瘢痕，这种忧虑让她的精神状态几近崩溃。

📖 叙事经过

三天前的夜班，我在寂静的夜里突然听到走廊上传来一声哀吼。我望向走廊，只见一个人影慌慌张张向我跑来，嘴里喊着："护士，护士，我的幺儿被烫伤了，起了水泡，快来看看呀！"这时我才看清，来者是一位年轻的妈妈，她手里紧紧抱着一个大约3岁、右上肢烫伤的小男孩。我立刻呼叫值班医生，并将他们带到

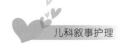

了治疗室。经过包扎换药后，豆豆被送入了病房。豆豆妈妈一边抱着豆豆，一边唱着儿歌安慰他。豆豆换药后可能哭累了，听着妈妈的歌声便渐渐入睡。随后，我给豆豆妈妈做了入院宣教，并告诉她豆豆烫伤后需要每天换药和输液，烫伤前3 天是创面渗液及肿胀的高发期，需要将豆豆的右上肢抬高。如果豆豆出现疼痛哭闹，可以让他听音乐分散注意力或口服止痛药。豆豆妈妈点了点头，回答道："好的。"

3 天后，我在做晨间护理时，看到豆豆依偎在豆豆妈妈的臂弯里，豆豆妈妈靠在陪伴椅上浅浅地睡着，眉头紧锁，显得疲惫不堪。听到我的声音，她微微睁开双眼，眼神里透露着疲惫和焦虑。她的头发散乱，身体缓缓坐起，看起来摇摇欲坠。我来到她的身旁，关心地问道："豆豆妈妈，你看起来很累，有什么心事吗？"豆豆妈妈摇了摇头，没有说话。我继续说道："豆豆这 3 天创面恢复得怎么样？"豆豆妈妈抬起头，看向我，接着掏出手机给我看了豆豆创面换药时的情况。我安慰她说："豆豆的创面恢复得还不错，渗液和肿胀都在慢慢减轻。从今天开始，换药时间将由每天改为隔天，豆豆的疼痛也会慢慢减轻。这样你也能稍微轻松一些了。"

听到我的话后，豆豆妈妈的情绪突然崩溃了。她低着头，眨了眨眼，泪水像断了线的珠子一样滚落。我连忙安慰她，并询问她怎么了。豆豆妈妈缓缓告诉我，她这两天一睡觉就做噩梦，梦中似乎总有人追着打她，如同遭到了天谴一般。她每次都在半夜被这样的梦境惊醒，再也无法安然入睡。

她自责地说起豆豆受伤的经过："我也不知道怎么回事，鬼使神差地把刚煮好的一锅汤放在了地上。平时我都特别小心，会放在豆豆无法触及的地方。可那天，豆豆走过去摔了一跤，打翻了锅，就被烫伤了。我真的不知道怎么会这样……"

说着，她的眼泪又止不住地流了下来。她继续告诉我："其实，我和豆豆的爸爸是闪婚。双方父母当时都不同意，还和我们断绝了关系。结婚后，豆豆的爸爸嫌我没工作、不挣钱，经常和我吵架。后来，我们离婚了，孩子爸爸也不管我们娘俩。所以现在，我既要工作，又要一个人照顾豆豆。我真的觉得很累，很无助……"

我立刻拉起豆豆妈妈的手，安慰道："你一个人既要照顾豆豆，又要工作，确实非常不容易。你是怎么忙得过来的呢？真是太辛苦了！"

豆豆妈妈微笑着，眼中闪烁着坚韧的光芒："因为我要照顾豆豆，所以就自学了自媒体，平时都在家里工作。这样我既能照顾他，又能有一份收入。"

我好奇地问："自媒体？学习起来应该挺有挑战性吧？"

豆豆妈妈立刻精神起来，自豪地说："其实也不难。我先是在小红书上学了些基础知识，然后买了一些自媒体的书籍，一边学习，一边实践。慢慢地，我就越做越好了，现在自媒体已经成了我的职业。我平常下午工作，豆豆很听话，我工作的时候他就在一旁自己玩玩具。每天晚上，我会陪他一起看书。他很少生病，邻居们都很喜欢他，夸他既礼貌又可爱。他们还经常说我是'超人妈妈'呢！"

我由衷地赞叹："哇！你真是太优秀了！既能把豆豆带得这么乖，又能把工作安排得井井有条。"

我接着鼓励她："其实小儿烫伤是常见的意外伤害之一，特别是幼儿时期的孩子，走路总是跌跌撞撞，缺乏自我保护意识，所以很容易发生意外。孩子发生意外并不全是你的责任，但我们需要知道孩子烫伤后如何现场急救。我这里有一份关于烫伤的预防和急救知识手册，你可以带回家好好学习一下。"

豆豆妈妈感激地看着我，说道："谢谢你。我之前就是自责自己没照顾好豆豆，责备自己在他烫伤后不会急救处理。不然的话，他可能也不会烫得这么严重。他会不会留下瘢痕呀？"

我轻柔地安慰她："豆豆的烫伤面积小，只有5%，属于浅二度烫伤。在没有感染的情况下，豆豆的创面在两个星期内就会结痂愈合，不留瘢痕的。"

她抹去脸上还未干的眼泪，欣慰地说："李护士，你这样说我就放心了。"

她接着问道："你有那些烫伤恢复后的小朋友的照片吗？"

我从兜里拿出手机，递给豆豆妈妈。她皱着眉头认真地翻看照片，随着手机屏幕上一张张照片的滑动，她的眼中充满了希望和期待，眉头也渐渐舒展开来。

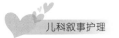

豆豆妈妈问："李护士，这些孩子都和豆豆一样是浅二度烫伤吗？"

我温柔地回答："是的，我给你看的这些照片都是浅二度烫伤恢复后的照片。你看，他们都恢复得很好，没留下瘢痕。"

豆豆妈妈紧张地问："真的吗？豆豆也不会留下瘢痕吗？"

我握紧她的手说："是的，豆豆只要两周内痂壳全部脱落，长出新鲜粉色的上皮组织，就不会留瘢痕。你一定要有信心！"

豆豆妈妈坚定地说："嗯嗯，李护士，我一定好好配合治疗，让豆豆早日康复。"

经过两周的正规治疗和精心护理，豆豆终于康复出院了。母子二人回归了正常的生活。出院前，豆豆妈妈给医护团队送来一面锦旗，并与我们合影留念，以表达她的感激之情。

叙事过程解析

● 外化

护士将豆豆妈妈的自责、无助等负面情绪外化，让她意识到这些情绪并非她本身的一部分，而是生活压力和豆豆的烫伤事件所带来的。例如，当豆豆妈妈自责地说起豆豆受伤的经过时，护士安慰她，让她明白孩子发生意外并不全是她的责任。

● 解构

护士对豆豆妈妈的困境进行了解构，如护士指出小儿烫伤是常见的意外伤害，不一定能完全预防，从而减轻她的自责感。

● 改写

护士帮助豆豆妈妈改写了她的故事，让她从一个无助、自责的母亲转变为一个有能力、有韧性的母亲。例如，护士和邻居都赞扬她既能把豆豆带得这么乖，又能把工作安排得井井有条，是一个"超人妈妈"。

● 外部见证人

护士作为外部见证人，见证了豆豆妈妈的努力和付出，并给予了她肯定和支持。

● 治疗文件

在本案例中，烫伤的预防和急救知识手册、烫伤恢复后小朋友的照片被视为治疗文件，不仅为豆豆妈妈提供了实用的信息和希望，还帮助她更好地应对当前的困境。

— 案例启示 —

本案例呈现了一位烫伤患者的妈妈在面对孩子烫伤治疗时的情感历程。在本案例中，豆豆妈妈独自肩负着照顾孩子的重担，孤立无援，孩子烫伤成为她心灵崩溃的导火线。此时，护士及时洞察到豆豆妈妈的内心波动，采用叙事护理方法，了解豆豆妈妈梦到的噩梦和对豆豆创面治疗效果的担心，外化她内心的自责和内疚情绪，改写她的故事，鼓励她勇敢战胜困境，并通过分享烧伤恢复后的小朋友的照片，增强她的治疗信心，引导她积极参与孩子的照护工作。

本案例的启示：儿童在成长过程中难免会遇到意外伤害，如烫伤、跌倒、车祸等。为了降低这些风险，家庭和医务人员需要共同努力。在家庭方面，应加强安全教育，提高监护人的安全意识，向儿童传授基本的安全知识和应急处理技能。同时，家庭还应改善生活环境，定期排查家中可能存在的安全隐患，并采取相应措施进行整改，确保儿童活动区域的安全性。在临床方面，医务人员应提供专业的指导和培训，帮助家庭了解如何预防和处理儿童意外伤害，包括进行安全教育宣传、提供安全防护产品的建议以及急救知识的培训。通过家庭和医务人员的共同努力，我们可有效降低儿童意外伤害的发生率，为儿童的健康成长提供一个更加安全的环境。

14.

对不起，我爱你

魏小丽

案例简介

小月妈妈，女，40 岁，离异后独自抚养 14 岁的女儿小月。近日，小月在一时冲动之下服药自杀，被紧急送往医院并被诊断为药物中毒。青春期孩子的自杀行为往往带有冲动性，他们情绪不稳定，缺乏对后果的充分考量，有时仅因琐事或压力便可能产生放弃生命的念头。在临床上，针对这类患者的治疗主要侧重于急救处理和心理疏导两个方面。

患者母亲画像

中年女性，身材微胖，头发稍凌乱，满脸倦容，眉头紧皱，心事重重。

问题描述

小月妈妈与丈夫离婚后，发现 14 岁的女儿小月成绩明显下降。考虑到女儿即将面临中考，小月妈妈决定暂停女儿的美术课程，以期她能更专注于学业。然而，这一决定却引发了母女之间的争吵，给小月带来了双重打击——成绩下降与家庭矛盾。在一时冲动之下，小月选择了服药自杀，这一事件让小月妈妈深感震惊与痛心。同时，小月妈妈的丈夫也指责她对女儿的不负责任，这使小月妈妈陷入了深深的自我怀疑之中。

叙事经过

14 岁的小月，在与母亲争执之后，一时冲动吞入了一百多粒药片，被紧急送到我院重症监护病房抢救。由于送医及时，经过几次血液灌流和血浆置换的紧急治疗后，小月终于苏醒过来，但她却陷入了沉默，不愿意开口说话。作为她的责任护士，我深感忧虑，决定找小月的母亲了解更多情况，以便更好地照顾小月。

病房外的长椅上，小月妈妈低垂着头，一只手托住下巴，显得疲惫而焦虑。凌乱的刘海遮住了她半边脸庞，她仿佛正在与沉重的睡意抗争，眼中满是对女儿好转的期盼。听到我的呼唤，她抬起头，满脸倦容中熬红的双眼分外醒目，显然，她已经好久没有好好休息了，所有的心力都放在了女儿身上。

我轻声告诉她："小月妈妈，我是小月的责任护士小魏。孩子已经醒了，但她一直不愿意说话，我们都很担心她。"小月妈妈听后眼含泪光，双手合十，感激地说："醒了就好，醒了就好，真是菩萨保佑！谢谢你们，谢谢！"她的声音中带着哽咽，但更多的是对女儿苏醒的喜悦和感激。

我轻轻拉住小月妈妈的手，与她一同在长椅上坐下，尽量压低声音，温柔地问道："你一直一个人守在病房外吗？这段时间一定很辛苦吧。"

小月妈妈的脸色瞬间由红转白，欣喜之情被无奈和疲惫所取代，她发出一声长长的叹息："我和她爸爸半年前离婚了，他总是说孩子跟着我才变成这样的，说我一点也不负责任。"她的声音里充满了无助和自责。

我心疼地看着她，继续追问："那孩子为什么会服药自杀呢？这一定有什么原因。"

说到这里，小月妈妈的眼泪再也控制不住，喷涌而出。她哽咽着，断断续续地说："我最近发现她的成绩一落千丈，就想暂停她的美术课，让她多把精力放在学习上。可是，她知道之后，和我发生了激烈的争吵。面对成绩下降和与我争吵的双重打击，她一时冲动，就偷偷把家里的药全部吃了！她爸爸一直骂我对孩子不负责任，他的话像针一样扎在我心里，我吃不下，睡不着，想不通，也不敢面对我的孩子。我脑海里一团乱麻，怎么也理不清！"说完，她双手掩面，泣不成声。

我一手轻拍着她的肩膀，一手递给她纸巾，试图给予她一丝安慰。等她心情

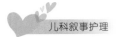
稍微平复后，我紧紧握住她的手，继续问道："小月的成绩最近为什么会一落千丈呢？"

小月妈妈面露难色，欲言又止，眼泪再次缓缓充盈了眼眶。她轻轻拭去泪水，深吸一口气，继续道："孩子出事之后，我和她的班主任一起分析了成绩下滑的原因。一是因为我和她爸爸离婚后，她一直情绪低落，没能调整好状态去学习；二是因为我要工作，下班后还要急忙回家给她做饭、处理家务，确实忽略了对她学习的关注。"

我同情地望着她，轻声细语地说："你一个人既要工作又要照顾孩子，确实非常不容易。不过，在做任何决定之前，多和孩子沟通商量，让她也能理解你的苦心，或许会更好。对了，小月平时有什么特别的兴趣爱好吗？"

小月妈妈微微一笑，眼中闪过一丝温柔："她喜欢美术课，从小就开始学了，这是她一直坚持到现在的唯一兴趣，我也想鼓励她继续学下去。"

我轻声追问："既然孩子这么喜欢，你为什么没和她商量就暂停了呢？如果换成是你，你会怎么想呢？"

小月妈妈显得有些无奈："我确实没考虑周全，我只是想着下学期就要中考了，希望她能考上好一点的高中，所以想把上美术课的时间用来上文化课的辅导班，让她集中精力准备中考，这样她未来才会有更多的选择。但我确实没和孩子商量，加上我离婚后她情绪一直不好，忽略了她的感受。"

我温柔地安慰她："我理解你的难处。小月平时的性格是怎么样的呢？是不是一个很开朗、积极向上的孩子？"

小月妈妈点了点头，眼中闪烁着希望的光芒："是的，她平时很开朗，总是积极向上。她的梦想就是成为一名画家，所以我一直都很尊重她的爱好，也一直支持她到现在。"

我微笑着，眼中满是认可："从你为小月做的这些事中，我能深深地感受到你对她的爱与期望。只是在处理一些细节时可能稍显不足，这才导致了孩子的误解。但我相信，只要我们把这个误会解开，孩子一定会理解你的苦心！"

小月妈妈感激涕零，紧紧握住我的手："小魏护士，真的太谢谢你了！听我倾诉了这么多，我感觉脑海里的乱麻终于找到了头绪！"

我由衷地为她感到高兴，鼓励道："听到你这么说，我真的为你感到开心！你已经做得很好了，继续加油！"说着，我对她竖起了大拇指，眼中满是赞许。

小月妈妈迫不及待地问道："那我现在可以看看小月吗？我真的好想她。"

我点头答应，温柔地说："当然可以！来吧，我们一起通过视频探视系统看看小月。"

通过视频，小月妈妈终于看到了心心念念的小月。她温柔地向小月解释了暂停美术课的原因，并深情地承诺："中考完后，妈妈一定带你去北京看画展，好吗？妈妈会一直支持你追求自己的梦想。"

经过四天的治疗，小月终于顺利地从重症监护病房转出，这让小月妈妈激动不已。在转科的这一天，她特地化了淡妆，穿上了一件特别精致的衣服，显得格外精神。不仅如此，她还带来了一面锦旗和一封感谢信。在信中，她这样写道："亲爱的白衣天使们，感谢你们用精湛的医术和无私的爱心救了我的女儿，让她重新焕发了生机。同时，也要感谢你们在治疗过程中给予我的关怀与鼓励，治愈了我的心伤。在未来的日子里，我将更加坚定地承担起一位母亲的责任，用我的爱与关怀，让我的女儿被紧紧包围在幸福与温暖之中。再次感谢你们，你们是我们生命中的守护天使！"

经历了这次风雨，小月妈妈与孩子之间的情感纽带无疑将更加牢固，她们将携手共同迎接更加美好的未来。

叙事过程解析

● 外化

小月妈妈内心的自责、焦虑和无助被外化为具体的情境和故事，如她提到与前夫的争执、对孩子的担忧，以及自己内心的挣扎。通过将这些情感和问题具体化，护士和小月妈妈更容易对其进行理解和处理。

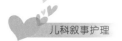

● 解构

小月服药的行为被解构为一系列相互关联的事件：家庭变故、学习压力、母女间的沟通不畅等。这一解构过程帮助小月妈妈认识到，女儿的行为并非单一原因所致，而是多重因素交织的结果。

● 改写

小月妈妈开始重新审视自己的行为，意识到在决定暂停小月的美术课之前，应该先与孩子进行沟通。这种改写不仅是对过去行为的反思，也是对未来行为的指导，旨在建立更有效的母女沟通机制。

● 外部见证人

护士作为外部见证人，见证了小月妈妈的挣扎、痛苦和成长，同时，也见证了小月从沉默到苏醒的过程。

● 治疗文件

小月妈妈的锦旗和感谢信成为了治疗文件，不仅表达了她对医疗团队的感激之情，也记录了她个人在情感层面的转变和成长。感谢信还见证了母女关系的修复和她们对未来美好生活的期待。

── 案例启示 ──

本案例呈现了一位母亲在青春期女儿服药自杀后的心境转变。护士察觉到小月清醒后沉默不语背后隐藏着问题，决定深入了解，并找到小月妈妈沟通。面对满面愁容的小月妈妈，护士运用叙事护理的技巧，引导其敞开心扉，倾诉内心想法。护士帮助她认清自己的心理状态，将那些自我怀疑的情绪具体化、形象化，并引导她回忆生活点滴，促使她重新审视自己对女儿的态度。小月妈妈逐渐认识到，尽管女儿自杀与自己有关，但她始终是个负责任、深爱女儿的母亲。护士成功改写其情绪，助其重拾自信，为母女关系修复和家庭和谐奠定基础。

本案例的启示：近年来青少年自杀事件频发，为家长敲响警钟。家长应注意疏导青少年的不良情绪，加强有效沟通，引导他们合理释放不良情绪，倾听内心感受，及时发现自杀苗头；同时，应培养青少年的社会责任感，树立正确的人生观；此外，还应关注青少年心理素质的提升，开展挫折教育，加强健康心理培育，以增强其承受能力和适应能力。

15.
小帅的惊险一刻

李荣丽

案例介绍

小帅妈妈，女，45岁，孩子被诊断为热性惊厥。热性惊厥主要表现为发热，意识丧失，双目凝视，口吐白沫，面色、嘴唇青紫，牙关紧闭，四肢抽搐，全身僵硬。这种疾病在儿科门诊比较常见。

患者母亲画像

高龄母亲，穿着黑色T恤，凌乱的黄头发，身材微胖，焦虑，眉头紧锁，福建口音。

问题描述

小帅自小体弱，早产后患上重症肺炎，多次面临生命危险。在小帅成长过程中，妈妈一直非常担心和紧张，害怕失去他。现在小帅突然发热并抽搐，这让小帅妈妈再次陷入深深的自责和恐惧中。

叙事经过

上午9：05，发热门诊的孩子们像往常一样喧闹但有序地就诊。我正在接待患者咨询，突然，发热采样室的汤老师大声呼救："小丽，快来抢救病人，热性惊厥！"只见她带着一位家长和孩子急匆匆地冲进了抢救室。我立即三步并作两步跑到抢救室，医生也已经赶到。

病床上的男孩是小帅，4岁，体温高达39.7 ℃，双眼凝视，口吐泡沫，全身僵硬，意识丧失，四肢抽搐。小帅父母全身冒汗，汗水和泪水交织在一起，声嘶力竭地喊着："怎么办，怎么办，孩子的脸都紫了，嘴巴也紫了！"

经过 3 分钟的紧急抢救，小帅的抽搐逐渐缓解，慢慢清醒过来。我们一起将小帅送到留观室，他安静地睡着了。然而，小帅妈妈仍沉浸在深深的恐惧中，在一旁默默地擦着眼泪。

我轻轻地递上纸巾，与她一同坐下，温柔地问道："小帅妈妈，你是不是被吓到了？"

小帅妈妈点了点头，声音中带着明显的颤抖："我们第一次遇到这种情况，真的好害怕。感觉就像天塌了一样，无助极了。"

我继续安慰她："热性惊厥在这个年龄段的孩子中是比较常见的，由于他们的神经系统还在发育阶段，不过这种抽搐是短暂的，通常会自行停止。随着年龄的增长，这种情况会减少，一般不会留下后遗症，你不用太担心。"

小帅妈妈自责地说："我真的很担心孩子治不好。我和他爸爸都很担心，因为我们曾经失去过一个孩子。小帅 35 周就早产了，体质一直都比较弱，新生儿期还患过重症肺炎，上过呼吸机，我们签过好几次病危通知书。他吃了不少苦，现在又突然变成这样。"

我继续解释道："孩子发生过一次热性惊厥后，家里要常备一些退烧药，并且要经常关注孩子的体温。像小帅这种情况，以后如果体温升到 38 ℃左右，精神状态不好的话，就要及时给他降温并带他来医院就诊。如果小帅在家里再次发生惊厥，你一定要让他平卧，将头偏向一侧，不要按压抽搐的肢体，如果气道有分泌物，要及时清除。我这里有一个关于儿童热性惊厥居家急救方法的视频，我们可以一起看看。"

小帅妈妈和我一起看了视频，她点头表示理解，并感激地说："谢谢你，李老师，我回去再仔细学习。"

我感慨地说："从孩子出生到现在，你经历了很多艰难，确实很不容易。但你都坚强地坚持过来了，你的内心也变得更加强大。相信孩子在你的怀里一定感

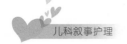

到很温暖。"

小帅妈妈抚摸着小帅的额头，眼中闪烁着泪光："嗯，自从生了他之后我就没有再上班了，全职在家带他。他是我们家的希望。小帅在没有生病的时候，嘴巴可甜了，见人就打招呼。小区的邻居都很喜欢他。"

我鼓励她："我也喜欢小帅。我们会和医生一起共同帮助孩子，为他的健康保驾护航。我们一起努力。"

小帅妈妈眼中露出一丝微笑："嗯，我们一起加油。"

我笑着说："孩子醒来一定想看到面带笑容、内心坚定又坚强的妈妈吧。对了，刚刚我们看到小帅的手里拿着拼图，一定很喜欢吧？我送给他一幅拼图。"

我从包里掏出一幅拼图："小帅妈妈，等小帅醒来，你和他一起拼吧。"

小帅妈妈感激地说："好的，谢谢李老师。等孩子醒来，我们一起拼图，他一定会很开心的。"

小帅妈妈紧悬着的心终于缓缓放下，脸上的愁容也逐渐散去。

叙事过程解析

● 外化

护士将小帅的病情（热性惊厥）与其本身进行外化，帮助小帅妈妈认识到这是一种常见的儿童疾病，而不是她个人的问题或过错。例如，护士通过解释"热性惊厥在这个年龄段的孩子中是比较常见的"，帮助小帅妈妈将病情与孩子本身分开看待。

● 解构

护士对小帅妈妈的恐惧和担忧进行解构，让她明白这些感受是正常的，但并非无法克服。例如，护士通过安慰她"你不用太担心"，并解释热性惊厥的预后通常良好，不会留下后遗症，来减轻她的恐惧感。

● 改写

护士通过小帅妈妈过去的经历、疾病本身的特点改写了小帅妈妈对病情和未来的看法，从消极转向积极。例如，护士通过强调"你的内心也变得更加强大"，以及"相信孩子在你的怀里一定感到很温暖",来增强她的自信心和母性力量。

● 外部见证人

护士作为外部见证人,见证了小帅妈妈的坚强和不易,并给予肯定和鼓励。例如,护士通过说"从孩子出生到现在,你经历了很多艰难,确实很不容易。但你都坚强地坚持过来了",让她感受到自己的努力和付出是被认可和赞赏的。

● 治疗文件

儿童热性惊厥居家急救方法的视频和拼图作为治疗文件,在提供实用信息的同时,也起到了情感支持和亲子互动的作用,有助于小帅妈妈更好地应对孩子的病情,促进孩子的全面康复。

── 案例启示 ──

本案例呈现了一位高龄母亲历经孩子早产、重症肺炎以及多次病危通知的艰难心路,她在面对孩子突发惊厥的新挑战时,恐惧和害怕再次笼罩心头,生怕失去这个来之不易的孩子。在此关键时刻,护士运用叙事护理的技巧,耐心倾听,温柔引导,让小帅妈妈有机会倾诉自己的情绪,分享过往的艰辛经历。通过详细介绍热性惊厥的相关知识,并邀请小帅妈妈一同观看居家急救方法的视频,护士不仅传递了专业信息,更有效改写了小帅妈妈内心的恐惧情绪,帮助她重拾坚强,以更加积极的心态面对眼前的挑战。

本案例的启示:热性惊厥作为儿童常见的疾病之一,其突发抽搐的临床表现往往引起家属情绪失控。因此,在临床护理过程中,护士不仅需要具备扎实的专业知识,还需要耐心倾听家属的担忧和恐惧,引导他们表达情绪,并通过详细介绍热性惊厥的相关知识、演示急救方法等方式,有效缓解家属的焦虑情绪,帮助他们建立面对疾病的信心和勇气。

后记
叙事护理陪伴儿童成长

在这片孕育着无限希望与梦想的土地上，儿童是祖国的未来，他们犹如初升的太阳，温暖而明亮，承载着国家的未来和民族的希望。儿童的健康成长不仅影响他们个人的命运，也与社会的繁荣发展息息相关。国家始终予以儿童健康高度重视，将其视为国家发展的基石和民族复兴的核心。从《中国儿童发展纲要（2021—2030年）》到《"健康中国2030"规划纲要》，国家出台的一系列政策文件都体现了对儿童健康成长的深切关怀和全面保障的决心。

从事儿科护理工作35年来，我有幸亲眼见证了无数生命的奇迹，并深刻体会到儿童健康事业的重要意义。在儿科护理领域，我们深知，除了关注儿童的身体健康，同样重要的是关注他们及其家庭的心理和情感需求。基于这样的理念，我们巧妙地将叙事护理融入日常护理工作中。

叙事护理，作为一种以人为本的护理实践，超越了传统护理的范畴，强调了故事的力量和个体经历的价值。在儿科护理领域，它不仅是一种有效的治疗方法，也是连接医护人员与儿童及其家庭心灵的桥梁。叙事护理能够帮助我们更深入地理解儿童及其家庭的内心世界，满足他们的情感需求，进而促进他们的身心健康与全面发展。

叙事护理的精神：

• 叙事护理是一种态度，是以尊重、谦卑、好奇的态度来面对生命。

• 叙事护理强调的不是技术而是态度。只有生命才能走进生命，只有灵魂才能与灵魂交流。

• 叙事护理的目的不在于改变患者，而在于对患者生命故事的理解与感动。

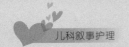

叙事护理的核心理念：

- 人不等于疾病，疾病才是疾病。

- 每个人都是自己疾病的专家。

- 每个人都有资源和能力。

- 每个人都是自己生命的作者。

- 疾病不会百分百操纵人。

叙事护理的五大技术：

- 外化。

- 解构。

- 改写。

- 外部见证人。

- 治疗文件。

叙事护理的核心在于全然倾听患者的故事，深入理解他们的个人经历、情感与需求。叙事护理不仅提升了护理人员的共情能力，使他们能更精确地识别和回应患者的需求，而且提供了更加个性化、高质量的护理服务。这有效提升了患者满意度，并促进了积极、和谐的护患关系。

我们所记录的，不仅是一个个感人的叙事护理故事，也是儿科护士在儿童健康事业中扮演的重要角色和崇高使命的生动展现。我衷心希望这本书能成为所有儿科护士的良师益友，激励他们在儿童健康事业的道路上不断前行，以爱心、耐心和专业素养，为每个孩子的成长提供坚实的保障。同时，我期待这本书能成为推动叙事护理在中国儿科护理领域发展的一股力量，为我们的儿童健康事业贡献知识和经验。我期望这本书能激发社会各界对儿童健康事业的关注和支持，共同为孩子们营造一个更健康、快乐的成长环境。

每一个孩子的笑容都是我们最大的成就，他们的每一步成长都凝聚着我们的共同荣耀。让我们携手同行，肩负起这份责任，用叙事护理的温暖和力量照亮每一个孩子的心灵，陪伴他们健康成长，共同迎接属于他们的灿烂明天。

莫霖

2024 年 10 月